古中医传承书系之医理篇

圆运动的古中医学（续集）

清·彭子益○著

张宗祥　张卉冰○整理

中国健康传媒集团

中国医药科技出版社

内 容 提 要

本书以《圆运动的古中医学》1947年彭子益所著的铅印本的上编第一册文前的下编总目为纲，从彭子益的《实验系统学》《系统学》《唯物论的系统医学》《系统的古中医学》等著作中整理出的相关内容为底本，李可老先生校注出版的《圆运动的古中医学（续）》为参校本，补充了李可先生未曾得见的许多珍贵资料。全书包括原理下篇、伤寒论六经原文读法篇、杂病篇、金匮药性脉法医案女科外读法篇、汤头改错篇、杂说篇，再附以王养林书后、汪英时书后、王详瑞赞。本书可为中医学子彻底认识古中医学本相，更好地学习圆运动的古中医理论提供帮助，可供中医药院校师生、临床医生及广大中医药爱好者参阅。

图书在版编目（CIP）数据

圆运动的古中医学：续集 /（清代）彭子益著；张宗祥，张卉冰整理. —北京：中国医药科技出版社，2023.9
（古中医传承书系 . 医理篇）
ISBN 978-7-5214-4054-6

Ⅰ.①圆… Ⅱ.①彭… ②张… ③张… Ⅲ.①中医学—中国—古代 Ⅳ.① R22

中国国家版本馆 CIP 数据核字（2023）第 134721 号

美术编辑 陈君杞
版式设计 也 在

出版	**中国健康传媒集团** | 中国医药科技出版社
地址	北京市海淀区文慧园北路甲 22 号
邮编	100082
电话	发行：010-62227427　邮购：010-62236938
网址	www.cmstp.com
规格	710×1000mm $^1/_{16}$
印张	16 $^1/_4$
字数	259 千字
版次	2023 年 9 月第 1 版
印次	2023 年 9 月第 1 次印刷
印刷	三河市百盛印装有限公司
经销	全国各地新华书店
书号	ISBN 978-7-5214-4054-6
定价	39.00 元

获取新书信息、投稿、为图书纠错，请扫码联系我们。

《古中医传承书系》
编委会

主　编　吴少祯

副主编　刘建青　范志霞

编　委　（按姓氏笔画排序）

王　敏　王晓曼　李慧敏　杨　頔

吴晓川　张芳芳　张馨妍　金芬芳

郭新宇　谢静文　薛霈雯

出版者的话

"古中医"这个名词，真正被人们所熟知，应源于清代彭子益的《圆运动的古中医学》，此书秉承《内经》要旨、仲景心法，以医易河图理论和中气升降理论，将中医辨证论治、理法方药的各个环节，剖析得头头是道，简明易懂，对后学者启悟匪浅。当代著名已故老中医李可先生生前对该书推崇备至，并用十余年的时间，多次亲赴广东、广西等地，收集、整理出版了彭子益遗书《圆运动的古中医学（续）》。在一次学术会议上，有位记者问他是不是火神派，李老说：我没有创什么派，只是回到汉代以前的中医之路，一定要冠一个名字，就用彭子益的"古中医"吧！

"古中医"的概念自此为中医界乃至国人所逐步熟悉，复兴古中医，还中医治病之本色成了中医界的一个共识。本丛书的策划编辑也因此萌生了出版一套《古中医传承书系》的念头，后经与李可老先生的拜师弟子张宗祥老师详谈请教后，坚定了丛书的出版决心，并在"李可中医药学术流派国家传承基地"主任吕英教授及其师弟张宗祥老师指导下，对丛书的入选分册进行了初步筛选和确定。在此，谨对张宗祥老师和吕英老师所提供的无私帮助表达深深的谢意！

《古中医传承书系》目前分为四篇：经典篇、医理篇、伤寒杂病篇和方药篇。每一篇精选了大家所共识、李可推崇的古中医代表医家的经典医著。首先推出的医理篇，包括《医理真传》（郑钦安）、《医法圆通》（郑钦安）、《四圣心源》（黄元御）、《圆运动的古中医学》（彭子益）、《圆运动的古中医学（续集）》（彭子益）和《彭子益中医气化系统学

（评注版）》（彭子益），继医理篇后，又推出方药篇，包括《长沙药解》（黄元御）、《玉楸药解》（黄元御）、《彭子益评注〈四圣心源〉》（彭子益）、《经证证药录》（王继志）和《伤寒论类方汇参（李可批注版）》（左季云）。

意有千意，理只一条，古中医理论是中医理论的王道之法，古中医扎根于中华传统文化，有其自身独特的理论体系和辨证思维。尽管中医传承之路漫长而曲折，但无法阻挡莘莘学子对古中医的推崇与热爱。本丛书属于开放式丛书，希望在古中医的传承之路上，能够薪火相传，永不停息。

中国医药科技出版社

2023 年 5 月

前　言

　　彭子益，1871 年生于云南大理鹤庆，清末民国年间著名白族医学家。恩师李可先生尊彭子益为彭子，认为他是"中医复兴之父"，是继医圣张仲景之后第二位医中圣人，并赞叹他"最具中华民族的高风亮节，是骨头最硬、脊梁最直的铁杆中医"。对彭子益的遗书，恩师也是给予了很高的评价，认为是"近百年中医史上的一座丰碑"。所以恩师慧眼识珠，在众多的医学书籍中发现《圆运动的古中医学》一书，并以一生的实践来验证古中医圆运动理论的正确与常青，更是耗费精力历经 7 个月汇集各种版本，互补遗缺，带领众位师兄校注整理完成了《圆运动的古中医学（续）》并出版。此书在中医界影响极大，有力地推动了中医理论向古中医理论思维的回归，更是在中医界掀起了回归古中医、学习古中医的热潮，使得"古中医"一词成为中医人士的常用语，成为检验中医理论与实践的标准。

　　我认识古中医，踏入中医之门，当从恩师李可先生的教导开始，他给我的第一本书就是他千辛万苦整理的《圆运动的古中医学（续）》，拿着这本书，我开始了对彭子益先生的了解和探索。我反复地研读，做了多遍笔记，并在恩师的指导下完成了古中医基础理论的学习，快速地走向中医之路。在日后的临床中我不断地验证古中医学的伟大与神奇，这也让我痴迷于对古中医的探索并对彭子益先生产生了浓厚的兴趣。2012 年 8 月陪恩师在北京出差，恩师告知我彭子益先生当年在山西讲学时有一套讲义即《医学丛谈》流落于民间，这套丛书是彭子益先生最早的医学著作，也是他后来出版的《圆运动的古中医学》的前身雏形，要想办法把它寻找出来，造福后代中医学子。多年来恩师的嘱托我不敢忘记，牢记心中，对彭子益先生这套丛书的寻找一直没有间断，历经波折，耗费巨大的精力和财力，终于将彭子益《医学丛谈》全套书稿收集完整，经整理后于 2018 年 4 月由中国医药科技出版社出版，获得了中医界一致的认可和好评。

彭子益在完成《圆运动的古中医学》之前，足迹遍布大半个中国，他所到之处，讲学、看病是必不可少的。他在不同的时间阶段和不同地点，通过实践不断完善古中医理论的体系，在各地的讲学中产生了多种与《圆运动的古中医学》内容基本一致但也有区别的讲稿版本，它们互相补充又互相印证，每一个版本都是他学术思想不断完善的标志，也是《圆运动的古中医学》一书逐渐完善的根本前提。我经过多年苦苦搜寻，已经基本将彭子益先生生前在各个时期的所有著作版本收集完成。在此过程中，我重温了古中医圆运动理论逐步成熟和完善的整个过程，包括《医学丛谈》《实验系统学》《中医五行解与可靠十三方》《系统学》《中医气化系统学》《唯物论的系统医学》《系统的古中医学》《圆运动的古中医学》。能把这些著作重新整理，再现于世人面前，不仅是彭子益先生冥冥之中的指引，还可告慰恩师李可多年的苦心与期待。

《圆运动的古中医学》1947 年成书于广西，分上、下两编。彭子益先生毕生的心血自此完整且完美地结成硕果。这本书的问世，是中医界的重要事件，是古中医理论完整再现的重要节点，它对于古中医理论的传承起到了开拓性的作用，对于古中医理论在当下的发展提供了扎实的理论基础。今天众多的中医人士对这本书的评价都是赞叹不已，恩师李可更是受圆运动理论的影响，在多年的实践之中验证了古中医理论的正确性与实用性，深感这本书"不但是医病之书，更是一册医医之书，久历临床读之，更如醍醐灌顶"，在他的积极推

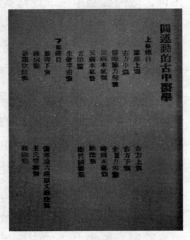

《圆运动的古中医学》书影

动之下，"古中医"一词响遍全国，成了当今中医界的时髦之词。

一、重新整理《圆运动的古中医学（续集）》初衷与意义

据《中国中医古籍总目》记载，《圆运动的古中医学》现存版本为 1947 年著者铅印本。此铅印本的上编第一册的文前记录了《圆运动的古中医学》上、下两编的总目。彭子益在本书定稿之时把此书分为上下两编，"上编各篇，为初学医时必读之本；下编各篇，为学医将成时始读之本"。《圆运动的古中医学》上部所存内容完整，下部仅有目录，因此恩师李可多次奔赴广西搜寻未果，于 2009 年带领众位弟子根据《系统的古中医学》和《唯物论的系统医学》，对《圆运动的古中医学》的下部进行了整理，定名为《圆运动的古中医学（续）》（以下简称《续》）并出版，引起了轰动，这也是我步入中医之路的启蒙之书，也是我遵从恩师遗愿的动力所在。在搜集整理彭子益各期著作的过程中，我发现《续》之中遗失和错失了一些重要内容，这些内容存在于恩师当时未曾得见的资料中。恩师曾经说过："要将彭子益的学术思想进行全方位挖掘并整理出来，给予后世的中医学子一个正确学习和认识中医理论的捷径。"所以我萌生了将彭子益的《圆运动的古中医学（续集）》进行重新整理的想法，并对其中遗失和错失的内容进行完善和补充，这样不仅可以使读者能更方便且完整地学习和体会彭子益圆运动的古中医学术思想，也是对恩师最好的回报与告慰。

二、《续集》整理说明

下编本次整理以 1947 年铅印本的上编第一册文前的下编总目为纲，从彭子益的《实验系统学》《系统学》《唯物论的系统医学》《系统的古中医学》等著作中整理出相关内容为底本，李老校注出版的《圆运动的古中医学（续）》为参校本，尽可能呈现《圆运动的古中医学（续集）》的全貌。

《续集》包括原理下篇、伤寒论六经原文读法篇、杂病篇、金匮药性脉法医案女科外科读法篇、汤头改错篇、杂说篇，再附以王养林书

后、汪英时书后、王详瑞赞。附录为彭子益先生年谱。为方便读者阅读本书，保留原书"本书读法次序"。在本次整理过程中，我主要做了以下几方面的工作。

1. 原理下篇： 因李老整理的"原理下篇"与"原理上篇"内容多有重复，所以我们根据彭子益各时期的著作进行了重新整理，呈现出不一样的"原理下篇"。

2. 伤寒论六经原文读法篇： 本篇内容最早由彭子益发表于《文医半月刊》上，在《唯物论的系统医学》和《系统的古中医学》中均有其内容，且内容相同，依据这三者进行校注整理。

3. 杂病篇：《续集》版此篇缺失较多，我们根据1934年《系统学》进行了重新整理。相比较《续集》版，我们做了如下工作："胃经不降主病诀"中补入了咳喘病因；"肺经不降大肠经不升主病诀"中补入了肠痛外证的病因解释；"心经不降小肠经不升心包经不降三焦经不升主病诀"中补入了大便白的病因解释；"膀胱经不降肾经不升主病诀"中补入了肾中阳秘的理论解释。"十二经升降主病诀"是历史上唯一对张仲景六经辨证理论体系进一步具体到病证的阐述，通过对本篇的学习，使得抽象的六经辨证思维具体到了详细的病证，见病证而知归何经，见病证而知根源，见病证而明晰何处不升降、何处一气周流而运动不圆，增强了学习的趣味性，补入的内容进一步完善了彭子益圆运动的古中医学的理论体系、实践体系和学习方法，它的学术价值不可估量，请读者细品之。

4. 王氏医案篇： 至今没有找到原书，在彭子益所有的著作之中均没有记录。彭子益的《系统的古中医学》到《圆运动的古中医学》的完成有7年的时间，在这7年之中彭子益先生四处奔波，不但为大量的患者诊病并传播古中医理论，而且还要抽出时间来对其著作进行重新整理和编排，7年的时间相对来说极其紧张，他只是在"金匮药性脉法医案女科外科读法篇"中提及要看王孟英医案，所以我们把本篇放于此处，来代替"王氏医案篇"，供读者参考。相比较《续集》版，我们根据1938年的《系统的古中医学》补入了"全书总结"和"编后感言"两节。

虽然到目前为止并没有看到原文，但我一定会不遗余力地寻找该书，以求更加完善彭子益著作体系。在此之前读者可以试读民国初期江苏名医石念祖的《王孟英医案绎注》，该书是目前唯一完整注释王孟英医案的书籍，比《圆运动的古中医学》成书早了近30年，我私下揣测，不排除彭子益所提到的注释王孟英医案即是此书，而石念祖对于温病的研究造诣极深，其所注释的王孟英医案极具可读性，在没有明确的证明有"注释王孟英医案"一书出现之前，可以先读石念祖的《王孟英医案绎注》。特此说明。

5. 汤头改错篇：相比较《续集》版，我们依据《唯物论的系统医学》补入了"序言"，同时在"神白散""保和丸""三物香薷饮"下补充了新的内容。

6. 杂说篇：该篇将《实验系统学》"伤寒理路篇"与《系统学》"系统学伤寒理路篇"合并在一起，下设"要旨"《伤寒论》药性简释""方名次序""伤寒读法""六经提纲""伤寒方歌要旨""伤寒方歌括解"。相比较《续集》版，我们增加了"要旨""伤寒读法""伤寒方歌要旨"等相关内容；补入"六经提纲"部分内容；补入"伤寒方歌括解"概述及每条歌括下的歌括解，4万余字。在"太阳上篇"中补入了"麻黄汤证""传经""坏入阳明火邪证"的歌括及歌括解；在"少阳下篇坏病"中补入了"少阳经下篇坏病解"；在"太阴全篇"中补入了"暴烦下利证"歌括及歌括解；在"少阴全篇"中补入了"少阴篇总结"歌括及歌括解。

"伤寒方歌括"是彭子益用圆运动理论来完美总结《伤寒论》学习方法及理解思路的一大力作，化繁为简，有很高的学术价值，对于《伤寒论》的理解学习有着极强的启示和指导作用，在此补入了歌括解，对完善彭子益圆运动的伤寒理论体系有很大的帮助。在读完歌括解释后，我不禁拍案叫绝，感觉整个歌括的解释活泼而生动，一部立体的《伤寒论》思维在脑海中即刻成型，极大地提高了临床的诊疗效率，对《伤寒论》有了一个更为全面的认识。

意有千意，理只一条，古中医理论是中医的理论和实践相结合的王道。彭子益先生的《圆运动的古中医学》的面世，对中医理论的传承指明了一个正确的方向，主要体现在以下几个方面。一是指出中医源头理论的出处，明确提出了生命运行与自然的关系，在一定程度上解释了天人一体及与人身自身生命个体运动客观规律的关系，以此说明了中国古文明与古中医文明源头的一致性与一体性。二是以阴阳五行的变化和十二经气的升降，着重以中气的旋转升降来明示中医理论的学习思路，把中医理论的气化原理与临床进行有机的联系和结合，使得抽象的中医理论变得通俗、活泼，简明易懂，提高了学习中医的乐趣。三是坚持以《内经》和张仲景学术的古中医学术思想为指导来讲明学习中医的思路，用古中医升降气化理论来分析经方，研讨药性，对于中医理论的学习开辟了一条崭新的思路。四是坚持中医的实践属性，在书中多处记录了实践的案例以供后人学习，并且每有取得疗效的方法与思路"必告知众位同学"来共同验证，这种开放和严谨的学习态度和实践方法即使在今天也依然对中医的学习起着巨大的指导和示范作用。

　　走万里路，读万卷书，彭子益先生的特殊经历成就了中医史上的一代宗师。他承黄元御学说，博览古今，敏锐地抓住了古中医复兴的根本所在，创立了圆运动的古中医学，对古中医的传承与发展上，承前启后，继往开来，彭子益先生找到了古中医传承断层的脉络，使原本复杂的中医理论变得简单易学，使中医学者破迷雾而识真医理。希望本书的出版能为中医人士更好地学习圆运动的古中医理论提供一定的帮助，能为古中医理论的全面发展和传承起到积极的促进作用。由于个人学识和精力有限，书中如有不足之处还望读者批评指正！

张宗祥

书于济源市李可古中医学术思想研究院

2023 年 5 月

本书读法次序

先读《原理上篇》。将二十四节气太阳射到地面的热的降沉升浮简图认识清楚。从降认识起，即得着全书整个雏形。再将十二经圆运动的名词认识默记，即得着中医学整个纲领。"整个"二字的意义，言向来学医，都是枝枝节节去学，无有整个的根本学法。所以中医本是易学的事，总难学到成功。此书是一整个学法，所以于最短期间，用最少脑力，即能了然中医学的究竟，而且能运用其方法。

次读《古方上篇》。中医书籍，如无字母、无拼法、无文法的作文。各是其是，所是皆非。学医之人，终身皆在猜疑摸索之中，得不到正确的成就，真乃苦事。本书《原理上篇》如字母，《古方上篇》如拼法、如文法，各篇如作文。明了此二篇，即能得着中医学整个基础。《古方上篇》，前六方为内伤病的基础学，后十方为外感病的基础学。此篇读至溜熟，其余各篇开卷便成熟书。因全书的原则系统名词文法，皆在此篇。每日时时刻刻，皆在玩味此篇。一星期工夫，中医整个的根本学便算毕业。如读不溜熟，以下各篇，便难深入了。《原理上篇》《古方上篇》未曾读好，莫先读别篇。按次读去，六个月即能将全书学完。

《古方上篇》读后，应读《温病本气篇》。叶天士、王孟英温病大家，只有经验，不知原理。自从王叔和误解《内经》经文错起，以致后人将伤寒温病麻疹，完全学错，枉死甚多，不解何故。此篇于实在的事实上，揭出本气自病的原理；又于经验的事实上，订出可靠的方法。明了此篇，一切外感皆能明了。温病以外的一切发热病症，皆能由自己寻出办法，而少却多少向来治病的无谓麻烦。

温病篇读后，应读《小儿病本气篇》。一面能医治小儿病症，知道人身与宇宙同一大气的圆运动的意义，而加强其往前学习的兴趣。

《儿病本气篇》读后，应读《时病本气篇》。人身与宇宙同一大气的圆运动显而易见矣。

继读《金匮方解篇》《古方中篇》《古方下篇》。金匮方解是就本方的圆运动，释明其意义。《古方中篇》与《古方上篇》为对应的学法。如上篇当归生姜羊肉汤治肝经寒证，中篇白头翁汤治肝经热证，相对而详说其意义之类。如此学法，应免学中医先入为主之弊。《古方下篇》则推论上篇、中篇所引各方，而由此及彼，由少及多，以收举一反三之效，使学者用极少的思想得到极多的成绩。

《伤寒论六经原文读法篇》《伤寒论方解篇》，乃医学中的整个大事，须竖起脊梁，立起志向，将它整个彻底学清，受用太多。向来学《伤寒论》，终身学不明白。本篇读法，一读便能明白。

《汤头改错篇》，中医因无有教科的学法，遂无真正的学者去学中医。为人开方的医生，多半是于无聊中看几本医书来的，《汤头歌诀》遂成普通无教之教本。理由多错，经此番改正后，便成必要的好书。

《脉法篇》，于普通脉学书外，另一写法，比较易学。读《古方上篇》后，便需看的。

《杂病篇》，乃小品文字，初学甚有益处。

《原理下篇》，与《原理上篇》，乃是一篇。有宜于初学时读的，有不宜于初学时读的，故将不宜于初学时读的，列为下篇。《古方上篇》读后，随时可看。

《注释王孟英先生医案篇》[①]，王案轻灵活泼，最能医治学古方者的板重之病。学古方彻底后，一读此篇，自然发生静细思想，临证时有不可思议之妙用。但须于最后又最后读之。若古方未学成，此篇不可读。

---

① 《注释王孟英先生医案篇》此篇遗失，未收入。

《生命宇宙篇》，用现代十二种科学，证明中医学本身圆运动的真相。另印单行本，以供不学中医的科学家浏览。因中医之坏，坏在人人都谈中医，却无一人谈得合于中医学的本身真相，此本出世，中医学本身真相，自能使人人都能认识，并使世界的人知道我中国文化起源之所在。

祥注：学习中医容易有先入为主的现象出现，彭子益首先在本书前面提出的读法次序正是按照学习中医的一个合理的思路与方法来设定，不可以忽视。他足迹走遍大半个中国，不同的地域，气候、人文环境的变化，使得他在实践与理论的感悟中产生了深深的思考，特别对中医理论的学习方法尤为重视。在学习本书之前，这一篇应该认真阅读，从中可以初步感悟到彭子益古中医学术思想的一个概况，为更好地学习本书，提高思想认识，为逐步掌握古中医理论体系奠定一个循序渐进的基础。目前有人随意将本书次序按照个人意愿重新编排，这是对彭子益学术思想没有认真理会而做出的错误举动，大家需要辨别。

原理下篇

空气之原始

人不吃饭数日不死，人无空气顷刻即死，空气与人身之气乃是一气，并非两气也。欲知中医须先知空气空中如何能有气。空气者，太阳与地球向背循环所产生者也。今以一锅水一炉火各置一处，无有气也，以火置水下便生出气来，地面向太阳则热，地面背太阳则寒，假使有向无背纯热无寒，有背无向纯寒无热，就如同水火分开便不生气，惟必向而复背，背而复向，热中有寒，寒中有热，寒热相合自然气生，此空气之原始也。中医古法根于空气学，中医者不先学知空气遂学知医药，此中医古法所以不明于世也。

空气之阴阳气

阳气者，太阳与地面背而复向时之气，阴气者，太阳与地面向而复背时之气。阴气阳气皆太阳之所发生，而阴气又所以潜藏阳气者也。

空气之涨压

热则气涨，寒则气压，涨则气浮，压则气沉，由涨而压则气降，降则气凉；由压而涨则气升，升则气温。一年之空气，夏浮冬沉，春升秋降，夏热冬寒，春温秋凉。一日之空气，午浮子沉，卯升酉降，午热子寒，卯温酉凉，四方之空气，南浮北沉，东升西降，南热北寒，东温西凉。温凉者，热寒之初气；升降者，浮沉之起点，此太空自然之气化，中医古法之基础也。

空气之性空气之作用空气作用之代名词

气涨者，空气之阳性，气压者，空气之阴性也。夏季空气其性浮热有宣明之作用，冬季空气其性沉寒有封藏之作用，春季空气其性温升有疏泄之作用，秋季空气其性凉降有收敛之作用，夏秋之间为长夏，长夏空气其性居浮沉升降之交，具热寒温凉之全位，居中央有运化之作用。以一日言则寅卯应春，巳午应夏，申酉应秋，亥子应冬。以四方言则东应春，南应夏，西应秋，北应冬。宇宙之最往上浮者莫如火，故古人以火为空气浮热之代名词；宇宙之最往下沉者莫如水，故古人以水为空气沉寒之代名词；宇宙之最疏泄者莫如木，故古人以木为空气疏泄之代名词；宇宙最收敛者莫如金，故古人以金为空气收敛之代名词；宇宙之居中运化者莫如土，故古人以土为空气运化之代名词。有名词以求作用，以作用以求作用之性，无非阴阳变化而已，金木水火土者，空气升降一气运行之互相作用之称，故曰五行也。木火者，由降而升之气之代名词也；金水者，由升而降之气之代名词也；土者，升降中间之气之代名词也。由降而升者，空气之阳性，由升而降者，空气之阴性也。

五行相生之理

春气由冬气而来，故曰水生木；夏气由春气而来，故曰木生火；长夏之气由夏气而来，故曰火生土；秋气由长夏之气而来，故曰土生金；冬气由秋气而来，故曰金生水。行者运者行也，非行质也，一气运行而有先后之分，故曰五行相生也。

五行相克之理

收敛之气制疏泄之气，故曰金克木；沉寒之气制浮热之气，故曰水克火；浮热之气制收敛之气，故曰火克金；疏泄之气制运化之气，故曰木克土；运化之气制沉寒之气，故曰土克水。惟火胜土乃克水，火气过盛，土气燥热，空气中润气为燥热之气所吸收故也，一气运行而有制止调节之作用，故曰五行相克也。

人身之金木水火土

造化为万物之父母，万物秉空气而生，人为万物之灵者，人秉空气五行之全也。人身胸上应夏应南，脐下应冬应北，身右应秋应西，身左应春应东，胸脐之间应长夏应中央，故火明于上，心气应之，水藏于下，肾气应之，木升于左，肝气应之，金降于右，肺气应之，胸脐之间为中央，土运于中，脾气应之。故曰肝属木，心属火，脾属土，肺属金，肾属水，此人身之五行也。太空之五行太空一气之浮沉升降也，人身之五行人身一气之浮沉升降也。知五行之性，知五行之作用，则谓金木水火土为名词也，可不谓为名词也，亦可知五行乃空气一气所运行，非五个实在之物质，然后知属字之意非为字之意，而后天人一体之理出，中医古法之真传在也。中医之理全是气化，肝脏居右而气行于左。

空气之中气与人身之中气

太阳地球向背一周，空气之浮沉升降于是全备。中气者，浮沉升降中交之气也，物质有生之祖气也。人秉造化之空气以生，实秉受空气之中气然后生也。已发芽未出土之果核，发根之芽由上转下，发干之芽由下旋上乃作环抱之圆体，此即感受空气升降之中气所生成，空气之中气在地面之际人身中气在胸之下脐之上也。

中气旋转经气升降

人身有十二经气，六经主升，六经主降。脾、肝、肾与大肠、小肠、三焦六经之气主升之气也，胃、胆、肺与心、心包、膀胱六经之气主降之气也。升者由下而上，降者由上而下，升者由左而右，降者由右而左，上下左右之间中气也。中气如轴，经气如轮，轴运轮行，轮滞轴停。中气左旋右转，经气即左升右降。经气不能左升右降，中气即不能左旋右转。初结之胎有回纹环绕便是旋转升降之雏形，动脉一来一往便是旋转升降之表示，不过气上行则血下行，气下行则血上行。故动干脉在左，静干脉在右，动阳而静阴，阳升而阴降，阳性明而阴性暗，故动脉管之色赤，静脉管制色黑也。中气左旋右转，经气左升右降是为平人。平人者，升降和平无病之人也。若经气之当升者不升，当降者不降，名曰上逆。经气上逆下陷皆中气旋转力乏之故，始因中气旋转力乏以致经气不能升降，乃因经气不能升降中气未愈不能旋转，治病之法无非辨别何经不升用何经之药升之，何经不降用何经之药降之，兼养中气不足兼补中气，中气之旋转复原于内，经气之升降复原于外，病自愈也。经气升降左右皆同，但升之主干力在左，降之主干力在右，临床审查制确是证据甚多也。

十二经升降主病名

胃经不降呕吐哕，嗳痞胀眩惊不寐；血衄痰咳喘渴烦，浊带遗利鼓肿輂；实则发狂或食停，其他皆是虚之类；胃是诸经降之门，肺胆不降胃受累。

脾经不升利清谷，满肿带浊脐下筑；便血后重腰膝酸，关节湿疼冷手足；身重口干不用肢，黄疸疟癥皆虚目；脾是诸经升之关，肾肝不升脾反覆。

胆经不降呕咳胀，耳目额腮口齿项；消冲泄肾又贼中，危哉寒下而热上；协热下利与入室，往来亦非实邪状；此经能决十一经，不独肝经升不畅。

肝经不升痛遗淋，痫痔血肛汗疝豚；便气阴寒诸下热，带月癥半漏吹崩；目舌消虫躁绝缩，诸风百病尽虚征；陷而忽冲成阳亢，欲平阳亢降胆经。

肺经不降咳痰短，汗百痿痫烦寒喘；声泪涕喉肿晕鸣，胆胃肾瘀殃非浅。大肠不升痔漏肛，泻利此经不尽管；便坚肺胃痛肾寒，热实肠痈与外感。

心经不降神明惑，舌红非常并非热；小肠不升分水难，腹痛尿赤大便白；心包不降觉心烧，肾水增寒中土绝；三焦不升水土寒，少腹干热乃木邪。

膀胱不降恶寒甚，项背强直荣卫病；小便病热非膀胱，不纳病寒肾责任；肾经不升遗利寒，尻疼不寐坐不定；口淡面灰冷命门，寒水克火阳亡论。

胆胃肺与肝脾肾，陷逆诸病六经任；逆不病寒陷不热，逆寒火虚热本性；右虚左实上下根，升降四维中央问；内伤诸病治不难，最难伤寒与温病。统括外感与内伤，再求荣卫六经尽。

中气如轴经气轮，旋转升降是平人；胃胆包心膀肺降，脾肝三小肾肠升；五行生克原一化，六气和合病则分；温清补泻复升降，古法真传说与君。

此证明诸病无非不升不降所致也，歌以括之以便记忆，理解另详杂病根源篇。

腑属阳脏属阴之原理

太阳热力照于地面将地面上之阴气融而化之，太阳过去地面之阴气即将太阳照地之热力吸而藏之，阴性暗阳性明，暗则藏明则化，人秉空气之阳性而生六腑，秉空气之阴性而生六脏，脏者藏也，腑者化也，故脏色暗而腑色明，脏主藏而腑主化，化者化其所藏，藏者藏其所化，故中医古法曰脏腑相表里也。

十二经相表里

此十二句名词须字字记熟，字字讲清，此次序乃五行相生之次序。

足少阳胆经甲木与足厥阴肝经乙木相表里，甲降乙升合为一气。

手太阳小肠经丙火与手少阴心经丁火相表里，丙升丁降合为一气。

手少阳三焦经相火与手厥阴心包经相火相表里，三焦升心包降合为一气。

足阳明胃经戊土与足太阴脾经己土相表里，戊降己升合为一气。

手阳明大肠经庚金与手太阴肺经辛金相表里，庚升辛降合为一气。

足太阳膀胱经壬水与足少阴肾经癸水相表里，壬降癸升合为一气。

甲阳乙阴丙阳丁阴戊阳己阴庚阳辛阴壬阳癸阴，脏属阴，腑属阳也。

曰胆肝胃脾云者，单言脏腑之内体也。

曰经者兼言脏腑之气所经过之地所经管之事也，脏腑如发电之瓶，经如传电之线，气如电之光也。

曰木曰土云者兼言五行之性能，如木主疏泄土主运化之类是也。

曰甲乙丙丁云者兼言五行之阴阳之记号也。

曰手曰足云者兼言气行之升降也，手之三阳自手走头，足之三阳自头走足，手之三阴自胸走手，足之三阴自足走胸也。

曰厥阴少阴云者兼言气化阴阳名称之意也。

阴阳之清浊

清则上升浊则下降自然之理，阴降阳升亦自然之理也，但阴阳之中皆有清浊，故阳经亦有降者阴经亦有升者，盖升极则降清即化浊，降极则升浊即化清也。

十二经之体用

阳经之升阴经之降者，阳体阳用，阴体阴用也；阴经之升阳经之降者，阴体阳用阳体阴用也。用伤病轻，体伤病重。

六经主从

须字字熟记，字字讲清，如不记熟讲清则学理无着落。

六经主从

厥阴风木	足厥阴肝 手厥阴心包	乙木 相火	主 从	风	病则上热下寒而中虚则多，单热者少，但中气皆虚
少阴君火	手少阴心 足少阴肾	丁火 癸水	主 从	热	病则下寒中虚而风动则多，单热者少，但中气皆虚
少阳相火	手少阳三焦 足少阳胆	相火 甲木	主 从	暑	病则上热下寒，亦有热而不寒，但中气皆虚
太阴湿土	足太阴脾 手太阴肺	己土 辛金	主 从	湿	病则湿寒并作而中虚
阳明燥金	手阳明大肠 足阳明胃	庚金 戊土	主 从	燥	病则土金皆燥或土湿金燥，但中气皆虚
太阳寒水	足太阳膀胱 手太阳小肠	壬水 丙火	主 从	寒	病则外热内寒或外寒内热，但中气皆虚

木火土金水为五运，运即行也，风热暑湿燥寒为六气，六气者，木火土金水之气也，君火气热，相火气暑，暑即热之盛者，火有二气故曰六气，名曰五行其实是六行也。

厥阴为木气之称，风为木气肝，属乙木，故为厥阴主气，心包属相火而名厥阴，乃从风木化气也。

少阴为君火之称，热为火气，心属丁火故为少阴主气，肾属癸水而名少阴，乃从君火化气也。

少阳为相火之称，暑为火气，三焦属相火故为少阳主气，胆属甲木而名少阳，乃从相火化气也。

太阴为土气之称，湿为土气，脾属己土故为太阴主气，肺属辛金而名太阴，乃从湿土化气也。

阳明为金气之称，燥为金气，大肠属庚金故为阳明主气，胃属戊土而名阳明，乃从燥金化气也。

太阳为水气之称，寒为水气，膀胱属壬水故为太阳主气，小肠属丙火而名太阳，乃从寒水化气也。

五行之气和合则为太和元气，偏现则为病气。当其偏也有主气自现。有从化自现本气者，如木病风，火病热是也；有主气而现从化之气者、从化而现主气之气者，如木病热，火病风是也。阳盛则水从火化而病热，阳衰则水来克火而火亦病寒。燥从湿化者必阴盛之人，湿从燥化者必阳盛之人，皆中气之虚也。

六气之病因

木病则升降不遂，疏泄失当而病风；君火病则降气不旺逆腾于上而病热；相火病则火不下藏发泄于外而病暑；土病则旋转升降运化不通，不升则疏泄不行水无去路而病湿，不降则收敛不行暑气散漫亦病湿；金病则收敛失令不能生水而病燥；水病则水中无货不能上升而病寒。

病气与元气

元气者，太和之气生气也，而此元气之原素即此六气调和之所成。如六气之中有一气不和则一气为病。病气多元气少，病气退元气复，所谓退者非减去也，乃调和也，如其减去病气元气亦随之减去也。

六气自恶

木气生火，病则生风而不生火，风气盛木气衰；火气生土，病则生热而不生土，热气盛火气衰；土气生金，病则生湿而不生金，湿气盛土气衰；金气生水，病则生燥而不生水，燥气盛金气衰；水气生木，病则生寒而不生木，寒气盛水气衰。

寒热

火性升上因其热也，水性降下因其寒也。火气中有水气则火气亦下降，水气中有火气则水气亦上升。水火交济寒热互根是为平人。水火交济全凭中气，中气右转则金降于右，火交水而不偏热；中气左旋则木升于左，水交火而不偏寒。夏月外热内寒者，气升于外也；冬月外清内温者，气降于内也。故人当夏月之时大便常溏，冬月之时大便常干，所以夏月霍乱一病死人甚速，因热气在外寒气在内，热气在上寒气在下，下寒上热，内寒外热，中气易伤，故其死甚速。凡人之顷刻即死者，无论何病，皆中气已脱之故也。强壮之人下温上清，衰病之人下寒上热，皆中气虚弱，火不下降之故也，至于外寒者多内热，内热者多外寒，义详荣卫分合篇。

燥湿

燥湿二气平匀调和则无所谓燥病亦无所谓湿病。燥胜湿则病燥，湿胜燥则病湿，燥湿分离则既病湿又病燥，皆中气之虚也，燥湿之平匀调和者，中气旺风气之和也。风气不和，疏泄伤津则肺气病燥，抑郁克土则脾气病湿。肺气燥胜则胃气亦燥，脾气湿胜则肺气亦湿。中国地方东南偏湿西北偏燥者，西北风多雨少故也。

风

风者，百病之长五脏之贼，病热则助热，病寒则助寒，病湿则助湿，病燥则助燥。风者动而不得其正之气也。乙木之气由左上升，甲木之气由右下降，木气不病则各经之气皆得安位，木气一病则煽火耗水克土侮金，无恶不作。但木气之病气却又有四个原因：木生于水者，生于水中之温气也，泄精伤肾，水中温气损失，生气不足升不上来，郁而病风是一因也；阴液亏耗木气枯焦，下焦少吸收之力则水气强而上冲，冲则阴败阳亢而病风，又一因也；木主疏泄金主收敛，金能收敛则甲木右降，疏泄不至偏胜，故不病风，金弱不收甲木上逆，乙木既升甲木又逆，有升无降是以病风又一因也；甲木右降乙木左升全凭中气，土湿中虚旋转不灵，木为湿土郁遏升降不遂亦能病风又一原因也。人身一温润之，体寒热平则温，燥湿匀则润，但四气升降倒行病日积久未有不生风者，所以仲景先师于虚劳诸不足之病，惟治中气与木气也，世之医家一见口目歪斜手足抽动，乃谓之风于无形之风，少有知者。

暑

暑者，相火之气。相火者，生土之火也。君火者，丁火也。君火只生神明不司生土之事。肾属水而心属火，水中温气升于乙木乃化丁火，而癸水却与丁火同居一气。丁火既由癸水升华而来，水性克火自然之势，故君火常弱无生土之力。相火不然也，相火主气为三焦从气为胆经甲木，又有心包相火与厥阴乙木同宫，甲木乙木皆能生火，故五行之中相火之气独多，相火之气独大，惟其大也多也，故负生土之责为中气之根本。惟其大也多也，故一旦不降则燔心灼肺烧热非常也。三焦相火居土气之下然受气于心包相火与胆经甲木二气。三焦相火又称命门，命门者，火气之藏于水中者也。心包相火与胆经甲木二气下降藏于水中，三焦相火乃能生土，心包相火与胆经甲木二气如不下降则病上热，上部热盛之时即下部寒起之时，正中气存亡关系之时，中气在二土之间为相火下降之枢轴，相火降则中气运，中气运则相火降，相火与中气交相为用，其机至速，医家能知此理中医古法复明矣，至于夏月中暑乃肺气素虚，为空气中之热气所伤，非本身相火之气之病也。

荣卫分合

荣者，人身由内而外之气，卫者人身由外而内之气。由内而外者，疏泄之气木火之气也，有发荣之意故曰荣。由外而内者收敛之气金水之气也，有护卫之意故曰卫。荣性热卫性寒，平人不病寒热者，荣卫合也。荣离却卫故热，卫离却荣故寒，此荣卫之分也。荣气疏泄有卫气之收敛以交之木火之中，有金水则荣不病热。卫气收敛有荣气之疏泄以交之金水之中，有木火则卫不病寒，此荣卫之合也。合而忽分则病作，分而仍合则病愈。中气伤则荣卫分，中气复则荣卫合，中气者，荣卫之根本，荣卫者，中气之外维十二脏腑公共结合之气之行于经络溢于皮肤者也。脏腑主一身之里，荣卫主一身之表，故凡外感之病，不论伤寒温病无不由荣卫病起，一见恶寒发热便是荣卫由合而分，中气未有不虚者，调解其分以求归于合，未有不顾中气而能收效者。但荣卫之由合而分由中气不足亦必有所感伤，感空气中之寒气则伤荣，感空气中之热气而伤卫。寒伤荣则卫郁而不交荣，热伤卫则荣郁而不交卫，荣卫交合如环无端。寒伤荣则疏泄之气减少收敛之气加多，热伤卫则收敛之气减少疏泄之气加多，一少一多，加多之气兴减少之气不能通过，故荣郁而现其本性则发热，卫郁而现其本性则恶寒也。空气之中热气性本疏泄与人身荣气同气，故热不伤荣而伤卫。空气之中寒气性本收敛与人身卫气同气，故寒不伤卫而伤荣，此天人自然之气化原如此也。当其一伤一郁之时，恶寒发热病在荣卫不在脏腑。荣卫主一身之表，脏腑主一身之里，病在表时顾中气以调荣卫，荣卫复合汗出病解，汗者，荣卫分离时所停之气水与荣卫复合时所生之津液也。病在表时不由汗解则里气内动而荣卫内陷，便入危险之境。当荣郁见热之时腑阳不动，当卫郁见寒之时脏阴不动则表气难郁，里无响应不至内陷。腑阳内动则荣热内陷入腑而里气亦病热，脏阴内动则卫寒内陷入脏而里气亦病寒。里气病热脏阴复则病愈，脏阴尽则人死。里气病寒腑阳复则病愈，腑阳尽则人死。表热入里者半死半生，表寒入里者九死一生。名曰表病入里其实乃中气败而脏腑之气自病，病者里气之偏胜，死者里气之偏绝也。热之伤阴其性缓去，热救阴易。寒之伤阳其性急去，寒救阳稍迟即逝也。至于荣热外郁而脏寒反动卫寒外郁而腑热反动者，亦复不少，盖愈郁愈盛，愈盛愈泄，荣分木火之气泄完自然阳亡。而寒生愈郁愈盛，愈盛愈闭，卫气开而不开里阳莫达自然阳遏而燥起，如无表证而内热外寒者，荣盛于内格卫于外，血分为木火之气所伤，金水之气不能交荣故也。伤寒温病皆气于荣卫而终于脏腑，仲景伤寒之乱于后人者，未将表字全属荣卫，里字全属脏腑也。

五脏分主之表

	五官	五生	五荣	五主	五色	五嗅	五味	五声	五液	五情
肝	目	筋	爪	色	青	臊	酸	呼	泣	怒
心	舌	脉	色	臭	赤	焦	苦	笑	汗	喜
脾	口	肉	唇	味	黄	香	甘	歌	涎	思
肺	鼻	皮	毛	声	白	腥	辛	哭	涕	悲
肾	耳	骨	发	液	黑	腐	咸	呻	唾	恐

十二经升降一气图

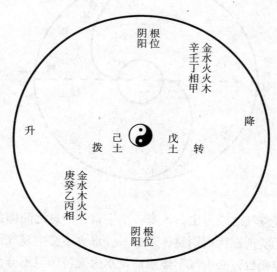

此图乃表示十二经气之升降所谓中气如轴经气如轮，轴运轮行轮滞轴停是也。

治病大法凡胸胁以上诸病皆是不降，胸胁以下诸病皆是不升，不升则陷，补中气兼用温药以升陷。不降则逆，补中气兼用清药以降逆。陷则病寒，逆则病热，此大法也。逆而病寒此为火虚，如陷而病热此乃木邪。逆寒者补中降逆兼助火气，陷热者补中升陷兼清木热，病症虽多，治法统此。

凡上逆诸病皆胃、胆、肺三经负责，凡下陷诸病皆肝、脾、肾三经负责，而脾、胃二经负责尤重，以中气在二土之间故也。甲木为上升各经之根本，下降各经之要隘，且为二土之关键，为祸为福权力独大。辛金主收敛全身之火气，为生阴之司令。癸水主受藏相火为生气之根基，乙木为生气之萌芽又为癸水上交丁火之路，故此六经为百病所从出，其他六经无关系，重要之病，此六经治其他六经皆治。

荣卫二气运行图

荣秉木火其性上升，有疏泄之作用。卫秉金水其性下降有收敛之作用。荣卫和合全赖中气，相火降则中气运，中气运则荣卫和。

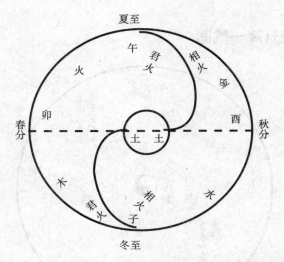

四时之气空气之荣卫也，人身一小宇宙，一息之间即备四时之气，故荣卫不分无所谓寒无所谓热，荣卫一分水火不交则夏气偏见而发热，冬气偏见而作寒也，必中气不虚然后复水火交济荣卫不分也。

此图虚线乃地面之际也，中气在二土之间，凡地面上成子午直线卯酉平线之交，皆有中气。

厥阴少阴之气由内而外，阳明太阳之气由外而内者，地面之内外者。地面之外也，内为阴而外为阳，故木火升自于阴，金水降自于阳也。

少阳之气主降由外而内，故相火为阳。太阴之气主升由内而外故湿土为阴。夏秋之交暑热熏蒸大雨时行，即相火之气降湿土之气升也，故相火与湿土又为木火金水之中气。

五行六气者，荣卫之分也。荣卫者五行六气之合也，此天人一气也。凡老年人久病之人，当节气之前与久晴将雨之前必增加痛苦，此即天人一气之明证，至时行各病则气先偏而人后病也。

原理上下二篇读法乃黄帝、岐伯、越人、仲景心法之传内伤外感百病之根源为医学唯一之系统，苟不先于此用力，纵然读尽古今医书终归徒劳，医学自古错乱至今皆学医之家无人从此学起故也。

二十四节气关系人身的认识 [1]

大寒节。寒者，藏也。冬至阳生，阳生则动，寒而藏之，则不妄

---

① 据《惟物论的系统医学》补入。

动。木气起于大寒，静极而动，地下之阳根摇泄矣。人身此时，肾水中所藏阳气，亦升动上来，阳根亦摇泄也。阳根者，木气也。交大寒节，眼皮必跳，即木气升动之故。

立春节。春属木气，阳气沉极而升，万物向荣，此其时也。肾家强固之人，交春则精神新爽，血液红润。肾家亏损之人，交春则神昏食减，身体困乏。皆阳气沉极而升，人气应之之故。

雨水节。空气严塞，则地气升而降为雪；空气温暖，则地气升而降为雨也。如人身阳气不足，一升则阳气拔动，便病温病。

惊蛰节。立冬之后，阳气下沉，百虫蛰藏。雨水节后，阳气动升，蛰虫惊觉将出也。温病此时最多，阳气动升之故。阳气升出于上，则空虚于下，故温病虚甚者死。

春分节。冬寒之时，圆运动的造化个体，地面上阴气多，地面下阳气多，此时地面之下，阳气升出地面多，则阴阳平分也。春季木气疏泄，阳根摇动。凡春季发热之病，阳根皆易动摇。发热之热，即是阳气，故凉药伤阳，易成死候。《内经》云："圣人春夏养阳。"正为此也。春分以后，阳气升发，不似春初之陡然动摇矣，因大气中疏泄的力量已渐减也。

清明节。立春之后，地下阳气升出地面，升出地面的气体浓厚，空气中现不清明之象，此时阳气上浮，故地面清明也。此时病温疹，比惊蛰以前，病少而轻，因大气中疏泄的力量已大减也，其实并非大减，乃大惰耳。

谷雨节。此时地气，升则成雨，农家正好种谷也。人身与大气的关系，与清明同。

立夏节。春气生，夏气长，此时地面阳气由升而浮也。此时大气中所含太阳射到地面的热渐多，人身亦较春初阳气渐多，故较春初少病。

小满节。此时地面阳气盛满也，满而曰小者，对大暑节而言也。

芒种节。地面阳气盛满，谷种茂旺生芒也。

夏至节。太阳从冬至回北，空气生阳。此时太阳南回。太阳南回，空气生阴。至者极之谓，极必反也，地面原是阴的，阴气压力极大。有了太阳射到地面的热的澎力，将阴气散开，阴阳和平，空气遂成了圆的运动。夏至前热的澎力最多，阴的压力最少。夏至太阳往南，地面热的澎力减少，阴的压力增加，故曰夏至阴生。人身阴位在下，阴根在上，胸部津液枯少之人，此时不能生阴，到冬至必大病也。

小暑节。暑者，热气隆盛之称。太阳由南回北，回到夏至线时，直射到地面上的阳气已多。今又由夏至线南回，阳气又直射地面，所以夏至之后，空气暑热，曰小暑者，与大暑作比较也。

大暑节。暑热之气，如无湿气凝聚，虽暑热当令，热本上浮，亦觉清爽。一有湿气凝聚，不能浮散，便觉酷热。大暑节，较小暑节热。大暑已交湿气之候也。人身此时，中上阳多，中下阳少，下寒上热之病，最易发生，因大气中，亦上热下寒也。

立秋节。太阳往南，秋金当令，金气收敛下降也。人身此时，上部阳气，渐往下降，如胸部津液不足，阳气难降，便微喘也。津液何以不足，冬至阳根外泄也。

处暑节。暑热凝聚于湿气之中，金气又降而敛之，则暑热入地也。处字对出字言。人身此时上部的阳气，降入中下者多，而身体健美也。

白露节。上升的阳气，凉降成露也。人身阳气不足，此时必咽干也。

秋分节。与春分相对。春分节时，地面下的阳气上升一半，秋分节时，地面上的阳气下降一半也。

寒露节。地面上的阳气，愈往下降，地面上的空气愈凉，此时由凉而寒也。

霜降节。阳气愈降，空气愈寒，露结为霜也，人身此时更加健美矣。

立冬节。地面上的阳气，至此全降入地下，封藏成冬也。人身此时，能顺造化封藏的气，保养身体，来年交春，必健美无病也。

小雪节。空气寒，则上升的地气，不成雨而成雪。雪之色白，金气敛之也。

大雪节。封藏之气盛也。人身此时，下部阳气极易泄动，遗精白带之病，必较平日为多。因中上的压力益大，中下的澎力益强。如能将澎力极大的下部阳气，封藏不泄，澎压互增，必能增加圆运动也。佛门僧众，立冬后必加静坐工夫，日夜不息，静坐则阳气运动加速，不致外泄也。

冬至节。此时太阳北回，大地上新添阳气也。地面上的阳气新添，地面下水中的阳气，即往上升动，人身此时亦然。倘下部阳气升泄出来，来年身体必衰弱多病也。

小寒节。阳气主动，阳生而不寒，则阳根泄露。冬至阳生，继以小寒大寒，则阳根固藏也。夏至阴生，阴生则降，冬至阳生，阳生则升。夏至后如无小暑大暑，冬至后如无小寒大寒，则阴生即降，阳生即升，升降之范围小，造成中气的力量薄，不能成生物之宇宙也。人身阳气，能生阴液，人身阴液，能藏阳气，却不能生阳气。人身阳气，大气中的阳气也，大气的阳气，乃万物生命之本。如冬至鸣雷，大气的阳根拔泄，早迟必有鼠疫发生，雷声大则病重，来年小儿必温疹而死。因大气的阳根不固，交春疏泄，小儿中气薄弱，一经疏泄，阳根即脱。故圣人秋冬养阴以藏阳气。倘冬至阳根不藏，夏至必大病。盖圆运动的个体，有升然后有浮，有降然后有沉。今升气的根本既虚，则浮的方位，自然更虚，故必大病。冬至雷鸣，大气阳虚。必待来年立秋以后，新收的阳气，降入地下，然启大气的阳气乃能复原。人身亦犹是也。

造化之道，极平常，极自然，极现成，极实在。吾人生活于北温带，阴阳和平的空气中。岂不幸哉？

伤寒论六经原文读法篇 ①

序

初不料我中医方药祖本的《伤寒论》的本身真相，自古到今，未曾明白示人以整个的认识也。自来注《伤寒论》者，无不曰风中肌腠，寒伤皮毛。如不发汗将风寒发散出来，这风寒就会由太阳传入阳明而成阳明病，传入少阳而成少阳病。或风不中肌腠，寒不伤皮毛，风寒直中三阴之脏，而成三阴脏病。南北同风，古今一致。在事实上彻底研究起来，乃风寒伤人之后，人身本气自病，并非风寒入了人身为病。病成于人身的本气，而起因于风寒所伤耳。《伤寒论》本身真相原来如此，与注家所注根本上完全不合，可怪也！

有识之士则归咎于王叔和编订《伤寒论》次序错乱，所以后人无法认识《伤寒论》的真相。《伤寒论》被王叔和编次后，原文次序究竟如何，不可得而知。所可得知者，六篇之名词，名词曰：太阳篇、阳明篇、少阳篇、太阴篇、少阴篇、厥阴篇。六篇之名词，六气之名词也。人身个体，表有荣卫，里有脏腑，而皆六气之所生。欲认识本气自病的《伤寒论》真相，必先求六气之表里，根据六气之表里，以寻求理路，再由理路以认识真相，其庶几乎？此篇读法，非敢更改自来读本之次序也，由次序以认识伤寒本气自病的真相耳。

中华民国二十八年己卯冬月

子益重编于成都四川国医专科学校

读法总纲

《伤寒论》一百一十三方，三百九十七法。欲知原文逐章之意义，

---

① 此篇内容源自《系统的古中医学》"伤寒论六经原文读法篇"。

须先知本论六经整个之组织。整个《伤寒论》六经之组织，事实上如内容六瓣之一橘，荣卫如表皮，三阳腑、三阴脏如里瓣。初病在表皮，汗出则病解，在表不解，里瓣乃病。

荣卫表病，用汗法解之。脏腑里病，脏病用温法解之，腑病用下法解之。荣卫脏腑之间，又有少阳经病。少阳经病，不可汗，不可温，不可下，用和法解之。病证虽多，无非表里与经；方法虽多，无非汗、温、下、和。了解原则，自能了解分则。

人身乃阴阳交合圆运动的气化构成之体。阴寒阳热，乃其本性，表则荣阳卫阴，里则腑阳脏阴。中气充足之人，阴阳交合，调融不分，无所谓寒，无所谓热。中气不足，表的荣卫之气分离，荣则现出阳的本性而病热，卫则现出阴的本性而病寒；里的脏腑之气分离，腑则现出阳的本性而病热，脏则现出阴的本性而病寒。少阳之经，在荣卫、脏腑、表里之间，赋有阴阳二气之性质，病则寒往热来，热往寒来。此原则也。阴阳分离，寒热偏现，因又变化发生各项症状。此分则也。故《伤寒论》的病证与治法，在原则上无非寒热的本体而已，在分则上无非寒热的变化而已。

六经的"经"字，应作"家"字解。家有内宅，有外墙。里的脏腑如内宅，表的营卫如外墙。内宅是各个的，外墙是公共的。公共者，各个的公共也。无病之人，三阳三阴是圆运动的，阴中有阳，阳中有阴，是调和不分的。虽是各个，实则整个。得病之人，表气公共的外墙被风寒打开，里气的内宅遂分离成了各个。分离的轻，病轻；分离的重，病重；全分离，则有阳无阴，或有阴无阳；中气消灭，而人死。少阳经之"经"字，则指经络的经气而言也。

本篇分上篇、中篇、下篇。上篇以明荣卫病、脏腑病与少阳经病之本体，中篇以尽其蕴，下篇以通其变。所谓本体者，荣卫主表，用汗法之病；脏腑主里，脏用温法、腑用下法之病；少阳经主半表半里，用和解法之病是也。凡原文之属于荣卫脏腑与少阳经本体各病各章，列为上篇。凡原文之属于本体而事实较复各章，列为中篇。凡原文之由本体发生种种变化各章，列为下篇。如学彩色绘画之法，先认识五种未经掺和之本色，然后可求知掺和之各样杂色。认识上篇，然后能认识中篇，认识上篇、中篇，然后能认识下篇。历来注《伤寒论》之家，都如茧缚之艰晦，此篇读法，有如鸟瞰之明白。只需用以前读

《伤寒论》十分之一的脑力，便能整个彻底了解。如欲读此篇，须先读原理篇、处方篇方能了解。

上　篇

荣卫病

太阳之为病，脉浮，头项强痛而恶寒。

凡发热，先恶寒。此一章[①]，论荣卫病提纲。凡原文称太阳病，皆荣卫病。

太阳病，发热，汗出，恶风，脉缓者，名为中风。

缓有虚象。"中"字作"伤"字解，言卫气为风所伤也。风性疏泄伤卫，卫伤则荣病。

太阳病，头痛，发热，汗出，恶风者，桂枝汤主之。

此发热亦先恶寒。

太阳中风，阳浮而阴弱。阳浮者，热自发；阴弱者，汗自出。啬啬恶寒，淅淅恶风，翕翕发热，鼻鸣干呕者，桂枝汤主之。

寸脉为阳，尺脉为阴。浮弱，热汗，鼻鸣干呕，皆荣气郁而疏泄之事。疏泄伤阴。

桂枝本为解肌，若其人脉浮紧，发热汗不出者，不可与也。常须识此，勿令误也。

热在肌，故曰解肌。桂枝汤，收敛之剂，脉紧无汗，收敛之病，故不可与。以上四章，论荣病。

太阳病，或已发热，或未发热，必恶寒，体痛，呕逆，脉阴阳俱紧者，名曰伤寒。

紧乃闭敛之象，缓乃疏泄之象，是相对的。寒性收敛伤荣，荣伤则卫病。

太阳病，头痛发热，身疼腰痛，骨节疼痛，恶寒无汗而喘者，麻黄汤主之。

荣降于胆，胆逆则呕。卫降于肺，肺逆则喘。卫病闭敛，故头项

[①]　章：此处为"句"之意，下同。

强痛之外，又加腰痛、骨痛。以上二章，论卫病。

太阳病，外证未解，脉浮弱者，当以汗解，宜桂枝汤。

言有表证，总宜汗解。弱脉津液伤，故宜桂枝汤。

脉浮者，病在表，可发汗，宜麻黄汤。脉浮而数者，可发汗，宜麻黄汤。

脉数有紧象，故宜麻黄汤。

欲自解者，心当先烦，有汗而解。何以知之，脉浮，故知汗出解也。

自解者，不服药而解。阳郁后通，先烦而解。以上三章，总结上文。

太阳病，得之八九日，如疟状，发热恶寒，热多寒少，其人不呕，清便欲自可，一日二三度发，脉浮缓者，为欲愈也。脉微而恶寒者，此阴阳俱虚，不可更发汗，更下，更吐也。面色反有热色者，未欲解也，以其人不得小汗出，身必痒，宜桂枝麻黄各半汤。

清便，大便，小便。"欲"字作"能"字解。恶寒乃卫闭，卫闭向内，面色不当发热，今发热，故曰反。荣气疏泄向外，故面有热色。

服桂枝汤，大汗出，脉洪大者，与桂枝汤如前法。若形如疟日再发者，汗出必解，宜桂枝二麻黄一汤。

洪大之脉，外盛内虚，故仍用桂枝汤之法。如疟再发，卫闭气虚，故用桂二麻一之法。桂枝汤之法，收外盛之气以回于内之法也。

太阳病，发热恶寒，热多寒少，脉微弱者，此无阳也，不可更汗，宜桂枝二越婢一汤。

荣卫双病，燥伤肺液。"阳"字指寸脉言。无阳，谓寸脉弱也。

形作伤寒，其脉不弦紧而弱，弱者必渴，被火者必谵语，弱者发热，脉浮，解之当汗出愈。

此章"弱者必渴"句，申明上章越婢汤兼清燥之义。以上四章，论荣卫双病。

伤寒，表不解，心下有水气，干呕，发热而咳，或渴，或噎，或利，或小便不利，少腹满，或喘者，小青龙汤主之。

表病未解，而脏气之湿寒已动，解表兼治湿寒。

伤寒，心下有水气，咳而微喘，发热不渴，小青龙汤主之。服汤已渴者，此寒去欲解也。

此章"不渴"二字，申明上章小青龙汤用温法之义。以上二章，论荣卫病中兼见脏寒之病。

太阳中风，脉浮紧，发热恶寒，身疼痛，不汗出而烦躁者，大青龙汤主之。若脉微弱，汗出恶风者，不可服也。服之则厥逆，筋惕肉瞤，此为逆也，以真武汤救之。

首句是设问辞，非中风也。表病未解，而腑气之燥热已动，解表兼治燥热。

伤寒，脉浮缓，身不疼，但重，乍有轻时，无少阴证者，大青龙汤主之。

此"缓"字有实象。桂枝汤证之缓，乃虚象也。燥伤津液故身重，津液复通，故身重乍有轻时。以上二章，论荣卫病中兼见腑燥之病。

中风发热，六七日不解而烦，有表里证。渴欲饮水，水入则吐者，名曰水逆，五苓散主之。

热为表证，渴为里证，此热乃阳为水格，非表病也。

太阳病，小便利者，以饮水多，必心下悸，小便少者，必苦里急也。

水格则心气不降，故悸。

伤寒，汗出而渴者，五苓散主之。不渴者，茯苓甘草汤主之。

渴而汗出为里湿盛，不渴而汗出为表阳虚。以上三章，论荣卫病解脏气之湿动。

伤寒，脉滑而厥者，里有热也，白虎汤主之。

燥热灼津，津液沸腾，则脉滑。内热格阻阴气于外，则外厥。此滑脉重按有力。厥者，肢冷畏寒也。

伤寒，脉浮滑，此表有热里有寒也，白虎汤主之。

表热里寒，无用白虎之理，当是表寒里热，乃传抄之误也。

伤寒，无大热，口燥渴，心烦，背恶寒者，白虎加人参汤主之。

无大热，无表证之发热也。燥渴心烦，里热之征。背恶寒与厥，皆里热格阻外阴之象。

伤寒，脉浮，发热，其表不解者，不可与白虎汤。渴欲饮水，无表证者，白虎加人参汤主之。

有表热则里阳虚，故不可用白虎以败里阳，重申上章之义也。

病人身大热，反欲得近衣者，热在皮肤，寒在骨髓也。病人身大寒，反不欲近衣者，寒在皮肤，热在骨髓也。

此诊断内热之一法，不可拘执。以上五章，论荣卫病解腑气之躁动。

太阴脾脏病

太阴之为病，腹满而吐，食不下，自利益甚，时腹自痛。若下之，必胸下结硬。

凡称太阴病，皆太阴脾脏病，乃里病，非经病。少阴厥阴准此。此一章，论太阴病之提纲。阴脏病寒，本体原来阴寒故也。少阴厥阴准此。

自利不渴者，属太阴，以其脏有寒也，宜服四逆辈。

"不渴"二字，为阴寒用热药之据。

少阴肾脏病

少阴之为病，脉微细，但欲寐也。

少阴肾脏，水火二气，阴脏病塞，则寒水灭火。寒而无火，故但欲寐而不能寐。无火故脉来微细也。少阴病之提纲。

少阴病，得之一二日，口中和，其背恶寒者，当灸之，附子汤主之。

腑阳病热口中苦，脏阴病寒口中和。"和"字乃不苦之意。肾主骨，肾寒故背寒。

少阴病，身体疼，手足寒，骨节痛，脉沉者，附子汤主之。

少阴脏病，则阴盛阳衰，水寒灭火，故主附子。以上二章，论少阴病之外证。

厥阴肝脏病

厥阴之为病，消渴，气上冲心，心中疼热，饥而不欲食，食则吐蛔，下之利不止。

厥阴阴脏，本体阴寒，阴寒盛于下，故虚热现于上耳。此一章，论厥阴病之提纲。

伤寒，脉微而厥，至七八日肤冷，其人躁无暂安时者，此为脏厥，非为蛔厥也。蛔厥者，其人当吐蛔，令病者静而复时烦，此为脏寒，蛔上入其膈，故烦。须臾复止，得食而呕，又烦者，蛔闻食臭出，其人当自吐蛔。蛔厥者，乌梅丸主之。

蛔乃木气中之阳气所成，厥阴本体，阳微而动。与太阴少阴不同处，此一章，引脏厥以证蛔厥也。

伤寒五六日，腹中痛，若转气下趋少腹者，此欲作利也。

转气下趋少腹，肝木下陷，木气疏泄，故利。此一章，论下利属于木气之下陷。

下利清谷，里寒外热，汗出而厥者，通脉四逆汤主之。

外热汗出，阳气外散，下利见之，故用大温。厥有阴证之厥、阳证之厥，以其他外证阴阳分之。

大汗出，热不去，内拘急，四肢痛，又下利厥逆而恶寒者，四逆汤主之。

凡用四逆汤，皆阴寒阳微之险证也。

大汗，若大下利而厥冷者，四逆汤主之。

此阳气将脱之象也。以上三章，论厥阴本体病之危险各证。

手足厥寒，脉细欲绝者，当归四逆汤主之。若其人内有久寒者，当归四逆加吴茱萸生姜汤主之。

血虚而寒故肢厥脉细，较前数证为顺也。此一章，论厥阴之轻证。

阳明胃腑病

阳明之为病，胃家实也。

一部《伤寒论》，惟阳明胃腑有可下实证。此一章，论阳明胃腑病之提纲。

伤寒三日，阳明脉大。

大者，实大也。大脉有虚实之分。三日详传经篇。

太阳病，三日，发汗不解，蒸蒸发热者，属胃也，调胃承气汤主之。

证仅蒸蒸发热，乃胃家实之渐也。以上二章，论阳明胃腑病成之渐。

二阳并病，太阳证罢，但发潮热，反不能食者，胃中必有燥屎五六枚也，宜大承气汤下之。若能食者，但硬耳。

燥屎乃胃家实之物，故下燥屎，病乃能愈。荣卫与阳明胃腑都病称二阳并病。但硬言不燥也。

病人不大便五六日，绕脐痛，烦躁，发作有时者，此有燥屎，故使不大便也。

胃中食物，被燥气炼干，故称燥屎。

大下后，六七日不大便，烦不解，腹满痛者，此有燥屎也。所以然者，有宿食故也，宜大承气汤。

宿食为燥气炼干成燥屎。

病人小便不利，大便乍难乍易，时有微热，喘冒不得卧者，有燥屎也，宜大承气汤。

小便不利，喘气不卧，皆是燥热伤津。阳明下证，需小便利，燥热伤津，故不利也。以上四章，论阳明胃腑下证之实据。

阳明病，潮热，大便微硬者，可与大承气汤，不硬者，不可与之。若不大便六七日，恐有燥屎，少与小承气汤，汤入腹中，转矢气者，此有燥屎，乃可攻之。若不转矢气，此但初头硬，后必溏，攻之必胀满不能食也。欲饮水者，与水则哕，其后发热者，必大便复硬而少也，以小承气汤和之。不转矢气者，慎不可攻也。

必兼潮热之便硬，乃可用大承气汤下之。矢，古"屁"字，转矢气者，放屁也。此一章，示人慎重用下之法。

太阳膀胱腑病

太阳病不解，热结膀胱，其人如狂，血自下，下者愈。其外不解者，尚未可攻，当先解外。外解已，但少腹急结者，乃可攻之，宜桃核承气汤。

膀胱阳腑，阳腑病热，血下热去，所以自愈。太阳病，荣卫病也。热结膀胱，太阳阳腑自病也。

太阳病，身黄，脉沉结，少腹硬，小便不利者，为无血也。小便自利，其人如狂，血证谛也，抵当汤主之。

荣卫病时而脉沉、发狂、少腹硬，膀胱热也。

伤寒有热，少腹满，应小便不利，今反利者，为有血也，当下之，不可余药，宜抵当丸。

热不实，小便不利，必热实，小便乃利。

太阳病六七日，表证犹存，脉微而沉，反不结胸，其人发狂。以热在下焦，少腹当硬满，小便自利者，下血乃愈。所以然者，以太阳随经，瘀热在里故也，抵当汤主之。

荣卫之中，有太阳之经，腑热则经热入里。以上四章，论太阳膀胱腑病，则名实相符之太阳病也。太阳腑病，只有四章。

少阳胆经病

少阳之为病，口苦，咽干，目眩也。

此一章，论少阳经病之提纲。

伤寒中风五六日，寒热往来，胸胁苦满，默默不欲饮食，心烦喜呕，或心中烦而不呕，或渴，或腹中痛，胁下痞，或心下悸，小便不利，或不渴，身有微热，或咳者，小柴胡汤主之。

非表可汗，非里可温可下，只可和解，故曰经病。所有诸症，皆少阳经气升降不和之现象。

血弱气尽，腠理开，邪气因入，与正气相搏，结于胁下。正邪分争，往来寒热，休作有时，默默不欲饮食。脏腑相连，其痛必下，邪高痛下，故使呕也，小柴胡汤主之。

邪乃胆木克胃土，痛乃肝木克脾土。

伤寒四五日，身热恶寒，颈项强，胁下满，手足温而渴者，小柴胡汤主之。

少阳经循胁下行，胁下满，故属少阳经病。四五日详传经篇。以上三章，论少阳皆虚证。

伤寒，发热汗出不解，心下痞硬，呕吐而下利者，大柴胡汤主之。

下利乃胃热，痞呕乃经结，故解经兼下胃。此一章，论少阳实证，然实在胃腑，少阳经证仍虚也。

上篇读法

荣卫病上篇，论荣卫表病本体，又于表病未解时与表病已解后，提出脏腑里病。荣卫病上篇，整个《伤寒论》之雏形也。脏病上篇，论脏病阴寒，乃其本体。凡外感风寒，必荣卫先病，脏腑后病。荣卫不解，里气郁动。脏阴偏盛之人，乃阳退而病脏寒。与荣卫不解，里气郁动，腑阳偏盛之人，乃阴退而病腑热，是相对的理路，并无三阴直中，三阳传经之事。不过腑阳偏盛，亦须荣卫已病数日，腑病乃成，世遂误认为传经。脏阴偏盛，荣卫一病，里阳遂退，脏病即成。病成较速，世遂误认为直中，遂将荣卫主表，脏腑主里，表病不解，里气乃动之天然的正路闹错。此处一错，全部《伤寒论》之路路俱错。

此篇脏病列于腑病之前者，因脏病、腑病，只在各人素日阴阳偏盛的关系，并无腑病为传经，脏病为直中之事。风寒偏伤荣卫之后，荣卫病成，荣卫本体自病也。荣卫不解，脏腑病成，亦脏腑本体自病也。由荣卫入脏腑，入脏入腑，既无一定，则列脏病在前，或列腑病在前，均无不可。荣卫乃脏腑之表，脏腑乃荣卫之里，荣卫脏腑，本是一个，所以表病不解，里病必作。

腑病上篇，膀胱腑病列于胃腑病之后者，腑病以胃为主体也。凡下证皆胃家负责，如不先认识胃腑应下之实证，而遽言膀胱腑病之下证，轻重不分，易致乱也。

少阳经病列于脏腑病之后者，先知荣卫之表，再知脏腑之里，然后能知少阳之经在半表半里也。经病之"经"字，为少阳病之本体。阳明虽有经病，统在荣卫汗法之列。经病不可汗，故惟少阳有经病。

《伤寒论》难了解，纠缠太多也。原文词意纠缠，叔和编次纠缠，注家不凭事实，只凭理想纠缠。此篇先立原则，后立分则，纠缠既清，系统明白，所以一读即能整个了解。上篇者，原则也。

中　篇

荣卫病

病常自汗出者，此为荣气和，荣气和者外不谐，以卫气不共荣气和谐故耳。以荣行脉中，卫行脉外，复发其汗，荣卫和则愈。

荣内卫外，所以荣卫一病，必先寒后热。此一章，论荣卫和合则不病，分离则病。

太阳病，发热汗出者，此为荣弱卫强，故使汗出。欲救邪风者，桂枝汤主之。

疏泄失宜，谓之邪风，乃木气失调之气。

病人脏无他病，时时发热自汗出，而不愈者，此为卫气不和也。先于其时发汗则愈，宜桂枝汤。

荣偏疏泄故弱，卫不交荣故强，上章同意。以上二章论荣病。

太阳病，服桂枝汤，烦不解，先刺风池、风府，却与桂枝汤则愈。

刺通形质，气化易于运动。二穴在大椎旁。

酒客家不可与桂枝汤，得汤则呕，以酒客不喜甘故也。

酒客胃热，甘性壅缓助热，热性往上，故呕。

凡服桂枝汤吐者，其后必吐脓血也。

桂枝汤多热药，吐脓血者，血热也。以上三章，论桂枝汤用法。

伤寒，脉浮紧，不发汗，因致衄者，麻黄汤主之。

麻黄汤衄前之法，既衄则不可用。

太阳病，脉浮紧，发热，身无汗，自衄者愈。

衄亦是汗义，故愈。

太阳病，脉浮紧，无汗，发热，身疼痛，八九日不解，表证仍在者，麻黄汤主之。服药已，微除，其人发烦，目瞑剧者，必衄衄乃解。所以然者，阳气重故也。

睡则阳气下降而生相火，故曰阳气重。以上三章论卫病。

脉浮紧者，法当身疼痛，宜以汗解。假令尺中迟者，不可发汗。何以知之？然以荣气不足，血少故也。

不可发汗，言不宜用麻黄汤原剂发汗耳，用极轻剂麻黄便合。

伤寒，发汗宜解，半日许复烦，若脉浮数者，可更发汗，宜桂枝汤。

既服麻黄汤发汗，不可再用麻黄汤。以上二章，论麻黄汤用法。

太阴脾脏病

病发热头痛，脉反沉不瘥，身体疼痛，当温其里，宜四逆汤。

发热，头痛，身体疼痛，表证；脉沉，脏寒，里证。有表证，脉当浮，今脉沉，故曰反。沉为里证之脉，脏阴寒，故脉沉。

下利清谷，不可攻表，汗出必胀满。

脏寒攻表，里气更虚，故汗出胀满。

下利，腹胀满，身体疼痛者，先温其里，乃攻其表。温里宜四逆汤，攻表宜桂枝汤。

里气乃表气之本，故当先温里气。里气的阳气充足，表气自能外解。倘先解表，则里阳更虚矣。"攻"字作"治"字解，非攻伐之攻。《诗经》云：他山之石可以攻玉，攻玉者治玉也。古人文法，常有如此者。

太阴病，脉浮者可发汗，宜桂枝汤。

已见吐利、腹满，乃称太阴病。脏病忌汗，脏病脉浮，更当温里。此章申明上章脉沉先温之义耳。若无吐利、腹满，则不能称太阴。如曰：四日太阴之太阴，乃荣卫之事，详传经篇。以上四章论太阴脏病与荣卫表病同时发现，宜先温里然后解表。

少阴肾脏病

少阴病，二三日至四五日，腹痛，小便不利，下利不止，便脓血者，桃花汤主之。

下利而尿短、腹痛，湿寒木郁。此脓血，湿寒证也。阳虚木陷，故下脓血。

少阴病，二三日不已，至四五日，腹痛，小便不利，四肢沉重疼痛，自下利者，此为有水气。其人或咳，或小便利，或不利，或呕者，真武汤主之。

尿利为下焦虚寒，尿不利为水塞、土湿、木郁。腹痛，肢重，咳呕，皆水寒使然。

少阴病，吐利，手足厥冷，烦躁欲死者，吴茱萸汤主之。

烦躁欲死，胃阳将亡矣，故以温降胃阳为治。

少阴病，下利，脉微涩，呕而汗出，必数更衣，反少者，当温其上，灸之。

利减，汗出而呕，阳亡于上，故当温上。更衣，入厕大便也。

少阴病，下利，白通汤主之。

少阴下利，阴寒凝滞，故治以温通。以上五章，论少阴脏病。

少阴病，下利，脉微者，与白通汤。利不止，厥逆无脉，干呕烦者，白通加猪胆汁汤主之。服汤脉暴出者死，微续者生。

阳欲离根，上热下寒，温药中兼养阴之法。阴不藏阳则脉暴出，阴能藏阳则脉微续。

少阴病，下利清谷，里寒外热，手足厥逆，脉微欲绝，身反不恶寒，其人面色赤，或腹痛，或干呕，或咽痛，或利止脉不出者，通脉四逆汤主之。其脉即出者愈。

身热，面赤，腹痛，干呕，皆中下阳亡之证。以上二章论少阴病生死的关系。

少阴病，脉微沉细，但欲卧，汗出不烦，自欲吐，至五六日自利，复烦躁不得卧寐者，死。

吐利忽作，又加烦躁，中亡阳灭，故死。

少阴病，吐利，烦躁，四逆者，死。

吐利，汗出，肢冷，皆为逆。

少阴病，四逆，恶寒而身蜷，脉不至，不烦而躁者，死。

不烦而躁，中亡阳散。

少阴病，恶寒，身蜷而利，手足逆冷者，不治。

恶寒而利，又加肢冷，阳亡不复，故不治。

少阴病，下利止而头眩，时时自冒者，死。

阳气离根，向上飞越，故下利止而眩冒。

少阴病，六七日，息高者，死。

中气离位而上浮，故息高。以上六章，论少阴阳亡死证。此等死证，非医药所误而成，乃阳亡也。

少阴病，吐利，手足不厥冷，反发热者，不死。脉不至者，灸少阴七壮。

手足不厥，又见发热者，阳复也。

少阴病，恶寒而蜷，时自烦，欲去衣被者，可治。

烦欲去衣被者，阳复也，故可治。

少阴病，下利，若利自止，恶寒而蜷卧，手足温者，可治。

利止肢温，此阳复也。

少阴病，脉紧，至七八日，自下利，脉暴微，手足反温，脉紧反去者，为欲解也。虽烦，下利必自愈。

紧去，肢温，脉微，此阳复也。此之下利，必止一次，乃脏气复和之利。以上四章，论少阴阳复不死证。

少阴病，始得之，反发热，脉沉者，麻黄附子细辛汤主之。

热为表证，沉为里证，解表温里，双解之法。

少阴病，得之二三日，麻黄附子甘草汤微发汗。以二三日无里证，故微发汗也。

无里证不用附子，此乃偏重微发汗之言。以上二章论少阴里证与荣卫表证同时发现，表里双解之法。

少阴病，脉细沉数，病为在里，不可发汗。

脏阴病，里阳微，故忌发汗以散阳气。脏病只宜温寒，不宜发汗。上章麻黄，兼表证也。

少阴病，脉沉者，急温之，宜四逆汤。

申上章阴脏不可发汗之意。

少阴病，咳而下利，谵语者，被火气劫故也，小便必难，以强责少阴汗也。

火气发汗伤津，热药亦火气之类也。

少阴病，但厥无汗，而强发之，必动其血，未知从何道出。或从口鼻，或从目出，是名下厥上竭，为难治。

下则阳厥，上则阴竭，故为难治。

少阴病，脉微，不可发汗，亡阳故也。阳已虚而尺脉弱涩者，复不可下之。

发汗能亡阳，下亦能亡阳。以上五章，论少阴里病不可汗。

厥阴肝脏病

伤寒，脉促，手足厥逆者，可灸之。

肝脏阳微，不能四达，故脉促肢冷。

干呕，吐涎沫，头痛者，吴茱萸汤主之。

肝胆俱寒，胃阳亦败，阳微阴逆，现证如此。

病人手足厥冷，言我不结胸，少腹满，按之痛者，此冷结在膀胱关元也。

此木气寒由于水气寒之证也。以上三章论厥阴肝脏病之温法。

伤寒，厥而心下悸者，宜先治水，当与茯苓甘草汤，却治其厥。不尔，水渍入胃，必作利也。

水气阻格心气下降之路，心气不降故悸。此一章，论治水之法。如不先治水，而用温药治厥，水被温药蒸迫入胃，故必作利。

呕而脉弱，小便复利，身有微热，见厥者难治，四逆汤主之。

呕则上逆，尿利则下脱，脉弱又厥，故难治。

发热而厥，七日下利者，为难治。

阳越于外，又灭于内，七日下利，阳难复矣。以上二章，论厥阴脏病生死的关系。

伤寒，发热下利至甚，厥不止者，死。

阳越于外，又绝于内，故主死也。

伤寒六七日，不利，便发热而利，其人汗出不止者，死。有阴无阳故也。

七日来复之期，忽然发热，下利，汗多，阳亡矣。

伤寒，发热下利厥逆，躁不得卧者死。

躁不得卧，阳气脱根，阳脱外散，故发热也。

伤寒六七日，脉微，手足厥冷，烦躁，灸厥阴，厥不还者，死。

七日当阳气来复之期，厥不还，阳不复也。

下利，手足厥冷，无脉者，灸之不温，若脉不还反微喘者，死。

中气消灭，故见微喘。

下利后脉绝，手足厥冷，晬时脉还，手足温者，生，脉不还者，死。

晬时，一周时也。

伤寒，下利日十余行，脉反实者，死。

下利脉，当微弱，阳亡不能运化则脉实。以上九章，论厥阴阳亡死证。

伤寒五六日，不结胸，腹濡，脉虚，复厥者，不可下。此为亡血，下之死。

腹濡为中虚血寒，故下之即死。

伤寒脉迟，六七日而反与黄芩汤彻其热。脉迟为寒，今与黄芩汤复除其热，腹中应冷，当不能食。今反能食，此名除中，必死。

中气将亡，反能食者，胃气动也，动则散矣。以上二章，论厥阴死证系误于医药者。

下利，脉沉弦者，下重也，脉大者为未止，脉微弱数者为欲自止，虽发热，不死。

发热不兼下利厥躁者，此发热为阳复。此一章，论厥阴阳复不死证。

下利，脉沉而迟，其人面少赤，身有微热，下利清谷者，必郁冒汗出而解，病人必微厥。所以然者，其面戴阳，下虚故也。

面赤微热，阳气上盛，下利清谷，阳气下虚，汗出则上下和平，故微厥病解。

下利，脉数，有微热，汗出令自愈。设复紧，为未解。

脉数得汗，阳气通调，脉复紧，阳仍未通也。以上二章，论厥阴脏病阳复病解证。

阳明胃腑病

问曰：阳明病外证云何？答曰：身热，汗自出，不恶寒反恶热也。

汗自出，反恶热，胃家阳实之现象。

问曰：病有得之一日，不恶热而恶寒者，何也？答曰：虽得之一日，恶寒将自罢，即自汗出而恶热也。

胃家阳实，故恶寒之表证易罢。

问曰：恶寒何故自罢？答曰：阳明居中土也，万物所归，无所复传，始虽恶寒，二日自止，此为阳明病也。

阳明病胃阳实，乃胃家自病。经文"传"字，含意甚多，详传经篇。

伤寒，脉浮而缓，手足自温者，是为系在太阴。太阴者，身当发黄，若小便自利者，不能发黄。至七八日，大便硬者，为阳明病也。伤寒转系阳明者，其人濈濈然微汗出也。

此借太阴以证阳明。脉缓肢温，太阴阳明所同。阳明则缓而实，便硬汗出，太阴则否。以上四章，论阳明腑病之外证。

问曰：何缘得阳明病？答曰：太阳病若发汗，若下，若利小便，此亡津液，胃中干燥，因转属阳明。不更衣，内实，大便难者，是名阳明也。

胃阳原来偏旺，津伤燥结，则内实便难。

本太阳病，初得时发其汗，汗先出不彻，因转属阳明也。

胃阳原来偏旺，故表气郁，胃阳则实。若表病汗解，里阳即不偏实。

问曰：病有太阳阳明，有正阳阳明，有少阳阳明，何谓也？答曰：太阳阳明者，脾约是也。正阳阳明者，胃家实是也。少阳阳明者，发汗利小便已，胃中燥，烦热，大便难是也。

太阳发汗多，津液伤，则肠胃约结，为脾约。胃家实，乃阳明实证。来自荣卫与少阳，皆虚证也。以上三章，论阳明胃腑病之来路。

阳明病，不吐不下，心烦者，可与调胃承气汤。

不吐不下，津液未伤。心烦，乃胃家实之渐。

太阳病，若吐，若下，若发汗，微烦，小便数，大便因硬者，与小承气汤和之愈。

"和"字之意，乃调和，非泄下，服后便软为和。表证已罢，乃可用小承气汤。

阳明病，脉迟，虽汗出不恶寒者，其身必重，短气，腹满而喘，有潮热者，此外欲解，可攻里也，手足濈然而汗出者，此大便已硬也，大承气汤主之；若汗多，微发热恶寒者，外未解也，其热不潮，未可与承气汤；若腹大满不通者，可与小承气汤，微和胃气，勿令大泄下。

此"迟"字乃缓象，阳明之缓有实象，非虚缓。但有恶寒，即是表证尚在，未成阳之据。以上三章，论阳明腑病初成之微下法。

阳明病，自汗出，若发汗，小便自利者，此为津液内竭，虽硬不可攻之，当须自欲大便，宜蜜煎导而通之。若土瓜根及与大猪胆汁，皆可为导。

凡下证，总要胃家实，此乃肛门燥结而已。

趺阳脉浮而涩，浮则胃气强，涩则小便数，浮涩相搏，大便则难，其脾为约，麻仁丸主之。

胃家阴液表伤，不能下降，则阳强而上浮。

阳明病，本自汗出，医更重发汗，病已瘥，尚微烦不了了者，此大便必硬故也。以亡津液，胃中干燥，故令大便硬。当问其小便日几行。若小便日三四行，今日再行，故知大便不久出；今为小便数少，以津液当还胃中，故知不久必大便也。

便硬则阳热偏盛，故烦，虽烦，胃家并不实。问小便关系大，如不问而用承气则坏矣。此"数"字乃数目之"数"。

脉浮而芤，浮为阳，芤为阴，浮芤相搏，胃气生热，其阳则绝。

浮为阳盛，芤为阴虚。绝乃绝对，非绝灭也。

脉阳微而汗出少者，为自和也；汗出多者，为太过。阳脉实，因发其汗出多者，亦为太过，为阳绝于里，亡津液，大便因硬也。

阳实又多汗，故阳绝对，然非胃家实之实。

伤寒四五日，脉沉而喘满，沉为在里，而反发其汗，津液越出，大便为难，表虚里实，久则谵语。

沉满为里实，发汗则表虚，久则屎燥，故谵语。

汗出谵语者，以有燥屎在胃中，此为风也。须下之，过经乃可下之，下之若早，语言必乱，以表虚里实故也。下之则愈，宜大承气汤。

风，乃本身木气疏泄之气，言汗出伤胃津液也。过经，过六日。下之则愈二句，接"为风也"三字读，便明显。以上七章论阳明便硬，因津液被伤之虚证。

阳明病下之，心中懊侬而烦，胃中有燥屎，可攻。腹微满，初头硬后必溏，不可攻之。若有燥屎者，宜大承气汤。

不可攻为主，必潮热，满痛，拒按，乃可攻也。腹微满上加"若仅"二字读，便明显。

得病二三日，脉弱，无太阳柴胡证。烦躁，心下硬，至四五日，虽能食，与小承气汤，少少与微和之，令小安。至六日，与承气汤一升。若不大便六七日，小便少者，虽不能食，但初头硬，后必溏，未定成硬，攻之必溏。须小便利，屎定硬，乃可攻之，宜大承气汤。

"太阳"二字，疑系"少阳"二字，无少阳而心下硬，故宜和。能食为无燥屎，然烦躁，心下硬，亦须和之。不能食为有燥屎，然尿少，但初硬后必溏也。心下硬为少阳证，详少阳中。以上二章，论阳明便硬，先硬后溏之虚证。

阳明病，谵语，发潮热，脉滑而疾者，小承气汤主之。因与承气汤一升，腹中转矢气者，更服一升；若不转矢气，勿更与之。明日不大便，脉反微涩者，里虚也，为难治，不可更与承气汤也。

滑脉按有力，然疾则不实矣。可下脉必缓实，非宿食之滑疾，非实脉，故用承气反涩。谵语，潮热，脉反微涩，故为难治。

伤寒，若吐若下后不解，不大便五六日，上至十余日，日晡所发潮热，不恶寒，独语如见鬼状。若剧者，发则不识人，循衣摸床，惕而不安，微喘直视，脉弦者生，脉涩者死，微者但发热谵语者，大承气汤主之。若一服利，止后服。

弦为木气生气，涩为无生气。微者句，指无独语诸症。以上二章论阳明之败证。

发汗不解，腹满痛者，急下之，宜大承气汤。

燥土伤及太阴之阴。

阳明病，发热汗多者，急下之，宜大承气汤。

燥土伤及少阴之阴。

伤寒六七日，目中不了了，睛不和，无表里证，大便难，身微热者，此为实也，急下之，宜大承气汤。

燥土伤及厥阴之阴。以上三章，论阳明非常实证。

阳明病，其人善忘，必有蓄血。所以然者，必有久瘀血，故令善忘。屎虽硬，大便反易，其色必黑，宜抵当汤下之。

肾主藏智，肾气伤则善忘，黑为肾色。

病人无表里证，发热七八日，虽脉浮数者，可下之。假令已下，脉数不解，合热则消谷善饥，至六七日不大便者，有瘀血也，宜抵当汤。若脉数不解，而下利不止，必协热而便脓血也。

浮数可下，乃设问词。消谷善饥，血瘀生风。浮数，热在经不在腑，热在经故便脓血。以上二章，论阳明蓄血之证。

阳明病，下血谵语者，此为热入血室。但头汗出者，刺期门，随其实而泄之，濈然汗出，则愈。

但头出汗，肝胆经热，刺期门以泄肝胆热。此一章，论阳明病之妇人热入血室证。

太阳病，项背强几几，汗出恶风者，桂枝加葛根汤主之。

几几，直硬意，阳明经不前降，则后陷而直硬。足阳明经主前降，手阳明经主后升。手阳明能后升，足阳明则前降。

太阳病，项背强几几，无汗恶寒者，葛根汤主之。

几几之项强，荣卫郁而阳明经气亦动也，故双解之。

太阳与阳明合病者，必自下利，葛根汤主之。

荣卫之气，与肠胃阳明燥热之气混乱。热则气动，热气动则自下利。

太阳与阳明合病，不下利但呕者，葛根加半夏汤主之。

混乱之气盛于下则利，盛于上则呕。

太阳与阳明合病，喘而胸满者，不可下，麻黄汤主之。

有荣卫之恶寒，有阳明之脉大，曰合病。

阳明病，脉浮，无汗而喘者，发汗则愈，宜麻黄汤。

此章与上章均重在"喘"字，故主麻黄，喘为肺实。阳明之喘，肺气燥实。内伤之喘，多肺气虚。

阳明病，脉迟，汗出多，微恶寒者，表未解也，可发汗，宜桂枝汤。

迟，有缓象，言不数也。以上七章，论荣卫与阳明胃腑经气同病治法。

太阳病，外证未解者，不可下也，下之为逆。欲解外者，桂枝汤主之。

外证未解而下之，荣卫内陷矣，故称为逆。

夫病脉浮大，问病者言，但便硬耳，设利之，为大逆。硬为实，汗出而解。何以故？脉浮当以汗解。

脉浮为表证，脉大为腑证，腑证兼表证，当先解表，与表证兼脏证，当先温脏，为对待理法。

伤寒，不大便六七日，头痛有热者，与承气汤。其小便清者，知不在里仍在表也，当须发汗，若头痛者必衄，宜桂枝汤。

头疼有热，阳明不降，故衄。此头痛乃额角痛，胆经上逆故痛。

二阳并病，太阳初得病时，发其汗，汗先出不彻，因转属阳明。续自微汗出，不恶寒，若太阳病证不罢者，不可下，下之为逆。如此，可小发其汗。设面色缘缘正赤者，阳气拂郁在表，当解之熏之。若发汗不彻，不足言，阳气拂郁不得越，当汗不汗，其人烦躁，不知痛处，乍在腹中，乍在四肢，按之不可得，其人短气，但坐，以汗出不彻故也，更发汗则愈。何以知汗出不彻？以脉涩故知也。

阴脏病连荣卫，先温后表，否则荣卫内陷。阳腑病连荣卫，先表后下，否则荣卫内陷。汗彻，则脉象和荣卫调，涩则不和不调也。

病人烦热，汗出则解，又如疟状，日晡时发热者，属阳明也。脉实者，宜下之。脉浮虚者，宜发汗。下之宜大承气汤，发汗宜桂枝汤。

发热脉实，故属腑证。发热脉虚，故属表证。

太阳病未解，脉阴阳俱停，必先振栗，汗出而解。但阳脉微者，先汗出而解；但阴脉微者，下之而解。若欲下之，宜调胃承气汤。

郁极则脉停，郁极后通，则振栗。阳脉微，腑气不实也。阴脉微，燥热伤津也。以上六章，论阳明兼荣卫，须先汗以解表，然后可下之法。

少阳胆经病

伤寒中风，有柴胡证，但见一证便是，不必悉具。

口苦，耳聋，目眩，咽干，胸硬，胁痛，寒热往来。

呕而发热者，小柴胡汤主之。

少阳胆经上逆，则呕而发热。

伤寒，阳脉涩，阴脉弦，法当腹中急痛者，先用小建中汤，不瘥者，与小柴胡汤主之。

阳涩阴弦，木气郁结，建中舒郁，柴胡散结。主之，似多此二字。

呕家不可与建中汤，以甜故也。

甘味壅缓，呕家胃逆不降，忌甘味之壅缓。以上四章论小柴胡汤用法。

太阳病，十日已去，脉浮细而嗜卧者，外已解也。设胸满腹痛者，与小柴胡汤主之。

荣卫病过十日，嗜卧，胸满，脉细，属少阳也。

伤寒六七日，发热，微恶寒，肢节烦疼，微呕，心下支结，外证未去者，柴胡桂枝汤主之。

微呕支结，少阳证也。

太阳与少阳合病，自下利者，与黄芩汤。若呕者，黄芩加半夏生姜汤。

相火热而动，故少阳经与表合病，即利。以上三章，论荣卫表病与少阳经合病之治法。

阳明少阳合病，必下利。其脉不负者，顺也，负者失也。互相克贼，名为负也。脉滑而数者，有宿食也，当下之，宜大承气汤。

合病下利，乃经气紊乱之利。木克土为负，脉左盛右衰为负。脉负为主，宿食为陪。

服柴胡汤已，渴者属阳明也，以法治之。

小柴胡多热药，阳明偏燥，故服之作渴。以上二章，论少阳与阳明合病之治法。

妇人中风，发热恶寒，经水适来，得之七八日，热除而脉迟身凉，胸胁下满如结胸状，谵语者，此为热入血室也。当刺期门，随其实而泻之。

血内热故身凉谵语。刺期门以泻血热。

妇人中风，七八日续得寒热，发作有时，经水适断者，此为热入血室，其血必结，故使如疟，发作有时，小柴胡汤主之。

三焦相火，尺脉主之。血室亦尺脉主之，此病尺脉必动数。

妇人伤寒发热，经水适来之时，昼日明了，暮则谵语，如见鬼状者，此为热入血室。无犯胃气及上二焦，则自愈。

热入血室，暮则热增，故谵语也。不犯胃气及上二焦，小柴胡汤之法是也。以上三章论妇人经期，荣卫感伤风寒，须治少阳之经之法。

中篇读法

中篇荣卫、脏腑与少阳经各章，亦皆荣卫、脏腑、少阳经之本体病也。荣卫者，十二脏腑公共组织以行于身之气。三阳三阴各居一半，太阳只占十二分之二，所以由荣卫可内传十二脏腑，由太阳只能由太阳本经内传太阳本腑。原文以"太阳"二字代替"荣卫"二字，于是由表传里显而易见之阴阳大路两条并成了太阳的一条，太阳的一条如何能传三阴。原文荣卫三章，足证"太阳"二字代替"荣卫"二字。不然何以既称太阳，又称荣卫乎？读原文荣卫三章可信，内容六瓣之一橘足喻整个《伤寒论》的组织，橘皮如荣卫，六瓣如三阳腑、三阴脏也。阳明病者，可下之实证也，而不可下之虚证，乃有如此之多。上篇所载为实证，中篇所载为虚证。知阳明病实，又知阳明能病虚，然后能治伤寒阳明病。少阳居荣卫表气、阳明里气之间，故有与荣卫、阳明相连之病。妇人经水，原于肾家，少阳之腑，居于肾中，故主柴胡也。

下　篇

荣卫坏病

太阳病三日，已发汗，若吐，若下，若温针，仍不解者，此为坏病，桂枝不中与也。知犯何逆，随证治之。

汗、吐、下、针，治病之法，治之不愈，遂成坏证。

本发汗而复下之，此为逆也，若先发汗，治不为逆。本先下之，而复汗之为逆，若先下之，治不为逆。

"本"字作"应当"二字解。以上二章论荣卫坏病之提纲。

伤寒医下之，续得下利清谷不止，身疼痛者，急当救里。后身疼痛，清便自调者，急当救表。救里宜四逆汤，救表宜桂枝汤。

里气为表气之本，故先救里。救表是陪。

发汗后，水药不得入口为逆，若更发汗，必吐下不止。

脾脏阳虚之人，发汗则阳更虚也。

发汗后身疼痛，脉沉迟者，桂枝加芍药生姜各一两，人参三两，新加汤主之。

身痛，脉沉迟，中虚木枯也。

太阳病，发汗后，大汗出，胃中干，躁烦不得眠，欲得饮水者，少少与之，令胃气和则愈。若脉浮，小便不利，微热消渴者，五苓散主之。

水湿阻格，相火不归，故脉浮，发热，消渴，小便不利四字为主。

病在阳，应以汗解之。反以冷水潠之、灌之，其热被却不得去，弥更益烦，肉上粟起，意欲饮水，反不渴者，服文蛤散。若不瘥者，与五苓散。寒实结胸，无热证，与三物小陷胸汤，白散亦可服。

病在阳，此"阳"字作"表"字解。"寒"字作"痰"字解。无热证，无发热表证。小陷胸汤是痰结法，白散是水结法。以五苓散为主。"寒实结胸"三句，乃下文结胸之事，应移"小结胸病在心下按之则痛"章后读。

发汗后，饮水多者，必喘，以水灌之亦喘。

发汗之后，中虚不能化水，水停气逆，故喘。

发汗已，脉数，烦渴者，五苓散主之。

此证小便必不利，小便若利，忌用五苓。

服桂枝汤，或下之，仍头项强痛，翕翕发热，无汗，心下满，微痛，小便不利者，桂枝汤去桂加茯苓白术汤主之。

头项强痛，乃湿阻也。

发汗后，腹胀满者，厚朴生姜甘草半夏人参汤主之。

胀满为中虚阴逆。

太阳病下之，微喘者，表未解故也。桂枝加厚朴杏子汤主之。

表病攻里，故表不解。阴凝肺逆，故作喘。以上十章，论荣卫坏入太阴脾脏。

伤寒下后，心烦腹满，卧起不安者，栀子厚朴汤主之。

腹满为湿凝，心烦为热瘀。土湿不运，阻塞上焦火气下降之路，故热瘀而作烦。

伤寒，医以丸药大下之，身热不去，微烦者，栀子干姜汤主之。

中寒故外热，热瘀于上，故心烦。

发汗若下之，而烦热，胸中窒者，栀子豉汤主之。

胸窒乃中虚不运，烦热乃热为湿瘀。

发汗吐下后，虚烦不得眠，若剧者，必反复颠倒，心下懊憹，栀子豉汤主之。若少气者，栀子甘草豉汤主之。若呕者，栀子生姜豉汤主之。

中虚热瘀，故心中懊憹。

凡用栀子汤，病人旧微溏者，不可与服之。

旧时大便不实之人，寒药须慎用也。以上五章，论荣卫坏入太阴脾脏湿热瘀阻之证。

太阳病发汗，遂漏不止，其人恶风，小便难，四肢微急，难以屈伸者，桂枝加附子汤主之。

肾阳泄，故汗如漏。水寒木郁，故肢急尿难。

发汗病不解，反恶寒者，虚故也，芍药甘草附子汤主之。

病不解为荣气未和，反恶寒为肾阳虚。

太阳病，下之后，脉促胸满者，桂枝去芍药汤主之。若微恶寒者，去芍药，方中加附子汤主之。

脉促为表未解，胸满为胆经寒，恶寒为肾阳虚。

下之后复发汗，必振寒，脉微细。所以然者，以内外俱虚故也。

发汗为外虚，脉微细为内虚。

太阳病发汗，汗出不解，其人仍发热，心下悸，头眩，身𥆧动，振振欲擗地者，真武汤主之。

悸眩𥆧动，水寒木枯，欲擗地者，中土无根，欲居土下。

发汗若下之，病仍不解，烦躁者，茯苓四逆汤主之。

阳逆于上则烦，阳拔于下则躁。虚寒兼湿。

下之后，复发汗，昼日烦躁不得眠，夜而安静。不呕不渴，无表证，脉微沉，身无大热者，干姜附子汤主之。

昼日阳气在外，阳气离根，故烦而躁。夜则阳气归内，故安静。

未持脉时，病人叉手自冒心，师因教试令咳而不咳者，必两耳无所闻也。所以然者，以重发汗，虚故如此。

汗泄肾脏阳气，肾虚故两耳无所闻，木气冲塞也。

汗家重发汗，必恍惚心乱，小便已阴痛，与禹余粮丸。

中虚，肾阳外泄，故心乱。水寒木陷，故阴痛。

脉浮数者，法当汗出而愈。若下之，身重心悸者，不可发汗，当自汗出乃解。所以然者，尺中脉微，此里虚，须表里实，津液自和，便自汗出愈。

湿溢则身重，水停则心悸，自汗则水湿俱去。里气渐复，则里气不虚，乃能自己出汗，里气渐复者，肾阳复也。

发汗过多，其人叉手自冒心，心下悸欲得按者，桂枝甘草汤主之。

水寒木陷，风冲悸动，肝阳上升，风气自平。

发汗后，其人脐下悸者，欲作奔豚，茯苓桂枝甘草大枣汤主之。

风气冲撞，如豚之奔，扶土达木，风气乃平。

烧针令其汗，针处被寒，核起而赤者，必发奔豚。气从少腹上冲心者，灸其核上各一壮，与桂枝加桂汤，更加桂二两。

核起而赤者，阳拔火泄也。水寒则肝阳下陷，肝阳下陷则风气上冲，故发奔豚。

太阳病，下之后，其气上冲者，可与桂枝汤，用前法。若不上冲者，不可与之。

风气不冲，木气未陷，木未下陷，故不可升木气。风气即肝木阳气，故肝阳下陷，则风气上冲，肝阳上升，则风气平也。

伤寒若呕若下后，心下逆满，气上冲胸，起则头眩，脉沉紧，发汗则动经，身为振振摇者，茯苓桂枝白术甘草汤主之。

振摇，土败风冲也，水寒为因，风冲为果。

伤寒脉浮，医以火迫劫之，亡阳必惊狂，起卧不安者，桂枝汤去芍药加蜀漆龙骨牡蛎救逆汤主之。

烧针之火，引阳外出，阳气拔根，故惊狂也。

火逆下之，因烧针烦躁者，桂枝甘草龙骨牡蛎汤主之。

烦躁，比惊狂、起卧不安为虚。

太阳伤寒者，加温针必惊也。

伤寒宜补中调荣卫，温针拔起肾阳，故惊。以上十八章，论荣卫坏入少阴肾脏。

病人有寒，复发汗，胃中冷，必吐蛔。

胃冷吐蛔，厥阴之病，汗亡胃阳之过。

下利脉，大者虚也，以其强下之故也。设脉浮革，因而肠鸣者，属当归四逆汤。

革为寒，浮大而革为虚，木气虚寒，故肠鸣。

伤寒本自寒下，医复吐之，寒格更逆。吐下，若食入口即吐者，干姜黄连黄芩人参汤主之。

吐为中寒，入口即吐为上热，中寒与上热俱盛也。以上三章，论荣卫坏入厥阴肝脏。

太阳病，先发汗不解，而复下之，脉浮者不愈。浮为在外，而反下之，故令不愈。今脉浮故知在外，当须解外则愈，桂枝汤主之。

汗下不愈，故为坏病。下后无故，则属阳明。

大下之后，复遽发汗，小便不利，亡津液故也，勿治之，得小便利自愈。

小便不利，别无他病，津液复生，小便自利。

太阳病，桂枝证，医反下之，利遂不止。脉促者，表未解也，喘而汗出者，葛根黄连黄芩汤主之。

利不止为阴证，脉促喘汗之利，则阳证也。"脉促者"句上，加一"若"字读，便明显。利遂不止为陪，脉促喘汗为主。

下后不可更行桂枝汤，若汗出而喘无大热者，可与麻黄杏仁甘草石膏汤。

汗出为胃家燥热，喘为肺气实逆。无大热者，无表证之发热。身外大热，身内即不热，即忌此方。

发汗后不可更行桂枝汤，汗出而喘无大热者，可与麻黄杏仁甘草石膏汤。

不可桂枝汤，言宜麻杏汤也，非一概不可也。

服桂枝汤，大汗出后，大烦渴不解，脉洪大者，白虎加人参汤主之。

大汗伤津，洪大虚脉，大汗又烦渴，故宜急救津液。脉洪大又渴，此洪大重按必兼滑象也。

伤寒若吐若下后，七八日不解，热结在里，表里俱热，时时恶风，大渴，舌上干燥而烦，欲饮水数升者，白虎加人参汤主之。

"欲"字作"能"字解。里燥热，热主泄，故恶风。里热极，表亦热，此表热，非表证之热。表热重按无根，里热之热有根。

太阳病先下之而不愈，因复发汗，此以表里俱虚，其人因致冒，冒家汗出则自愈。所以然者，汗出表和故也。得里未和，然后下之。

虚乃津液伤，津伤热越故冒，津伤则屎硬。

发汗后恶寒者，虚故也。不恶寒反恶热者，实也，当和胃气，与调胃承气汤。

仅是恶热之实，只宜和胃，不宜下胃。以上九章，论荣卫坏入阳明胃腑。

太阳病，以火熏之，不得汗，其人必燥，到经不解，必清血，名为火邪。

"清"与"圊"通，言入厕也。经，详传经篇。

脉浮，宜以汗解，用火灸之，邪无从出，因火而盛，病从腰以下必重而痹，名曰火逆。

腰下属阴，火邪伤阴，故腰下重痹。

脉浮热盛，反灸之，此为实。实以虚治，因火而动，故咽燥吐血。

病热得火，故咽燥吐血也。

微数之脉，慎不可灸。因火为邪，则为烦逆，追虚逐实，血散脉中，火气虽微，内攻有力，焦骨伤筋，血难复也。

误用热药，亦能致此。

太阳病，二日反燥，反熨其背而大汗出，火热入胃，胃中水竭，烦躁必发谵语。十余日，振栗自利者，此为欲解也。故其汗从腰以下不得汗，欲小便不得，反呕，欲失溲，足下恶风。大便硬，小便当数，而反不数，及大便已，头卓然而痛，其人足心热，谷气下流故也。

振栗自利，热泄阴复。"故"字上有若不自利意。失溲、恶风等，皆津伤木郁。降而复升则头痛。

太阳病中风，以火劫，发汗，邪风被火热，血气流溢，失其常度，两阳相熏灼，其身发黄。阳盛则欲衄，阴虚则小便难。阴阳俱虚竭，身体则枯燥，但头汗出，齐颈而还，腹满，微喘，口干，咽烂，或不大便，久则谵语，甚者至哕，手足躁扰，捻衣摸床。小便利者，其人可治。

两阳熏灼，故曰阳盛。阳盛则阴伤而无小便，阴气复，故小便利。

太阳病，吐之。但太阳病当恶寒，今反不恶寒，不欲近衣，此为吐之内烦也。

吐伤胃气，胃逆生热，胃虚逆热，故生内烦。

太阳病，当恶寒发热，今自汗出，不恶寒发热，关上脉细数者，以医吐之过也。一二日吐之者，腹中饥，口不能食；三四日吐之者，不喜糜粥，欲食冷食，朝食暮吐。以医吐之所致也。此为小逆。

胃阳浮微，忌用凉药；胃虚热逆，故欲冷食；胃虚不运，故仍吐出。以上八章，论荣卫坏入阳明胃腑津液虚之证。

结胸痞证

病发于阳而反下之，热入，因作结胸。病发于阴而反下之，因作痞。所以成结胸者，以下之太早故也。

腑阳当下，下早结胸。脏阴忌下，误下成痞。此一章，论结胸痞证之提纲。

太阳病，脉浮而动数。浮则为风，数则为热，动则为痛，数则为虚。头痛，发热，微盗汗出而反恶寒者，表未解也。医反下之，动数变迟，膈内拒痛，胃中空虚，客气动膈，短气躁烦，心中懊憹，阳气内陷，心下因硬，则为结胸，大陷胸汤主之。若不结胸，但头汗出，余处无汗，齐颈而还，小便不利者，身必发黄也。

胃中空虚，故客气动膈。客气，应往下降返逆不降之气。尿利，周身有汗，湿热有出路，则不发黄也。

伤寒六七日，结胸，热实脉沉而紧，心下痛，按之石硬者，大陷胸汤主之。

沉为实象，紧为结聚之象，有实故石硬。

太阳病，重发汗而复下之，不大便五六日，舌上燥而渴，日晡时小有潮热，从心下至少腹，硬满而痛，不可近者，大陷胸汤主之。

硬满而痛，水邪结实，经气不能运行也。

结胸者项亦强，如柔痉状，下之和，宜大陷胸丸。

前胸阴亏，则项反折。病连颈项，不可急攻。

结胸证，其脉浮大者，不可下，下之则死。

关脉沉实，下其实也。浮大不沉，中下虚也，此证经文未列方，附子理中丸甚合。

结胸证悉具，烦躁者亦死。

结胸烦躁，中下阳脱也。

小结胸，病在心下，按之则痛，脉浮滑者，小陷胸汤主之。

滑脉，重按不空，按之痛，为有邪实。

太阳病，二三日，不得卧，但欲起，心下必结，脉微者，此本有寒分也。反下之，若利止，必作结胸，未止者四日复下之，此作协热利也。

不卧，心结脉微，中下虚寒也。二三日，阳明、少阳经期。

太阳病下之，其脉促，不结胸者，此为欲解也。脉浮者必结胸也。脉紧者必喉痛。脉弦者必两胁拘急。脉细数者头痛未止。脉沉紧者必欲呕。脉沉滑者协热利。脉浮滑者必下血。

脉浮结胸，理中汤证。紧乃闭束，弦乃木邪，细数津枯，沉细寒束，沉滑、浮滑，则经热也。以上九章，论结胸。

问曰：病有结胸，有脏结，其状何如？答曰：按之痛，寸脉浮，关脉沉，名曰结胸。何谓脏结？答曰：如结胸状，饮食如故，时时下利，寸脉浮，关脉细小沉紧，名曰脏结。舌上白苔滑者，难治。

下利，苔白滑，脉上盛下虚，火土将亡也。

病胁下素有痞，连在脐旁，痛引少腹，入阴筋者，此名脏结，死。

少腹属肾，阴筋属肝，水木皆寒，生机将灭。

脏结无阳证，不往来寒热，其人反静，舌上苔滑者，不可攻也。

脏结无阳证，纯阴也。如能作热，尚有生机。以上三章论脏结，以证结胸。

太阳病，外证未解，而数下之，遂协热而利。利下不止，心下痞硬，表里不解者，桂枝人参汤主之。

"利下不止"上，加一"若"字读，便明显。痞硬寒利，协热而利为陪，利下不止，心下痞硬为主。此章与上文葛根黄连黄芩汤为对待之法。

伤寒，大下后，复发汗，心下痞。恶寒者，表未解也，不可攻痞，当先解表，表解乃可攻痞。解表宜桂枝汤，攻痞宜大黄黄连泻心汤主之。

先用凉药攻痞，则荣卫内陷。里为表之本，故解表乃可攻痞。

脉浮而紧，而复下之，紧反入里，则作痞。按之自濡，但气痞耳。心下痞，按之濡，其脉关上浮者，大黄黄连泻心汤主之。心下痞而复恶寒汗出者，附子泻心汤主之。

濡为湿热，恶寒乃阳虚，汗出乃上热也。

太阳中风，下利，呕逆，表解者乃可攻之。其人絷絷汗出，发作有时，头痛，心下痞硬，硬满引胁下痛，干呕短气，汗出不恶寒者，此表解里未和也，十枣汤主之。

水气阻碍上焦降气，故现诸症。

伤寒汗出解之后，胃中不和，心下痞硬，干噫食臭，胁下有水气，腹中雷鸣下利者，生姜泻心汤主之。

水气因外热而乱溢，胆胃因中寒而不运，故现诸症。

伤寒中风，医反下之，其人下利日数十行，谷不化，腹中雷鸣，心下痞硬而满，干呕心烦不得安。医见其心下痞，谓病不尽，复下之，其痞益甚。此非结热，但以胃中虚，客气上逆，故使硬也，甘草泻心汤主之。

原理与上章相同，中气较上章虚寒。

伤寒服汤药，下利不止，心下痞硬，服泻心汤已，复以他药下之，利不止。医以理中与之，利益甚。理中者，理中焦，此利在下焦，赤石脂禹余粮汤主之。复利不止者，当利其小便。

中不虚寒，误服温补，中愈滞故利愈甚。

本以下之故，心下痞，与泻心汤，痞不解。其人渴而口燥烦，小便不利者，五苓散主之。

水湿阻在心下，亦能心痞。五苓证，尿不利。

伤寒，发汗，若吐，若下，解后，心下痞硬，噫气不除者，旋覆花代赭石汤主之。

中伤胃逆，故痞硬气噫。

病如桂枝证，头不痛，项不强，寸脉微浮，胸中痞硬，气上冲咽喉不得息者，此为胸有寒也，当吐之，宜瓜蒂散，诸亡血家不可与之。

"寒"字作"痰"字解，痰在上焦，故可用吐法。果胸寒，则忌吐。

伤寒吐下后，发汗，虚烦，脉甚微，八九日心下痞硬，胁下痛，气上冲咽喉，眩冒，经脉动惕者，久而成萎。

有上逆诸症，而经脉动惕，津血枯极，故久则成萎。

太阳病，医发汗，遂发热恶寒，因复下之，心下痞，表里俱虚，阴阳气俱竭。无阳则阴独，复加烧针，因胸烦，面色青黄，肤瞤者，难治。今色微黄，手足温者，易愈。

烧针伤阴，木枯克土。微黄肢温，木土尚和，独少也。以上十二章，论痞证。

太阴脾脏热病

伤寒，胸中有热，胃中有邪气，腹中痛，欲呕吐者，黄连汤主之。

中下湿寒，中上湿热。

伤寒，脉浮而缓，手足自温者，系在太阴。太阴身当发黄，若小便自利者，不能发黄。至七八日，虽暴烦下利，日十余行，必自止。以脾家实，腐秽当去故也。

脾湿瘀热，故病发黄。腐秽，即脾家实物。

伤寒，身黄发热者，栀子柏皮汤主之。

身黄发热，尿必不利，热瘀湿中故也。

伤寒，瘀热在里，身必发黄，麻黄连翘赤小豆汤主之。

土败湿生，郁阻木气，木郁生热，热瘀之由。

伤寒七八日，身黄如橘子色，小便不利，腹微满者，茵陈蒿汤主之。

热因湿瘀，湿因热聚，热下尿通，湿乃出去。以上五章，论太阴脾脏湿郁木气，木郁生热证。

本太阳证，医反下之，因而腹满时痛者，属太阴也，桂枝加芍药汤主之。

脾伤不运，木气遂结。太阴阴寒，无下证也。

大实痛者，桂枝加大黄汤主之。

木邪由结而实，下结实之木邪，非下太阴土气。

太阴为病，脉弱，其人续自便利，设当行大黄芍药者，宜减之，以其胃气弱，易动故也。

太阴阳微无下证。芍药大黄，性寒败阳。

伤寒，发汗已，身目为黄。所以然者，以寒湿在里不解故也。以为不可下也，当于寒湿中求之。

湿寒黄为土气本病，湿热黄为木气瘀热。以上四章，论太阴脾脏热病之下证。下木气之结，非下太阴也。

少阴肾脏热病

少阴病，欲吐不吐，心烦，但欲寐，五六日，自利而渴者，属少阴也。虚故引水自救。若小便色白者，少阴病形悉具。小便白者，以下焦虚，有寒，不能制水，故令色白也。

欲吐、心烦为阳复，利伤津故渴，"若小便色白"以下，以虚寒证明阳复也。

少阴病，二三日，咽痛者，可与甘草汤。不瘥者，与桔梗汤。

肾阳复，生心火，火不降，则咽痛，中气虚也。

少阴病，咽中痛，半夏散及汤主之。

阳复上冲，化火咽痛。

少阴病，咽中生疮，不能言语，声音不出者，苦酒汤主之。

少阴阳复，是生心火，火逆伤肺之证也。

少阴病，下利，咽痛，胸满，心烦者，猪肤汤主之。

阳复，化热伤津，滋补津液以养阳气，故愈。

病人脉阴阳俱紧，反汗出者，阳亡于外也，此属少阴，法当咽痛而复吐利。

阳亡亦咽痛，上热因下寒也，补上章之义。

少阴病，下利六七日，咳而呕渴，心烦不得眠者，猪苓汤主之。

阳复化燥，土气又湿。

少阴病，得之二三日以上，心中烦不得卧，黄连阿胶汤主之。

阳复化热，灼伤阴液之证。

少阴病，八九日，一身手足尽热者，以热在膀胱，必便血也。

膀胱经行身外，故身尽热，热不藏，故便血。

少阴病，四逆，其人或咳，或悸，或小便不利，或腹中痛，或泄利下重者，四逆散主之。

阳复生热，热生木滞，故现诸症。

少阴病，便脓血者，可刺。

阳复化热，热伤阴血，刺法所以泄热也。

少阴病，下利便脓血者，桃花汤主之。

申明上章少阴便脓血之本病，原是寒也。以上十二章，论少阴肾脏阳复生热。

少阴病，饮食入口即吐，心中温温欲吐，复不能吐，始得之，手足寒，脉弦迟者，此胸中实，不可下也，当吐之。若膈上有寒饮干呕者，急温之，宜四逆汤。

肢寒弦迟，乃实痰在胸，阻滞阳气不通之证。此一章论少阴阳复之吐证。

少阴负趺阳者，顺也。

少阴寒水，趺阳中土，土旺为顺，言阳胜阴负乃为顺也。

少阴病，得之二三日，口燥咽干，急下之，宜大承气汤。

水负太过，亦不宜也。

少阴病，自利清水，色纯青，心下必痛，口干燥者，急下之，宜大承气汤。

少阴之急下证，乃水负太过之证。

少阴病，六七日，腹胀不大便者，急下之，宜大承气汤。

少阴病，燥土克伤水分之病，非少阴本病。一为燥土克伤少阴心液，二为燥土克伤肝液，三为燥土克伤脾液。上列急下三证，特别少有。以上四章，论少阴下证。下燥土也，非下少阴也。此病伤寒少有。

厥阴肝脏热病

凡厥者，阴阳气不相顺接，便为厥。厥者，手足逆冷是也。诸四逆厥者，不可下，虚家亦然。

降极而升，升极而降，阴阳相接，便不见厥。

伤寒，一二日以至四五日而厥者，必发热。前热者后必厥，厥深者，热亦深，厥微者，热亦微。厥应下之，而反发汗者，必口伤烂赤。

阴阳往复，厥热迭现。"下"字作"清"字解。

伤寒，厥五日，热亦五日，设六日当复厥，不厥者自愈。厥终不过五日，以热五日，故知自愈。

升降匀和，则六日不厥。

伤寒，厥四日，热反三日，复厥五日，其病为进。寒多热少，阳气退，故为进也。

厥多为阳退，则上章厥应下之，乃热深也。热深亦厥，阳退亦厥，寒热之分，全凭脉证。

伤寒，始发热六日，厥反九日而利。凡厥利者，当不能食，今反能食，恐为除中，食以索饼，不发热者，知胃气尚在，必愈，恐暴热来出而复去也。后三日，脉之，其热续在者，期之旦日夜半愈。所以然者，本发热六日，厥反九日，复发热三日，并前六日，亦为九日，与厥相应，故期之旦日夜半愈。后三日脉之而脉数，其热不罢者，此为热气有余，必发痈脓也。

六日九日设词。食后发热，胃阳外散也。以上五章，论厥阴肝脏。阳复生热，仍以阳退生寒以明之也。

伤寒，发热四日，厥反三日，复热四日，厥少热多，其病当愈。四日至七日热不除者，必便脓血。

厥少热多，阳气复旺，阴经之热，最伤血也。

伤寒，热少厥微，指头寒，默默不欲食，烦躁数日，小便利，色白者，此热除也，欲得食，其病为愈，若厥而呕，胸胁烦满者，其后必便脓血。

厥与呕烦并见，热蓄于阴经之中，故便脓血。

下利，脉数而渴者，今自愈。设不瘥，必圊脓血，以有热故也。

阴经阳复之热，最伤阴血故也。

伤寒，先厥，后发热而下利者，必自止。见厥复利。

由阴转阳，故利自止。由阳转阴，故复利。

伤寒，先厥后热，下利必自止。而反汗出，咽中痛者，其喉为痹。

汗出伤阴，咽痛热滞，故喉痹。痹者，血伤也。

发热无汗，而利必自止。若不止，必便脓血。便脓血者，其喉不痹。

热伤阴部，故便脓血，热血俱去，故喉通也。

下利，寸脉浮数，尺脉自涩者，必圊脓血。

浮数经热，尺涩阴热。阴经属血，热故脓血。

下利，有微热而渴，脉弱者，今自愈。

微热而渴为阳复，脉弱乃阳复本象。

厥阴病欲饮水者，少少与之。

欲饮为阳复之热。微阳初复，难消化水也。

下利欲饮水者，以有热也，白头翁汤主之。

木陷阳复，故下利有热。热清，木气自升。

热利下重者，白头翁汤主之。

木热下陷，而又疏泄，疏泄不通，故下重。

下利后更烦，按之心下濡者，为虚烦也。

厥阴阳复，阴阳未调，故烦。心下濡，有湿也。

下利谵语者，有燥屎也，宜小承气汤。

此燥屎，乃阴液被阳复之热所伤而成者。凡可下之利，必水中夹硬粒，且利时有屁，舌有黄苔。以上十三章，论厥阴肝脏阳复生热伤血。

病人手足厥冷，脉乍紧者，邪结在胸中。心下满而烦，饥而不能食者，病在胸中，当吐之，宜瓜蒂散。

肢冷脉紧，痰阻清阳，风木郁冲，故饥不食。此一章论厥阴肝脏阳复之吐证。

阳明胃腑寒病

阳明病，若能食，名中风，不能食，名中寒。

"中"字作"病"字解，"风"字是陪词，热之意也。

阳明病，若中寒不能食，手足濈然汗出，此欲作固瘕，必大便初硬后溏。所以然者，胃中冷，水谷不别故也。

胃中冷，不是外寒入胃冷的。此汗出无燥证。大便下白物为固瘕。

脉浮而迟，表热里寒，下利清谷者，四逆汤主之。若胃中虚冷，不能食者，饮水则哕。

水之消化，较难于谷。哕者，恶心欲吐之意。

阳明病，不能食，攻其热，必哕。所以然者，胃中虚冷故也。

胃气大败，则哕不能食。虚又被攻，故大败。

病人脉数，数为热，当消谷引食。而反吐者，此以发汗令阳气微，膈气虚，脉乃数也。数为客热，不能消谷，以胃中虚冷故也。

火气藏于下为主，逆与上为客。火逆于上，中下皆寒，中寒不能运化四维，故脉数也。

伤寒，大吐大下之，极虚，复极汗出者，以其人外气拂郁，复与之水以发其汗，因得哕。所以然者，胃中虚冷故也。

拂郁者，皮肤作痒也。外气不交内气，则拂郁而为痒，中寒故也。

阳明病，法多汗，反无汗，其身如虫行皮中状者，此久虚故也。

申明上章外气拂郁之证，阳气虚越故痒。

阳明病，心下硬满者，不可攻之，攻之利遂不止者，死。利止者愈。

硬满为中寒，利不止则中气亡故也。

结寒，呕多，虽有阳明证，不可攻之。

胆经不降则呕。胆逆则中下皆寒，故忌攻。

发汗多，若重发汗者，亡其阳，谵语，脉短者，死。脉自和者，不死。

亡阳谵语，心气失根，心主脉，脉短，无生意。

直视，谵语，喘满者，死。下利者，亦死。

直视，谵语，喘满，肝心肺胃绝。下利，脾肾绝。

夫实则谵语，虚则郑声，郑声者，重语也。

申明上两章亡阳之谵语，乃是虚证也。以上十二章，论阳明胃腑阳退生寒证。此胃家阳不实也。

食谷欲呕者，属阳明也，吴茱萸汤主之。得汤反剧者，属上焦也。

胃冷宜温，中寒不运，上焦反热。

阳明病无汗，小便不利，心中懊侬者，身必发黄。

热、湿、瘀积膈膜之上，水之化源不通，故黄。

阳明病，面合赤色，不可攻之，必发热，色黄，小便不利。

面赤为火越，攻之火散无归，故发黄也。

阳明病，发热汗出者，此为热越，不能发黄也。但头汗出，身无汗，齐颈而还，小便不利，渴欲饮水浆者，此为瘀热在里，身必发黄，茵陈蒿汤主之。

但头汗出，热也，小便不利，湿也，故病黄。

阳明病，下之，其外有热，手足温，不结胸。心中懊侬，饥不能食，但头汗出者，栀子豉汤主之。

肢温，头汗，热在上也。膈上热瘀，故懊侬也。

阳明病，被火，额上微汗出，小便不利者，必发黄。

火熏则生热，热瘀湿中，故黄。额上汗，热也。

阳明病，脉迟，食难用饱，饱则微烦，头眩，必小便难，此欲作谷瘅，虽下之，腹满如故。所以然者，脉迟故也。

此脉迟为胃虚，胃虚遭下，所以不愈。

伤寒，哕而腹满，视其前后，知何部不利，利之则愈。

腹满而哕，湿热虚证，二便清通，湿热出路。以上八章，论阳明胃腑阳虚又兼上热证。

阳明病，发潮热，大便溏，小便自可，胸胁满不去者，小柴胡汤主之。

少阳胆经，由耳下胸，循胁。便溏，尿利，非脾湿，乃胆热。潮热，胆胃热也。

阳明病，胁下硬满，不大便而呕，舌上白苔者，可与小柴胡汤。上焦得通，津液得下，胃气因和，身濈然而汗出解也。

上焦津液不通，故舌上苔白。胃和则汗出。以上二章，论阳明胃腑虚而又兼少阳经之病。

少阳胆经坏病

本来太阳病不解，转入少阳者，胁下硬满，干呕，不能食，往来寒热，尚未吐下，脉沉紧者，与小柴胡汤。若已吐下，发汗，温针谵语，柴胡证罢，此为坏病。知犯何逆，以法治之。

转入少阳，实少阳自病。少阳经结，故脉沉紧。此一章，论少阳经坏病之提纲。

伤寒五六日，已发汗而复下之，胸胁满，微结，小便不利，渴而不呕，但头汗出，往来寒热，心烦者，此为未解也。柴胡桂枝干姜汤主之。

满，结，渴，汗，寒热，心烦，少阳证。小便不利，太阴证。

伤寒八九日，下之，胸满，烦惊，小便不利，谵语，一身尽重，不可转侧者，柴胡加龙骨牡蛎汤主之。

相火拔根，则烦惊谵语。土湿则身尽重。

得病六七日，脉迟浮弱，恶风寒，手足温，医二三下之，不能食，而胁下满痛，面目及身黄，项强，小便难者，与柴胡汤必下重。本渴饮水而呕者，柴胡汤不中与也。食谷者哕。

身黄，项强，尿难，太阴湿也，服寒药则下重。以上三章，论少阳胆经坏入太阴脾脏。

伤寒，脉弦细，头痛发热者，属少阳。少阳不可发汗，发汗则谵语，此属胃，胃和则愈，不和则烦而悸。

弦细谵语，津液耗伤，津伤火浮，故烦悸也。

伤寒二三日，心中悸而烦者，小建中汤主之。

木土液伤，相火不降，则烦悸。三日少阳期，详传经篇。

伤寒脉结代，心动悸者，炙甘草汤主之。

土木津液亏极，则动悸结代，医药之误也。

太阳病，过经十余日，反二三下之，后四五日，柴胡证仍在者，先与小柴胡汤。呕不止，心下急，郁郁微烦者，为未解也，大柴胡汤下之则愈。

急、郁、烦三证，须右脉实大，或沉紧、沉滑，方可下。

伤寒十三日不解，胸胁满而呕，日晡所发潮热，已而微利。此本柴胡证，下之而不利，今反利者，知医以丸药下之，非其治也。潮热者，实也，先以小柴胡汤以解外，复以柴胡加芒硝汤主之。

下药不兼解少阳，故利而少阳病证仍在。下之而不利的"而"字，易"当"字读便明显。

凡柴胡汤病证而下之，若柴胡证不罢者，复与柴胡汤，必蒸蒸而振，却发热汗出而解。

下后经气内陷，再升之则经和，振寒而解。以上六章，论少阳胆经坏入阳明胃腑。

伤寒十余日，热结在里。复往来寒热者，与大柴胡汤。但结胸无大热者，此为水结在胸胁也，但头微汗出者，大陷胸汤主之。

无大热，无表热也。汗出，内热也。水结，可攻水。

伤寒五六日，呕而发热者，柴胡汤证具，而以他药下之，柴胡证仍在者，复与柴胡汤。此虽已下之，不为逆，必蒸蒸而振，却发热汗出而解。若心下满而硬痛者，此为结胸也，大陷胸汤主之；但满而不痛者，此为痞，柴胡汤不中与也，宜半夏泻心汤。

痞证，中寒上热，中虚湿郁。以上二章，论少阳胆经坏病结胸病证。

太阳少阳并病，而反下之，成结胸，心下硬，下利不止，水浆不入，其人心烦。

下利不止，水浆不入，心下硬而兼心烦，便非太阴寒利。

太阳与少阳并病，头项强痛，或眩冒，时如结胸，心下痞硬者，当刺大椎第一间、肺俞、肝俞，慎不可发汗，发汗则谵语。五六日，谵语不止，当刺期门。

肺俞泄卫，肝俞泄荣，期门泄肝，肝泄胆和。

太阳少阳并病，心下硬，颈项强而眩者，当刺大椎、肺俞、肝俞，慎勿下之。

上章忌汗，本章忌下，故用刺法，津液不伤，又能愈病。以上三章，论荣卫与少阳经并病结胸。

下篇读法

坏病：荣卫脏腑，各有正病。病在荣卫，经医治误，牵连脏腑，表里混乱，是曰坏病。结胸：荣卫之气，与胃腑经气，被下混乱，中气下伤，经气陷而不升，则为协热下利。经气陷而复升，将水饮邪热结聚于胃口之上，则为结胸。关上脉浮者，水邪格热于上，关脉沉者，水邪结于胃口也。大陷胸汤，下水下热，其力甚猛。"胃中空虚"四字，垂训深矣。痞证：中气下虚，不能运化，有虚兼湿寒，虚兼湿热之分。寒则阴脏本气，热则湿郁不行，阻塞木火升降之路。结胸与痞证，乃坏证之更坏证也。

先知荣卫本病，脏腑本病，然后知荣卫脏腑牵连不分之坏病。故坏病、结胸、痞证列于下篇。先知阴脏本病，只病寒不病热，然后知阴脏病热，别有原因。先知阳腑本病，只病热不病寒，然后知阳腑病寒，别有原因。故阴脏热证、阳腑寒证列于下篇。先知荣卫本病，脏腑本病，少阳经本病，然后知少阳经牵连脏腑荣卫之坏病，故少阳坏病列于下篇。上篇各本体病各章，能先彻底认识，下篇各章，自能认识也。

传经篇

传经各章

大凡病，若发汗，若吐，若下，若亡血，若亡津液，阴阳自和者，必自愈。

阴阳气郁，必生阻滞。阻滞既去，阴阳自和，和则病愈。阴阳不和，阳盛阴退则病入腑，阴盛阳退则病入脏。入脏入腑，乃脏腑自病。

伤寒一日，太阳受之，脉若静者，为不传。颇欲吐，若躁烦，脉数急者，为传也。

不传者，不入脏腑。为传者，或入脏或入腑。

伤寒三日，三阳为尽，三阴当受邪，其人反能食而不呕，此为三阴不受邪也。

荣卫中有六经，一曰太阳，二曰阳明，三曰少阳，四曰太阴，五曰少阴，六曰厥阴。三日之后，应属三阴之经，不受邪，不传也。

伤寒六七日，无大热，其人躁烦者，此为阳去入阴故也。

入阴者，入三阴脏，实阴脏自病。

伤寒二三日，阳明少阳证不见者，为不传也。

不传，不入阳明之腑，不传少阳之经也。入阳明腑，亦阳明腑自病。传少阳经，亦少阳经自病也。

太阳病，头痛七日以上自愈者，以行其经尽故也。若欲再作经者，针足阳明，使经不传则愈。

使经不传，使荣卫不传荣卫。针荣卫中之胃经，以泄荣卫之气，故愈。"传经"二字，是荣卫传荣卫。阳旺之人，乃能再经，针胃经以泄阳旺之气，阴阳自和，故病愈而不再传。若阳气不旺之人，如荣卫不能汗解，则入三阴之脏，不能再作经。

伤寒三日，少阳脉小者，欲已也。

三日为少阳经之期。脉小，少阳经气不动。

风家解表而不了了者，十二日愈。

一日一经，十二日，则荣卫传荣卫两周。以上八章论传经。

病有发热恶寒者，发于阳也。无热恶寒者，发于阴也。发于阳者七日愈，发于阴者六日愈。以阳数七，阴数六也。

此章言荣卫表病，不入里大概，不必拘执。

传经读法

"经"字应当作两解，一作"表"字解，一作"里"字解。表则统属荣卫，里则各分脏腑。"传"字应作两解，一作"入"字解，一作"传"字解。由荣卫入脏腑曰入，既入此脏此腑，则不再入彼脏彼腑之谓。由荣卫传荣卫曰传，一日太阳，二日阳明，三日少阳，四日太阴，五日少阴，六日厥阴。不论何日应传何经，只要不见何经本脏本腑之病，仍是恶寒发热身痛，仍是荣卫之事之谓。荣卫者，六经公共之表气也。脏腑者，六经各个之里气也。公共的为传，各个的为入。名虽曰入，其实乃各个自病也。人身脏腑以外，皆为荣卫，皮毛属太阳，皮下白肉属阳明，白肉下之膜属少阳，膜下红肉属太阴，骨属少阴，筋属厥阴。故一日太阳，二日阳明，云云也。

疑难篇

疑难各章

伤寒脉浮，自汗出，小便数，心烦，微恶寒，脚挛急，反与桂枝汤，欲攻其表，此误也。得之便厥，咽中干，烦躁吐逆者，作甘草干姜汤与之，以复其阳。若厥愈、足温者，更作芍药甘草汤与之，其足即伸。若胃气不和，谵语者，少与调胃承气汤。若重发汗，复加烧针者，四逆汤主之。

脉浮，自汗，尿数，心烦，恶寒，挛急，乃津液耗伤的阴亏证。厥，干，躁，烦，吐，乃中宫阳亡的寒证。热药耗津拔阳，故服热药，中气转寒。但虽中寒，而津伤络热，故挛急谵语。烧针拔阳更甚。

问曰：证象阳旦，按法治之而增剧，厥逆，咽中干，两胫拘急而谵语。师言夜半两足当温，两胫当伸，后如师言，何以知之？答曰：寸口脉浮而大，浮则为风，大则为虚，风则生微热，虚则两胫挛。病证象桂枝，因加附子参其间，增桂令汗出，附子温经，亡阳故也。厥逆，咽中干，烦躁，阳明内结，谵语，烦乱，更饮甘草干姜汤。夜半阳气还，两足当温，胫尚微拘急，重与芍药甘草汤，两胫乃伸。以承气汤微溏，则止其谵语，故知病可愈。

阳旦证，即桂枝汤证。附子能补阳，亦能拔阳。躁为阳气拔根，虽阳明谵语，先温中回阳，后用清润，病则坏矣。法则严焉。以上二章，论荣卫坏入太阴脾脏牵连肝胃。

太阳病，寸缓，关浮，尺弱，其人发热，汗出，复恶寒，不呕，但心下痞者，此以医下之也。如其不下者，病人不恶寒而渴者，此转属阳明也。小便数者，大便当硬，不更衣十日，无所苦也。渴欲饮水，少少与之，但以法救之，宜五苓散。

"渴欲饮水"四句，接"医下之也"句读。"如其不下者"句下，有心下不痞意。无所苦，无胃实证。前为荣卫而太阴，后为荣卫而阳明。此一章论荣卫坏入太阴脾脏，借阳明胃燥以明之。

伤寒六七日，大下后，寸脉沉而迟，手足厥逆，下部脉不至，咽喉不利，吐脓血，泄利不止者，为难治，麻黄升麻汤主之。

中气虚寒，金燥木热，上逆下陷，经络闭塞，此病复杂矣。此一章论荣卫牵连肝肺坏病。

阳明中风，口苦，咽干，腹满，微喘，发热，恶寒，脉浮而紧，若下之，小便难也。

由荣卫中风而阳明病，为阳明中风。口苦，少阳。满喘，阳明。寒热，脉浮，太阳。为三阳合病。

阳明病，脉浮而紧，咽燥口苦，腹满而喘，发热汗出，不恶寒，反恶热，身重。若发汗则躁，心愦愦，反谵语。若加烧针，必怵惕，烦躁不得眠。若下之，则胃中空虚，客气动膈。心中懊侬，舌上苔者，栀子豉汤主之。若渴欲饮水，口干舌燥者，白虎加人参汤主之。若脉浮发热，渴欲饮水，小便不利者，猪苓汤主之。

脉浮，太阳。紧与咽燥，口苦，少阳。腹满至身重，阳明。"心中"九句，先接"身重"句读。三阳合病之阳明，阳不实，湿反多。

阳明病，汗出多而渴者，不可与猪苓汤，以汗多胃中燥，猪苓汤复利其小便故也。

申明上章小便不利，汗出多，小便即少也。

阳明中风，脉弦浮大而短气，腹部满，胁下及心痛，久按之，气不通，鼻干，不得汗，嗜卧，一身及面目悉黄，小便难，有潮热，时时哕，耳前后肿，刺之小瘥。外不解，病过十日，脉续浮者，与小柴胡汤。脉但浮，无余证者，与麻黄汤。若不尿，腹满加哕者，不治。

弦，少阳。浮，太阳。大，阳明。短气，腹满，黄哕，阳明。鼻干，潮热，阳明。胁痛，心痛，嗜卧，少阳。少阳经，循耳前后。不尿，腹满为脾败，哕为胃败，故成不治。

三阳合病，腹满，身重，难以转侧，口不仁而面垢，谵语，遗尿。发汗则谵语，下之则额上生汗，手足逆冷。若自汗出者，白虎汤主之。

腹满、身重至遗尿诸症，如加自汗，是阳明燥极之证。如不自汗而发汗伤津，谵语更甚。如下之，则伤胃阳也。"若自汗"句，接"遗尿"句读。以上五章，论荣卫与阳明少阳合病。

阳明病，脉沉而紧者，必潮热，发作有时。但浮，必盗汗出。

沉紧，闭束之象，热不能通，故潮热有时。浮为阴虚热越，故盗汗。

阳明病，初欲食，小便反不利，大便自调，其入骨节痛，翕翕如有热状，奄然发狂，濈然汗出而解者，此水不胜谷气，与汗共并，脉紧则愈。

尿难，骨痛，水湿之病。谷气作汗，水湿即出。先狂而后汗出，郁而后通也。

阳明病，反无汗，而小便利。二三日，咳而呕，手足厥者，必苦头痛。若不咳，不呕，不厥者，头不痛。

咳，呕，厥，脉紧之证，闭束不降，故头痛。

阳明病，但头眩，不恶寒，故能食。而咳，其人必苦咽痛。若不咳者，咽不痛。

眩与咳，皆闭束不降。咽痛者，气不降也。以上四章，论阳明脉紧。

太阳病，过经十余日，心下温温欲吐，而胸中痛，大便反溏，腹微满，郁郁微烦。先此时自极吐下者，与调胃承气汤。若不尔者，不可与。但欲呕，胸中痛，微溏者，此非柴胡证，以呕故知自极吐下也。

少阳经结，故十余日病不解，他经无十余日病仍如故者。自吐自下，大柴胡证。大柴余波，故与调胃。如非大柴余波，腹满便溏，乃太阴寒证。但呕而无自吐自下，故知非大柴胡证。呕与自吐下，皆大柴胡证，故以既呕，则知自吐下也。

伤寒五六日，头汗出，微恶寒，手足冷，心下满，口不欲食，大便硬，脉细者，此为阳微结，必有表，复有里也。汗出为阳微，假令纯阴结，不得复有外证，悉入在里，此为半在表半在里也。脉虽沉紧，不得为少阴病。所以然者，阴不得有汗，今头汗出，故知非少阴也，可与小柴胡汤。设不了了者，得屎而解。

少阳病，即病结，小柴胡汤补中升降以解结。恶寒，冷，满，硬，细，皆结。头汗表结，脉沉里结。得屎而解，用大柴胡汤也。以上二章，论少阳与阳明、少阴之疑似证。

少阳中风，两耳无所闻，目赤，胸中满而烦者，不可吐下，吐下则悸而惊。

由荣卫中风，而少阳经病，为少阳中风，少阳不直接中风。此一章论少阳病当保津液。

太阴中风，四肢烦疼，阳微阴涩而长者，为欲愈。

由荣卫中风而太阴病，为太阴中风。

少阴中风，阳微阴浮，为欲愈。

由荣卫中风而少阴病，为少阴中风。

厥阴中风，脉微浮为欲愈，不浮为未愈。

由荣卫中风而厥阴病，为厥阴中风。世谓"三阴直中"，其根据即在此。然则上文阳明中风，少阳中风，又将何说？以上三章，论三阴将愈之证。

太阴病，欲解时，从亥至丑上。阙疑。

少阴病，欲解时，从子至寅上。阙疑。

厥阴病，欲解时，从丑至卯上。阙疑。

太阳病，欲解时，从巳至未上。阙疑。

阳明病，欲解时，从申至戌上。阙疑。

少阳病，欲解时，从寅至辰上。阙疑。

疑难篇读法

读《伤寒论》，要一眼将整个看个了然。偶因一章，疑难费解，便将整个耽搁。本篇读法，为能一眼了然整个之故，将疑难费解各章，列为最后一篇。吾人了然整个之后，再读疑难各章，疑难者，亦不疑难矣。

类伤寒病篇

类伤寒各章

太阳病，发热而渴，不恶寒者，为温病。若发汗已，身灼热者，名曰风温。风温为病，脉阴阳俱浮，自汗出，身重，多眠睡，鼻息必齁，语言难出。若被下者，小便不利，直视，失溲。若被火者，微发黄色，剧则如惊痫，时瘛疭。若火熏之，一逆尚引日，再逆促命期。

温乃木气疏泄之病，风乃木气疏泄之气，温病忌发汗，发汗则疏泄又疏泄矣。风温云者，疏泄又疏泄之病也。"自汗出"以下诸症，皆疏泄之甚，肺阴伤亡之现象。此"风"字，非风寒之"风"也。此一章，论温病。温病未立方，原理即方也。

太阳病，发热，脉沉而细者，名曰痉。

津液伤，故脉细。

太阳病，发汗太多，因致痉。

发汗太多，故津液伤。

病，身热足寒，颈项强急，恶寒，时头热面赤，目脉赤，独头摇，卒口噤，背反张者，痉病也。

身热足寒等等，皆津液伤所致。痉病现证如此。

太阳病，发热，汗出，不恶寒者，名曰柔痉。

痉病方详《金匮》。

太阳病，发热，无汗，反恶寒者，名曰刚痉。

以上五章论痉病。

湿家之为病，一身尽痛，发热，身色如熏黄也。

土色为黄，土气为湿，故湿病则身黄。湿阻荣卫，故身疼、发热。

太阳病，关节疼痛而烦，脉沉而细者，此名湿痹。湿痹之候，其人小便不利，大便反快，但当利其小便。

关节疼烦，脉沉而细，湿伤津，故疼痛、脉细。

湿家，其人但头汗出，背强，欲得被覆，向火。若下之早，则哕，胸满，小便不利。舌上如脂者，以丹田有热，胸中有寒。渴欲得水而不能饮，则口燥烦也。

"脂"乃脂膏之"脂"，"寒"字作"痰"字解。下有热而胸有痰，所以舌上如脂也。

病者一身尽疼，发热。日晡所剧者，此名风湿。此病伤于汗出当风，或久伤取冷所致也。

日晡，乃申酉时，此时空气收敛，风湿归内故剧。

问曰：风湿相搏，一身尽疼痛，法当汗出而解。值天阴雨不止，医云此可发汗，汗之病不愈者，何也？答曰：发其汗，汗大出者，但风气去，湿气在，是故不愈也。若治风湿者，发其汗，但微微似欲汗出者，风湿俱去也。

微微似欲汗出，惟病人自己知道。

伤寒八九日，风湿相搏，身体烦痛，不能自转侧，不呕，不渴，脉浮虚而涩者，桂枝附子汤主之。若其人大便硬，小便自利者，桂枝附子去桂加白术汤主之。

小便利，大便硬，津液伤，湿不去。必小便减，大便和，湿乃去也。

风湿相搏，骨节烦疼，掣痛，不得屈伸，近之则痛剧。汗出，短气，小便不利，恶风，不欲去衣，或身微肿者，甘草附子汤主之。湿流关节，阳虚不能外达。

湿家病，身上疼痛，发热，面黄而喘，头痛，鼻塞而烦，其脉大，自能饮食，腹中和，无病。病在头中，寒湿故鼻塞，内药鼻中则愈。

内药鼻中，药方缺。

湿家下之，额上汗出，微喘，小便利者，死。若下利不止者，亦死。

汗喘，阳亡于上。便利，阳亡于下。上下脱，中气亡，故死也。以上九章，论湿病。

太阳中暍者，发热恶寒，身重而疼痛，其脉弦细芤迟，小便已，洒洒然毛耸，手足逆冷，小有劳，身即热，口开，前板齿燥。若发汗，则恶寒甚。加温针，则发热甚。数下之，则淋甚。

暍乃暑火，暑火伤肺，肺主皮毛，与荣卫相合，肺热故作寒热。身重，疼痛，毛耸，逆冷，身热，因于肺热。肺热难于呼吸，故口开。肺热则肾热，故齿燥。弦细芤迟，皆暑伤津液之象。迟者，热则脉缓也。

太阳中热者，暍是也，其人汗出恶寒，身热而渴也。

肺热则汗出而渴。肺内热，故外恶寒。暍病方详《金匮》。

太阳中暍，身热疼重，而脉微弱，此以夏月伤冷水，水行皮中所致也。

暑天浴于冷水，水气将热闭住，故发热、身疼重也。以上三章，论暍病。

问曰：病有霍乱者何？答曰：呕吐而利是名霍乱。

霍者，大也，又散之速也。升降倒行，中气将亡之大乱也。

问曰：病发热，头痛，身疼，恶寒，吐利者，此属何病？答曰：此名霍乱。自吐下，利止复更发热也。

荣卫根于脾胃，故吐利则作寒热。吐则伤津，故利止复更发热。

霍乱，头疼发热，身疼痛，热多，欲饮水者，五苓散主之。寒多，不用水者，理中丸主之。

霍乱病，有热霍乱，寒霍乱，湿霍乱，干霍乱，寒热混合霍乱。经文只论湿、寒二种也。

吐利，汗出，发热，恶寒，四肢拘急，手足厥冷者，四逆汤主之。

寒霍乱中，常有此病，阳亡极速，故用四逆汤。

既吐且利，小便复利而大汗出，下利清谷，内寒外热，脉微欲绝者，四逆汤主之。

欲利而尿，又利，又大汗出，脉又欲绝，阳将亡也，故用四逆汤回阳。

吐下已断，汗出而厥，四肢拘急不解，脉微欲绝者，通脉四逆加猪胆汁汤主之。

汗出而厥，阳将亡矣，故用通脉四逆回阳，加猪胆汁养胃胆之阴，以收阳气也。

恶寒，脉微而复和，利止，亡血也。四逆加人参汤主之。

脉和而恶寒为亡血者，阳气既微，阴血亦弱也。故用四逆补阳，人参补气以生血。"和"字不可误"利"字。

吐利止而身痛不休者，当消息和解其外，宜桂枝汤小和之。

身痛不休为有表证，故用桂枝汤。

吐利发汗，脉平，小烦者，以新虚不胜谷气故也。

脉平，此病已愈之脉。以上九章论霍乱。

伤寒，其脉微涩者，本是霍乱，今是伤寒，却四五日，至阴经上。转入阴，必利。本呕，下利者，不可治也。欲似大便，而反矢气，仍不利者，此属阳明也，便必硬，十三日愈。所以然者，经尽故也。

本呕下利，此是霍乱，不可用伤寒三阴之法为治。便硬矢气，此是阳明，又不可用霍乱之法为治。

下利后当便硬，硬则能食者愈。今反不能食，到后经中颇能食，复过一经能食，过之一日当愈，不愈者，不属阳明也。

六日为一经，后六日为后经。能食而病愈，胃阳旺也。能食而病不愈，乃霍乱病下利后之虚证也。以上二章，乃伤寒霍乱相似之病，然霍乱不传经，盖借霍乱以证伤寒耳。

大病瘥后喜唾，久不了了者，胃上有寒，当以丸药温之，宜理中丸。

此病常有。

伤寒解后，虚羸少气，气逆欲吐者，竹叶石膏汤主之。

中虚胃热，胃热则气不降，故少气。

大病瘥后，从腰以下有水气者，牡蛎泽泻散主之。

腰下有水，乃湿热瘀阻。

伤寒瘥已，复更发热，小柴胡汤主之。脉浮者，以汗解之。脉实者，以下解之。

惟少阳经病缠绵，因其在表里之间也。若无少阳经证，浮以汗解，实以下解。

大病瘥后劳复者，枳实栀子汤主之。若有宿食者，加大黄如博棋子五六枚。

劳复多热，多结。

病人脉已解，而日暮微烦，以病新瘥，人强与谷，脾胃气尚弱，不能消谷，故令微烦，损谷则愈。

病新瘥，脾胃弱，损谷以养脾胃。以上六章，论瘥后劳复。

伤寒，阴阳易之为病，其人身体重，少气，少腹里急。或引阴中筋挛，热上冲胸，头重不欲举，眼中生花，膝胫拘急者，烧裈散主之。

医阳以阴，医阴以阳，天人之妙，皆圆运动。此一章，论阴阳易病。

类伤寒篇读法

《伤寒论》，乃人身整个病。人身有脏腑，有荣卫，荣卫主表，脏腑主里，表里之间又有少阳之经。人身整个病者，腑病热，脏病寒；荣病热，卫病寒；少阳之经，病半热半寒是也。温、痉、湿、喝、霍乱诸章，所以借证伤寒整个的病，非论温、痉、湿、喝、霍乱的病。为一目了然伤寒整个的病计，应将整个以外各章，另列一篇，以清界限。温、痉、湿、喝诸章，非伤寒整个病，是伤寒类似的病也。

读法总结

研究《伤寒论》，须根据事实，以探求学理。内容六瓣之一橘，事实也。本篇荣卫病各章，原文称为太阳病。表病责在荣卫，或由表入腑而病阳热，或由表入脏而病阴寒，只视各人素来阴阳之偏耳。若将表病责在太阳，起首便将表里混乱。所以后人又添出传经为热，直中为寒之臆度，整个《伤寒论》的理路，更使人无法找寻。本篇首揭荣卫，名正言顺，事实显然。上篇荣卫本病，为桂麻汗法之病；阳明胃腑本病，为三承气下法之病；三阴脏本病，为姜附温法之病；少阳胆经本病，为柴胡和解之病。上篇各章，应作一气读，一概念间，便将整个《伤寒论》的本体了然。

中篇各章，皆本体较复的事实。然既能于一概念间了然上篇的整个，自能于一概念间了然中篇的整个也。

下篇荣卫坏病，由本体病变乱而来。上、中篇揭出本病，正以使下篇易于分别何以成坏病也。下篇阳明胃腑病寒，名虽阳明，实则阳明阳退也。下篇三阴脏病热，太阴则湿盛，郁住木气，木郁则生热也。少阴则心火与肾水同气，火败则水寒，火复则生热也。厥阴则肝经与心包同气，相火败则木气寒，相火复则生热也。少阳胆经坏病，少阳经与脏腑相通，亦如荣卫与脏腑相通，故少阳亦有坏病也。如此则于一概念间了然下篇的整个，如此则于一概念间了然三篇仍是整个。

传经另立一篇，所以使"传经"二字的意义，彻底明显也。

疑难各章，另立一篇，事实与文字，多费思索之故，有碍一概念间整个认识的成功也。

类证另立一篇，不因借证旁参之故，窒碍本论整个之表现也。

人身一小宇宙，整个的《伤寒论》乃整个人身，整个宇宙的剖解学与修理学。认识整个《伤寒论》，一切外感内伤各病的原理自能认识。此篇次序，乃为求认识整个《伤寒论》之一法耳。爰为诀以作全篇之归纳焉。诀曰：

伤寒之病，先分表里，表曰荣卫，里曰脏腑。

荣热卫寒，腑热脏寒，寒热偏见，运动不圆。

荣卫之法，桂枝麻黄，总统六经，并非太阳。

太阳桃核，阳明承气，少阳曰经，大小柴剂。

太阴四逆，少阴附子，厥阴乌梅，诸法由此。

腑不病寒，脏不病热，腑寒脏热，别有关涉。

荣卫少阳，乃有坏病，少阴厥阴，独有死证。

传经二字，令人滋疑。只问见证，莫拘日期。

伤寒之法，是一整个，表里与经，条理不错。

整个之外，温痉等则，借证伤寒，另列于后。

杂病篇

十二经升降主病提纲诀

篇中言及五行六气之处先莫深求！俟明了原理、杂症篇自知。

中气如轴经气轮，旋转升降是平人；

胃胆包心膀肺降，脾肝三小肾肠升；

五行生克原一化，六气和合病则分；

温清补泻复升降，古法真传说与君。

中医书籍极多，有学之数十年仍是不得要领者。及其验证已多，始知某病宜用某药，某病忌用某药，而好人何以不病某病、某病何以宜用某药、何以忌用某药仍不了了之。一遇疑难证候，仍然无法解决。此皆中医书理博杂繁多，无有系统无法研求过也。本书原理篇如字学之字母，古方证明篇如拼法，此篇如字典。前两篇研究清楚，此篇一看即可了然。此篇所列病症虽不详尽，然已可得八九矣。提纲者，病理药理之大纲也。

中气如轴经气轮，旋转升降是平人者，人身十二脏腑之经气，行于身之上下左右，左升右降，如轮一般。中气在人身胸之下脐之上，居中枢之地，如轮之轴一般。中轴左旋右转，轮即左升右降。当升者升，当降者降，是为阴阳和平无病之人。如十二经气，当升者不升而往下陷，当降者不降而往上逆，便是有病之人了。十二脏腑，详原理篇。

胃胆包心膀肺降，脾肝三小肾肠升者，十二经中，胃经、胆经、心包经、心经、膀胱经、肺经六经，由右下降，脾经、肝经、三焦经、小肠经、肾经、大肠经六经，由左上升。升由左而右，降由右而左。中气左旋右转，则十二经气左升右降。升经降经，左右皆同。言左升右降者，十二经的升降主干也。

五行生克原一化，六气和合病则分者，五行乃一气之升降浮沉所变化，生是气行先后的作用，克是气行对待的作用。六气和则合而不分，六气病则分而不合。六气之中，一气偏衰偏盛则病，一气独绝独胜则死。中气伤则偏胜偏衰，中气亡则独绝独胜。六气分而不合，即是升降乖错，其实先由中气之旋转无力也。五行六气详原理篇。

温清补泻复升降者，各经之病，无非虚实寒热。治病之法，无非虚者补之，实者泻之，寒者温之，热者清之。而虚实寒热之病，无非升者不升，降者不降。补泻温清之法，无非逆者降之，陷者升之，复其升降之旧而已。但经气如轮，中气如轴，中气乃经气之根本。升降上下左右之经气，须先照顾中气。如轻病转重，必是中气为医治伤，重病致死，必是中气为医治脱。如轻病不医自愈，必是中气自己复元，大病治愈，必是中气为医恢复。所以治病须治中气也。

古法真传说与君者，中医学理，根于河图。《内经》《难经》之理，《伤寒》《金匮》之法，一个河图尽之矣。历来解释河图者，都解不出其所以然，且并不知医理医法即在河图之内。河图者，空气升降之表示，河图之理少有人知，于是中医古法遂失。此中医学所以从古至今各执其是也。今欲整理中医成为有系统的科学，非将古法恢复不可，中医古法，即是此书所说之中气升降的圆运动。

胃经不降主病诀

胃经不降呕吐哕，嗳痞胀眩惊不寐；
血衄痰咳喘渴烦，浊带遗利鼓肿辈；
实则发狂或食停，其他皆是虚之类；
胃是诸经降之门，肺胆不降胃受累。

呕者，有声无物，常觉由胁下冲上，甚则呕出绿色苦味之水。此病虽现于胃，实由于胆经不降，逆而上冲，故胃经不能下行而作呕也。清降胆热，温补中气，兼降胃气，并升三焦经气。绿色苦味之水，即是胆汁。

吐者，有物无声，吐后少有继续再吐者，不似呕之连接不已，非呕不快，日夜不休也。朝食暮吐者，脾弱不化。温补脾土，兼降胃土。食入即吐者，胃间有虚热也。清降胆胃。有大便干涩，十数日始一行，因而胃逆食吐者，则全属土虚津涸也。降胃润肠，兼补中气。朝食暮吐而尺脉较弱者，水中火弱不能生土。温润肾家。

哕者，稍有呕意但无声，稍有吐意但无物，俗所谓发恶心是也。如久病之人而哕，是中气将绝，胃气将败也。大补中气，兼养胃阴。

如无病而哕，则中气虚而兼浮热也。清降胆胃，和中祛滞。此外还有一种打呃忒，由腹中上冲上脘，声大而且震动全身，则热滞也。清热舒滞。

嗳者，嗳酸也，宿食停在胃间，阻隔胆经降路。胆属阳木，木郁生热，热郁作酸。嗳之现状，只觉咽中有曾食之物，翻上作酸，仍下去也。祛滞清热，不可温补。

痞者，胸痞也，胃经不降，凡胆肺诸经皆无降路，故胸间痞闷也。有寒则温补中气，有热则清降胆胃。

胀者，胃经自头走足，胃经不降，故头项、胸腹作胀。但此病多兼胆经之逆与本经之滞。理滞降逆，调木顾中。湿热作胀。祛湿清热。

眩者，头目晕眩也。胃经右降，则头目诸经亦降，有如新秋凉降，天际清肃。否则热逆化浊，上重下轻，故眩晕也。清降胆胃，补中祛滞。如并无逆热而眩者，必兼肾肝阳虚，不能上达也。温补肾肝，收敛浮阳。

惊者，胃经不降，胆经上逆，相火飞腾也。清降胆胃，温补中气。

不寐者，胃经不降，胸间阳气不能下降以交阴气也。阳入于阴则寐，阳出于阴则寤，人与造化同气，故夕寐而晨寤。胃经不降，故不寐也。降胃补中。亦有肾寒不寐者。温肾补中。亦有胆寒不寐者。温补胆经。亦有经络滞塞，阳气交不了阴气不寐者。活络通经。

血者，吐血，衄者，鼻血也。吐血衄血，有寒湿、燥热之殊，而皆原于胃气之不降，而又兼肺胆之逆。寒湿吐血，则黑而成块。温补中气，燥土降胃，兼敛肺金。燥热吐血，则鲜红不成块。清润火金，兼养胃降胆。寒湿衄血，额角不疼，鼻不干。敛肺兼温中降胃。燥热衄血，额角疼，鼻干。清降胆肺，养中祛滞。但血去阳虚，亦有燥热之后，寒湿续起者。先清后温或清温并用。如血去阴虚，阳泄化火，内则土败，外则热增，较寒湿难治。敛肺降胆，清热养中。

痰者，人身水升化气，气降化水，气化之水，被火熏蒸，降不下去，于是成痰。痰色黄而稠，为相火虚逆之痰。清降肺胆，温补中气。如痰白而胶黏，为相火伤阴，阴虚液涸之痰。润肺滋肝，调中祛滞。皆由于胃气之不降。如痰清兼水，此中寒水逆之痰。温中降逆。

热者，胃阳有余，不能化阴下降，周身壮热。四肢秉气于脾胃，胃阳热盛，四肢且出热汗也。清降胃热。如食后胃里觉热，或胸间觉热，是胃阴枯少，不能藏阳，孤阳外散，中气将亡。温中润木，清养胃阴。

咳喘者，皆胃肺之气不降也，咳喘本肺逆之病，然使胃气不逆，肺家虽咳难喘，亦自随病随止，因胃降肺亦降也。治法在肺经不降条下。

渴者，燥气、湿气耗伤津液也，燥伤津液者，津液为燥气所吸收。湿伤津液者，湿与津液本是一气，既化湿气即不化津液，湿愈旺津愈涸也。如胃气顺降，则湿归水道，湿渴自止。燥土利尿，降肺达木。胃气顺降，阴降津生，燥渴自愈也。补气清肺。燥渴者饮必多。湿渴者饮必少，或虽渴不欲饮，或饮后仍吐也。

烦者，胃经不降，心经与心包经无路下行，此二经皆主火气，火气降则神清而心宁，火气不降则神乱而心烦也。清热养中。如非火热而心烦，是胃阴亏乏，不能下降，阳气散越，极是危险。养阴补阳，兼温中气。

浊、带、遗、利，浊者，小便后有白物；带者，阴户常有水湿稠黏之物；遗者，梦中遗精；利者，天明腹泻之利。此四病皆下焦之气封藏不住，不能上升之故。但下焦之气封藏上升，必须先由上焦之气收敛下降。清降胆胃，敛肺祛滞，不宜温中，忌助疏泄。胃经者，上焦气降之总机关也。胃经不降，故下焦不能封藏。至于胃经热而下利者，泻热降胆，调中祛滞。则伤寒少阳、阳明热证有之，内伤少有。热则气动，动则下利也。此四病兼有肝木疏泄之过，宜兼调木。

鼓肿者，气郁则鼓，水郁则肿。以指按皮肉，随指陷下，皮肉不起，为水肿；外似水肿，随按随起，为气鼓。皆因胆热阻碍中气，以致胃经不降使然。因水化气则不肿，气化水则不鼓。气水交化，全赖中气活泼，旋转升降，膈膜腠理，舒利清通。胆木横逆，阳热郁塞，中气枯滞，膈膜干涩，腠理闭结，然后气不化水，郁而成鼓，水不化气，郁而成肿。此病夹杂，甚难为治。而胃经不降，实又为膈膜腠理干闭之原。因胃降则津生，津生则气机活泼，而后旋转升降，流通无阻也。气鼓降胃、降胆兼降肺经，水肿降胃、降胆兼升肝脾。此二病，非老手难办。

实者发狂或食停，其他皆是虚之类者。发狂，弃衣上房，力大气盛，乱骂跳跃，不可制止也，惟伤寒胃腑实结之证有之。或不发狂，而潮热，手足汗出，腹满痛，拒按，六七日不大便，谵语，此为胃阳太过，不能下降，应用寒下药之实证。润燥攻坚。停食亦有实证，必嗳酸，恶闻食臭，恶寒，发热，头疼，腹满痛，拒按，下利清水，舌起黄苔，厚而且燥，面垢气粗。必如此方为实证。均可用寒下之药。如不兼腹痛拒按、下利清水者，亦停食之虚证也。祛滞调中。除此二证之外，其他一切胃经不降之病，皆是中虚胃逆或中滞胃逆。皆宜补中降胃或调中降胃，不可轻用寒下之药。

胃是诸经降之门，肺胆不降胃受累者，人身中气如轴，经气如轮，轴运轮行，轮滞轴停。中气左旋右转，经气左升右降。中气在胸下脐上，居脾胃之间。中气左旋，则脾经之气升，中气右转，则胃经之气降。脾升则下焦诸经之气皆升，胃降则上焦诸经之气皆降，故曰胃是诸经降之门。但肺经不降，木气上冲，胆经不降，相火逆腾，胃经亦受其累不能下降。故治肺胆二经不降之病，须调补中气，并降胃经。而治胃经不降之病，亦须调补中气，并降肺胆二经也。凡上逆诸病，皆以胃经为主，中气为根。

脾经不升主病诀

脾经不升利清谷，满肿带浊脐下筑；
便血后重腰膝酸，关节湿疼冷手足；
身重口干不用肢，黄疸疟癥皆虚目；
脾是诸经升之关，肾肝不升脾反复。

利者，泻稀粪也。大便滑溏，亦近乎利。清谷者，食谷不化，清粪中带有谷也。胃主容纳，脾主磨化。胃气降则善纳，脾气升则善磨。脾阳下陷，不能磨化食谷，中气凝滞，水不能由小肠化入膀胱，遂入大肠而为下利。无病之人，三焦相火、小肠丙火升于脾土之下，中气强旺，故脾经不陷。肝阳上达，疏泄之气畅，故小便通调，而大便不溏。此病虽脾经不升之过，而肝肾二经亦有连带之过。肝经之过，在不能疏泄水气，故湿停而脾陷。温达肝阳。肾经之过，在不能封藏相火，故火泄而脾陷也。降胆敛肺，以藏相火。如无他经关系，只温燥脾土。

满肿者，脾经不升，气不运则满。温运中气。水不运则肿。燥土疏木。停水窜入经络，溢于皮肤，故肿也。参看胃经不降条。胃经不降者，多阴虚。降胃敛肺，兼养中气。脾经不升者，多阳虚。温补肾肝，兼润风木。满，即是胀。

带浊者，湿热下泄也。女子病白带，男子病白浊。脾土主湿，脾经不升，故湿气下注而病带浊，其间多兼肺肝之热。肺金失其收敛，肝木肆其疏泄，则湿气不收。而浊带皆见于小便，因小便乃肝木疏泄之熟路也。敛肺润肝，不可燥湿。

脐下筑者，脾经不升，肾肝清阳，无路上达，因而下陷化寒也。肝木主动，升不上来，故脐下筑痛。温中祛滞，兼温肾肝。脐下筑本肾家寒胜之病，然使脾土之气不衰，力能制服寒气，不病此也。筑与冲不同，筑往下，冲往上，冲为肝肾之热。滋养肝肾。筑乃肾肝之寒。

便血者，大便时下血也。脾经不升，湿气郁瘀，阻碍肝经上升之路，肝经郁陷，往下疏泄，故大便下血。温肾达肝，除湿清热。木气一陷，肾中阳泄则寒生，木郁生火则热作。总原于脾湿而不升也。年久便血，祛滞扶脾，补肝敛肺。初便血者，祛滞清热。

后重者，大便时肛门坠重也。脾经寒陷，阻碍大肠经与肝经升之路，金木双陷。金气主收敛，木气主疏泄，木欲泄而金敛之，金欲敛而木泄之，故愈利愈不通，而肛门重坠也。降肺升肝，理滞除湿，有热兼清热，脉虚兼补中。后重而便脓血者，乃肠中脂膏，被木气冲击而下。世谓红色为火，不知并非火也，惟谓为滞，则诚然耳。然不可攻滞，只可理滞，此病即痢疾。如不病痢疾而后重，则下虚也。

腰膝酸者，脾湿下注，肝肾之气，郁而下陷也。燥土暖水，温润肝木。

关节湿疼者，脾经下陷则生湿，湿气淫溢于关节，气脉不能疏通，故关节疼。燥土暖水，兼清木热。

冷手足者，脾主四肢，脾阳陷败，不能达于四肢，故手足冷也。温补中气，兼温肾气。外感恶寒之冷，手足与身俱冷，乃自己觉冷，乃恶寒也。此则手足真冷，乃虚证也。痰滞而阳气不通，手指亦冷，自己却不觉冷也。调痰理气，阳气自通。若内热而手足厥冷，当清内热，不在脾经不升之内。

身重者，脾经上升则湿气化水而成汗溺，脾经不升故湿气停瘀而身重也。除湿燥土。如胃热极而身重，当清胃热，不在脾经不升之内。

口干者，脾阳上升，气蒸生津则口不干，脾经不升，口无津液故干。虽干却不思饮，与因燥而渴者不同。温升脾阳，兼补中气。

不用肢者，脾主四肢，脾阳上升则四肢轻灵，脾陷阳败，阳气达不到四肢，故四肢不举，不听使用也。温中燥土，兼调荣卫。

黄疸者，脾陷湿瘀，小便不利，肝阳郁而为热。木主色，木热传土，故目黄，皮肤、汗、尿、爪甲皆黄，其色黄如栀子。发热作渴者为阳黄。清热除湿。不热不渴者为阴黄。温补脾肾，兼清湿气。木主色，详原理篇。

疟者，发作有时，寒热往来，抖战汗出，病去人安，次日又发也。脾主磨化，脾经下陷，磨化力弱，肠胃经络有所停滞。火气又衰，不能蒸发使之化汗而去，因而阻碍胆经与荣卫循环之路。故寒热往来，发作有一定之时。卫行不通则恶寒，荣行不通则发热。荣卫交争，则寒热并作，争而仍和，则汗出病解。荣秉木火故郁则发热，卫秉金水故郁则恶寒，胆经居脏腑之交处，寒热之界，肠胃有积，胆经先不畅行也。理中祛滞，兼调胆经。发作日早者，阳复易愈。隔日一作者，病深愈迟。荣卫者，脏腑公共结合以行于一身之表气也，而脾经磨化力弱，为极大原因。荣卫详原理篇。

癥者，血气不能畅行，瘀积而成之块也。脾主磨化，脾经下陷，磨化力弱，故一切瘀积日积日深，而癥病成也。养中补气，磨积消瘀。

皆虚目者，凡以上诸病一名目，皆虚病。如认为实而肆用攻下之药，必轻病治重，重病治死。虽阳明实证而用寒下之承气汤，亦只宜下一便，不尽者次日再下一便，如半日之间得下数次，此必病去中伤，坏病续作，虽有良医不知能救否也，至于脾经下陷，则无一实证，何可轻用寒下也？因此下陷之病，只宜升法治之，倘用下药，愈不能升，而大祸起矣。

脾是诸经升之关，肾肝不升脾反复者，人身中气如轴，经气如轮，中气左旋右转，经气左升右降。中气左旋，则脾经之气升；中气右转，则胃经之气降。脾升则下焦诸经之气皆升，胃降则上焦诸经之气皆降。故曰脾是诸经升之关。但肾经不升，不能温生肝木，肝木不升，横克脾土，脾经必升而复陷。肾经不升，水中无火，土气无根，脾经欲升不能。故治肾肝二经之病，须调中气并升脾经，治脾经不升之病，须调中气并升肝肾二经也。凡下陷诸病，皆以脾经为主，中气为根。

凡下部之病，本是下陷，亦有因于上逆者。此必病象，固系不升，脉象乃系不降。如治中升陷，病不见愈，则调中降逆，病必愈矣。

凡上部之病，本是上逆，亦有因于下陷者。此必病象固是不降，脉象乃系不升。如治中降逆，病不见愈，则补中升陷，病必愈矣。

盖升降循环本是一气，上下左右，互为其根。降逆升陷为正治之法，由降逆以升陷，由升陷以降逆，亦为正治之法。脾胃二经如此，他经亦如此。中气即脾胃间之气，故脾胃又为各经之主。

胆经不降主病诀

胆经不降呕咳胀，耳目额腮口齿项；
消冲泄肾又贼中，危哉寒下而热上；
协热下利与入室，往来亦非实邪状；
此经能决十一经，不独肝经升不畅。

呕者，有非呕不快之意。少阳胆经之病喜呕。因胆经不降，逆而上行，胆属甲木，其气主动，胃土被迫，不得不呕也。补中清热，兼降胆胃。少阳甲木，详原理篇。

咳者，胆以阳木而化相火，降入水中，则生肝木，下藏水中，则生中土，逆而不降，则火逆而刑肺金，肺气不能下行，故咳也。补中降胆。

胀者，胆经由头项循胁下行，逆则经气盘塞，故头项、胸胁发胀也。补中降胆。

耳目额腮口齿项者，胆经不降，横塞上冲，故耳痛，耳鸣，耳聋，目昏，目赤，目痛，额角胀痛，腮肿痛，口苦，口痛，口酸，牙齿痛，项生结核，瘰疬即项下结核。咽喉痛也。凡胆经上逆之病，皆系热证，但中下多半虚寒耳。补中降胆，兼理逆热。

消冲者，胆经不降，风火上动。饥而欲食，食并不多，食而复饥，渴而欲饮，饮后复渴。所食之食，所饮之水，皆被风气消去，并不化生津液，故病消也。风火上冲，心跳气逆，故病冲也。如肺金能收，胃土能降，肾水能藏，中气不虚不病此也。息风温肾，清热养水。风气详原理篇。

泄肾者，肾水上升，全赖水中有火，此火即胆经右降之气也。胆经不降，肾中之火，拔泄外出，肾气便寒而往下陷也。补中降胆。

贼中者，胆经不降，则横塞中宫也。清降胆经，兼顾中气。详见

"此经能决十一经" 二句下。

危哉寒下而热上者，人身上清下温则无病，而上之所以清，下之所以温，全由于胆经之降。胆经以阳木而化相火，此火降而在下则下温，逆而在上则上热。上热故下寒，下温故上清。下焦之火，中土之根，胆经相火下降，又全赖中土之旋转。医家见上热之盛，不知下寒已生，再以凉药清热，不知适以增其下寒，更以败其中土。中土愈败，胃土愈不能右降，胆火愈见上逆，上热愈见增加。至胆火尽化上热，全不下降，于是下焦全寒，中气败亡，人遂死矣，故曰危也。温补中气，兼降胆经。上焦、中焦、下焦即上部、中部、下部。

协热下利者，胆经上逆，火泄于外，下利之中，协有相火之热。伤寒少阳、阳明证有之，寒热往来、舌苔黄、口苦、耳聋、胁胀喜呕、下利色黄而热，此胆胃俱逆，经气结滞，中焦不化，下利之中胁有相火之热，利本肝脾下陷之寒证，即或有热乃木气之热，非土气之热，此证则胆胃上逆，甲木戊土皆热之证，戊土虽热乃甲木所传，胃气仍虚，以胆胃逆者中气无有不虚也。清降胆胃，温补中气。

入室者，妇女经来而病伤寒，热入血室也。谵语不知人，发热恶寒、往来如疟、日轻夜重如见鬼状，胆经上逆相火熏腾，血热则心神不清也。清解胆经，补中降胃。

往来亦非实邪状者，胆经属阳木化相火之经，居半脏半腑之界，此经不降，则阻碍阴阳交通之路，而现热往寒来、寒往热来之状。胆经一病，多是热证，但都非实邪耳。清降胆经，兼补中气。

此经能决十一经，不独肝经升不畅者，胆居胃与小肠之间，为消化饮食、变化气血之枢纽。人身中气如轴，经气如轮，气血皆化生于中焦，胆经不降，横塞中焦，轴滞轮停，各经因之都难升降，中气因之不能旋转。《内经》曰：十一脏之气，皆取决于胆。言胆经下降，相火生土，而后中气旋转，各经之气乃能升降也。胆经降则肝经乃有上升之根，如胆经不降，各经且皆不能升降，正不独肝经上升不畅也。胆经右降，则肝经左升。

凡虚劳外感之病，多因胆经不降的关系。胆经下降，肾水之中乃有火气。水中之火，中气之根。胆经不降，水中无火，中土失根。中央气弱，旋转衰歇，四维升降，因之乖错。相火既不下降，必定上逆，肺金被刑，不能下降生水，至此则水火皆亏，遂成虚劳。中土为饮食变化气血之原，如胆经不降，胃亦难降，脾亦难升。甲木生风化火中，中焦津液又为风火所伤，干涸滞涩，旋转愈加不灵，百脉皆停，病遂重矣。故仲圣先师治劳之方，独重胆经与中气也。外感发热皆胆经不降，相火外泄。相火即泄于外，中下遂伏寒机。外感死证之速者，皆火去中寒之故也。心包原属相火，相火不降何以不则心包？盖心包本属阴经，阴经无有不降者，其不降者，皆甲木之逆，中气之虚也。甲木下降，心包必随之降也。

肝经不升主病诀

肝经不升痛遗淋，痢痔血肛汗疝豚；
便气阴寒诸下热，带月癥半漏吹崩；
目舌消虫躁绝缩，诸风百病尽虚征；
陷而忽冲成阳亢，欲平阳亢降胆经。
中风即阳亢之病。

痛者，胸腹痛也。木气主动，而性疏泄，木气下陷，疏泄不通，则冲击而作痛。人之腹痛而死者，水寒木枯，风生土败也。温水达木，补中祛滞。腿痛亦肝经不升。温养肝经。此属于肝经寒陷者，如陷而生热，亦能作痛。木之母气为水，子气为火，故郁陷之病，不寒则热，皆能作痛。陷而生热，热清则木气上升矣。

遗者，遗精也。肾水主藏，肝木主泄。平人不病遗精者，木气条畅，藏气无恙，疏泄不妄行也。此病初病与久病不同。初病者水寒木陷，如不因欲念成病者，即系吃动阳的食物，助动肝阳所致。温补中下兼敛肺气祛滞气。久病则木不必陷，水不必寒，遗成熟路，半夜阳生，随着造化之气，动而疏泄遂遗精矣。饮食化精，积精化气，积气化神。久病之家，液亏络滞，精满不能化气，则阳动而遗出。精之化气，须升降一周，既升而复降，又降而复升。升降无已时，即无时不化气，如何有满之时？所谓满者，络滞经塞，到向来精遗之日，升不过来，降不过去，故觉满耳。此病以药力治愈者，须降甲木，舒乙木，养中气，祛滞积，通经活络，庶易见效。调木养中，祛滞活络。如系中下真寒，气陷不升而遗者，必不举阳，必无梦。此宜温补肝肾，并补中气，热药伤津，须有中下真寒之候方可用之，又须中病即止，不可久服。过服则阳不能藏，又疏泄而遗矣。至于收涩之药，则愈涩而经络愈滞也。此病器械、体操、拳术多治愈者，因能将已滞塞之经络操练通利，木气升降不滞，精能化气也。此病因肺、胃、胆三经不降而发者，亦复不少。盖经络干滞之人，必定阴经有伤，此三经不降，即伤津之渐。如以调中祛滞、升肝降胆、降胃理肺之药，酌其病机，临卧服之，到子半之后，腹间必有响声，上下活动，此即经络不通之处，得药复通，可望愈也。此皆有梦的遗精，如无梦而遗，须补中益气，使精气上升乃愈。

　　淋者，小便不通，溺孔塞痛也。木陷土湿，为此病之主因。痛者，木陷生热，冲击不舒也，而实由于中气之虚。如中气不虚，随陷随升，不成病也。祛湿达木，补中清热。初病多热，久病多虚。

　　痢者，大便时里急后重。而下红白也。此病五六月暑热湿盛之时，病者甚多。因热甚伤金，湿气下郁，肝经滞陷也。木气与金气俱滞，互为裹缠，故里急后重，日数十行，如误服补药，则滞气愈增，如误服下药，则下陷更甚。应参看脾经不升条。温升肝脾，清降肺胃，祛滞养中，补下皆忌。

　　痔者，木火陷于肛门，为湿气所阻，升不上来也。发则奇痒恶痛，药力难达，由外熏蒸，较易见效。温陷清热，祛滞养中。

　　血者，便血与溺血也。水寒不能养木，土湿不能达木，木陷而生疏泄，泄于后则便血，泄于前则溺血也。温陷燥土，清热息风。属寒属热，务要分清。溺血属虚者多。补血养肝，不可破血。

　　肛者，脱肛也。中虚木陷，金气不收也。降肺降胆，温中补脾。脱肛乃肺经不降，因而大肠经不升之病。但如木气不陷，肛必不脱，因木气冲击故也。因气血凝滞，升降不灵者亦不少。疏通凝滞，兼补中气。

　　汗者，盗汗也，阴汗也。胆木不降，因而肝木不升，疏泄郁陷，则阴囊两旁出汗。降胆温肝，补中敛肺。肝木不升，因而胆木不降，疏泄浮动，则寐即出汗。寐主阖，当阖而反开，故曰盗也。敛肺降胆，清热调中。凡出汗皆木气之疏泄，如夏月出汗，乃木火之气使然。如外感之病，汗出病愈，乃荣卫复和而津液生也。皆不关肝经不升也。

　　疝者，睾丸肿硬而痛也。肝木下陷，阳气不达，欲升不能，故气滞而作痛。肝木下陷，肾水必寒。乙木下郁，必生邪热。此病中土无有不虚，以木病则贼土也。温下清热，祛滞养中。

豚者，奔豚也，俗呼为母猪疯。病发则有形由少腹上冲于胸咽，如豚之奔也。欲作奔豚，必先觉脐下悸动，腹痛，恶寒，发热，热气由少腹上冲胸咽。正发之时，七窍火发，昏迷欲死。此病全由中虚胃逆、水寒木陷之故。木陷根摇，动而上冲，则生上热。热为标，而寒为本，中气被贼，故能直冲胸咽也。调木养土，温寒清热。

便者，大小二便也。二便之输送，全由肝木疏泄之气主之。疏泄太过，则泻利而便多。降胆敛肺，祛滞清热；疏泄不及，则闭癃而便难也。达木燥土，补气培中。因热因寒，皆能病此，随病治之。此条泄利与肝脾下陷而用温补不同，闭癃与热伤津液不同

气者，矢气也。即俗云放屁。肝木不达，则郁滞而矢气，有寒热虚实之不同。虚寒不臭，实热极臭。调中调肝。

阴寒者，阴头寒也。阴头者，诸筋之所聚。肝主筋，肝经不升，阳陷生寒，故阴头寒。胆经不降，相火拔根，阴头亦寒。缘甲木相火，降而藏于水中，水气温暖，而后乙木得根，水暖木温，故阴头不寒也。降胆滋肝，补中敛肺。

诸下热者，下焦诸般热病也。平人上清下温则无病，下焦温暖者，火气之内藏也。下焦之火，只有不足，断无有余，故下焦无病热之理。凡诸下焦病热之病，皆肝木之气，不能上升之故。因木气之中，原胎火气，木陷生热，皆是虚病，无有实病。补中降肺，兼清木热。惟淋病之中，发热口渴，溺孔热痛与伤寒厥阴脏病阳复而便脓血发热而口渴，则虚中之实耳，盖实在标虚在本也。清热护中，祛滞养木。

带者，妇人阴户下浊湿之物也。土湿木热，湿气下注，木气疏泄，故有此病。而因于肺金不能收敛者，木热气滞者尤多也。敛肺降胆，祛滞清热。

月者，妇女之月经也。脾肾二经，阴阳皆足，养住木气，木气和畅，则月经无病。如肝经下陷，则郁怒而生风。风主疏泄，疏泄太过，则月经来早，疏泄不及，则月经来迟。总由中气先滞也。此病乙木下陷，由于甲木上逆者居多。如中气不滞，甲木虽逆，随逆随降，甲木下降，乙木必上升，饮食津液为脾肾阴气之本，甲木下降之相火为脾肾阳气之根本故此病虽肝家负责，而中土之滞与甲木之逆则有极大之连带关系也。补土祛滞，温清木气。木气调和，疏泄适宜，月经无病。

癥者，癥瘕痞块也。有定在曰癥，无定在曰瘕。肝阳疏泄，性本

流通。脾阳运行，专司磨化，如其下陷，则郁而不通，腹中之饮食、血水、气痰等物，便积聚不化，而成癥瘕。养中调木，祛滞顾气。此病虽为肝脾两家主事，然中气能旺，甲木能降，肺气清肃，自不病此。因下焦水火二气，全由上焦降来，肺降生水，胆降生火，水火俱足，肝脾自升，癥瘕自然消化。

半者，半产也，即小产。肝家之血液不足，肺家收敛不住，则下陷而病半产。胆肺气足，中气旺，必不病此。缘中气旺者，甲木必降，肝阳必升，肺气充足者，津液必多，收气必旺，故不病此也，半产即俗所谓小产。调中养肺，润木滋阴。

漏者，怀孕数月而见血也。腹中原有瘀血，阻碍肝经升路，木郁风动，疏泄妄行，故漏下也。润木息风，养中祛滞。如腹中原无瘀血而漏者。脉热者，清热健脾；脉寒者，温肝养肾。

吹者，妇女阴户有声如吹也。土湿木郁，疏泄妄行，则病阴吹。祛滞除湿，升肝理肺。此病必有癥瘕沉寒，阻塞气道，不然，不至疏泄而成声。阴挺之病亦然。挺者，阴中有物挺出。寒湿下郁，故凝结有形也。祛滞除湿，温补中下。

崩者，血崩也。女子肝肾阳弱，则病血少而经闭。妇人肝肾阳盛，则病火动而血崩。妇人四十以后，阴津渐涸，收藏气衰，甲木不降，乙木不升，木陷而生疏泄，必多病此。清木补肺，祛滞调中。既崩之后，血去阳亡，正气立竭者多，未可概以阴虚论也。大补元气，兼顾脾土。

目者，目病也。胆木上逆，目病热痛，肝木下陷，目病寒痛，皆兼赤痒流泪。目病服凉药而不减者，必中下虚寒，而肝阳不升也。温补中气，兼达肝阳。如目神不足，必是肝肾精亏。

舌者，舌卷也。舌为心窍，肝为心母，肝阳下陷，风燥津液，故舌卷也。温补肝脾，养血顾中。舌卷亦有热极伤津者。温病有之。

消者，食后又饥，饮后又渴，风消津液也。此病如将胃气消伤，则中气全败，便成不治。虽肝木不升而病消，然胆木不降之过亦不小。盖胆木下降，则水中有火，水温木和，何至郁陷生风，疏泄肆行，至于如此之甚也。滋肝温肾，补肺顾中。

虫者，土湿木郁，木郁热生，则化虫也。见于大便者，随木气之陷；吐由口出者，肝阳下陷，下寒难居，下寒则上热，虫上寻暖处，则由口出也。温下清上，养木敛风。近来主张杀虫，杀虫之药，极伤胃气。不燥土湿，不达木郁，不温下寒，不清上热，而徒杀之，随杀随生，木气杀尽，人遂死矣。

躁者，不烦不热，而身体躁动不安也。木陷阳亡，中气失根，则躁动不安。大病将死，多见此也。温养水木，回阳补中。

厥者，手足厥冷也。木陷阳亡，则手足厥冷。如下利之病，手足发厥，病即危险。大温中下，迟则难救。如无下利之病而厥者，或因气阻、痰塞、食停，气通、痰活、食消，厥即自愈。理气顺痰，清滞调中。内热而厥，不在肝木下陷之内。

缩者，肾囊缩也，木陷阳亡也。大温中下，兼补肝血。

诸风百病尽虚征者，经曰：风者，百病之长，五脏之贼，凡燥、湿、寒、热之病，夹有木邪者皆是。人身之病，不病下陷，即病上逆，凡逆病即有胆木之邪，凡陷病即有肝木之邪。木邪，即风气也。胆木克胃土，伤肺金，拔肾阳而动上焦各经之火；肝木克脾土，泄肾阳，耗阴精。二木为病，见湿助湿，见燥助燥，见寒助寒，见热助热，故曰：风者，百病之长，五脏之贼，皆虚病也。凡此皆非外感风邪之"风"。即中风一病，亦中气虚亏，金气收敛不足，木气疏泄偏盛三者而已。养肺平胆，防之于先。其原因在于平日阴伤阳亢，阴不养阳，一旦喜怒，饮食起居不谨，忽然肝阳上升，胆阴不降，升降不匀，遂偏倒于地。一倒下地，火盛者，中气复得快，则痰开而热作。补中清火，化痰通经。火衰者，中气不复，则气脱而死。温补中气，忌用凉药。不语者，阴阳荣卫分离，脏腑之气不通也。其偏枯者，荣卫分而复合，不能复升降之原，一方偏少，一方偏多也。此"风"即自己风木疏泄之"风"，并非中太空外来之"风"。如中太空外来之风，不过中在经络，口唇斜动之轻病。然亦自己之风气偏动，乃能与外气合邪。欲知外风原委，须于伤寒荣卫求之。中风本属乙木过升，而甲木不降之病，应与胆经条"消冲泄肾又贼中"参看。然其初，未有乙木不陷而生风者，因乙木不陷，肝阳必足，肝阳既定，胆阴自旺，未有胆阴足而不降者也。胆经降，则水温而木和，风自何来也？

陷而忽冲成阳亢，欲平阳亢降胆经者，缘肝木本主上升，断无升之太过而上冲者。升而上冲，此胆经不降之过也。盖甲乙升降，一气如环，肝经升而胆经不降，则肝阳不能化阴，故上冲耳。肝经不陷者，虽胆经不降，亦不上冲。肝经不陷者，肾水必温，乙木有根，阳和敷布，虽胆经不降，只现胆经不降诸病，不至遽成阳亢。惟乙木下陷，根寒气枯，木枯化风上升，胆经又不能下降，则冲而成阳亢。阳亢之极，金水收藏之气不足以救之，则卒倒而成中风。补中降胆，敛肺养肝。其中风之先，必现不寐，头昏，阳举遗精，行步不稳，喜食善饥，麻木肉跳诸病。见此先兆，先为治之，不病中风。惟肝阳本主上升，上冲之病，治之之法，绝无平之往下之理。胆降肝升，原是一气，欲平肝经上冲之阳亢，惟当降胆经而已。春气居冬气之后，夏气之先。阳弱火微，乙木易于下陷，故少年多病木寒。津液耗伤，木气枯老，乙木易于上冲，故老年多病木热。调中气而降胆经，此经方治虚劳之大法也。调中气而降胆肺，正以复生水藏火之原，以培生气之根也。降心火，敛相火，生肾水，利水道，清气道，固皮毛，充表气，化津液，敛阳气，生阴气，皆肺金右降之能事也。而胆经不降，生火刑金，肺金能事坏矣！坚大便，缩小便，化饮食，分水谷，温肾水，培乙木，生中土，运中气，皆小肠丙火、三焦相火之能事也。而胆经不降，丙火无根，相火外泄，火气能事坏矣！进饮食，化气血，储中气，司上焦诸经下降之关，掌阳气化阴之令，封藏肾气，固秘阳根，胃土右降之能事也。胆经不降，横克胃土，胃土能事坏矣！立生命之基，司化之本，聚众阴之会，化元阳之根，生土气之源，作心神之始，受谷精，生乙木，胎春之和，为寿之征，肾水善藏之能事也。肝木不升，往下疏泄，藏德受伤，火泄水寒，肾水之能事坏矣！消化饮食，运动中气，司下焦诸经上升之关，开阴气化阳之路，转轮输百脉，掌握生机，脾经左升之能事也。肝经不升，横克脾土，脾土能事坏矣！十二经中，肝胆二经，权利独大。肝经之升，又全赖胆经之降，以水中有火，则乙木温升也。而水中有火，全由甲木下降也。是肝胆二经中，胆经又为肝经根木，人之衰老病死，全是乎此。中气为人生之本，未有胆经不降，中气能健旺者也。

肺经不降大肠经不升主病诀

肺经不降咳痰短，汗百痿痈烦寒喘；
声泪涕喉肿晕鸣，胆胃肾痨殃非浅。
大肠不升痔漏肛，泻利此经不尽管；

便坚肺胃痛肾寒，热实肠痈与外感。

咳者，气逆而积于肺，肺不能容，则咳而出之也。咳之为病，中虚而肺胃不降，是为总因。其间有风、热、湿、燥、寒之不同。因风咳者，多在下半夜与天明时。木气为风，风主疏泄，半夜天明，阳生木动，故风气上冲也。此为阴虚之证，其痰白而胶黏。润木清热，降肺养中。因热咳者，喉间痒而无痰，乃火气之逆。清热润肺，舒气养中。因湿咳者，痰黄而多，乃土湿停瘀，隔住相火下降之路。痰黄既是相火之逆，中下却是虚寒。燥土温中，兼清胆肺。因燥咳者，痰色亦白，或无痰。津液干枯，觉喉管有辛辣意也。润肺养津，和中调气。因寒咳者，痰清夹水而不胶黏，就枕则咳甚也。温降肺胃，兼补中气。风、热、燥三气相近，湿、寒二气相近。下伏湿、寒，上见风、热、燥者亦不少。清风润燥，兼温中气。

痰者，肺胃不降，下焦上升之气，甫经化水，因被相火熏蒸，不能下行，停积胸中而成者也。相火不足，不能上熏，则成水饮而不成痰，饮家必头眩，胸胁满，或不得卧，喘而气短，或心下悸，心下坚筑，或渴而恶水不欲饮。发汗利水，或保中攻水。如成痰者，便不外上述风、热、湿、燥、寒各项。不过阴虚风动之人，虽因肺胃不降，亦原下焦阳气上冲，便肺胃两经，欲降不能。下焦阳气上冲者，胆经不降之过。至于痰厥之病，卒然昏倒，吐出痰涎然后清醒，此则脾肺皆虚、中气枯滞是其病本，木火冲动是其病因。其有不见而知，不闻而觉，属于痰之怪症，其理不可解。

短者，短气，吸气困难也。此胸中必有水饮阻隔，气不顺降，故觉气短。泄水保中。如无水饮，必有风热上冲，使气难降，故觉气短。如无以上二因而气短，则呼吸不能归根，此中气大败，有升无降，元气将拔，不独肺经不降而已也。温养中下，补肺降气。如呼吸困难，则肺气大虚也。大补肺气。

汗者，出汗也。肺经收敛偏弱，肝经疏泄偏盛也。稍动即汗出者，肺虚不降而中虚也。补降肺气，降胆补中。饮食汗出者，胃有虚热上逆，肺经受伤，降不下去也。清热养中。寐则汗出者，肝木升泄，胆木不降，而肺金不敛也。润木息风，调中敛市。人死汗出如珠不滴者，肺气全败，阳气脱根而上飞也。大补元气，兼敛疏泄。至外感出汗病愈之汗，另详伤寒荣卫中。

百者，百合病也。此病由于肺经不降，邪热瘀积，将肺家清肃之地，变为昏浊之场，令人欲食不食，欲寝不寝，行坐不安，昏烦莫名。清肺祛热，切忌补中。此病伤寒之后，往往有之。盖肺朝百脉，肺热而百脉皆热，故有如此现象也。

痿者，肺痿也。此病有寒热之分。热痿者，津液亏伤，能食。肺朝百脉，肺热则百脉皆热，故腿膝软也。骨坚则善走。清热养肺，忌补中土。寒痿者，吐涎沫而不渴，遗尿，小便数。肺气虚寒，收敛不住也。温补中气。

痈者，肺痈也，咳而胸满痛，咽干不渴，时吐浊唾腥臭，久久吐脓如米粥。下痰保中。初病可治，已成难医。

烦者，心烦也，火逆伤肺，肺不收敛，火气散漫，故心烦也。清降胆胃，兼养中气。

寒者，恶寒也。肺本生水而主卫气，金性凉而水性寒，肺气不降，郁而现其本气，故觉皮肤生寒也。温降肺气，兼养中气。

喘者，气不下降，口张肩摇，胸胁扇动也。有肺燥而喘者，燥则不能清降也。清燥泄肺，兼养中气。有心下有水气而喘者，水阻肺气不能下行也。泄水养中。有外感卫郁而喘者，卫气与肺气原是一气，卫郁则肺气不降也。发散卫气，兼养中气。年老之人动则发喘者，中虚而阳燥，肺虚而不敛也。调中养阴，补肺润木。有肝肾干枯而喘者，风气上冲也。滋木养肺，兼顾脾土。有土湿而喘者，湿则不运，肺气逆也。燥土调中，兼降肺胃。

声者，声哑也。湿气逼住火气，肺金不能清降也。除湿敛肺。

泪者，肺金不收，风木疏泄而液出也。上清胆肺，下补肾肝，兼养中气。

涕者，肺气上逆，积液成涕。热湿混合，不能下行，则涕稠而黄。温中燥土，清热补肺。肺虚不敛，相火不逆则涕清，不稠不黄也。降肺，养中，清热。

喉者，咽喉痛也。肺气清降，则木火不逆。咽喉为手足三阳升降之路，中虚肺逆，火气上炎，故咽喉作痛。此病无论是寒是火，中气总虚。清上热而伤中气，一见腹泻，则烧热大作，下焦之火，因中气不能旋转之故，全行逆而不降，则热尽而人死。故孙真人《千金方》，专以温补中气为主。现今通用养阴清肺汤，尽是寒中败土之药，体强热盛者服之，亦偶见效，体弱之人，无有不为此方所误者。因热在咽喉，而中气则多虚寒，养阴清肺汤，寒败中气，故人死也。此病得于冬春之交者，木火升也。补中降胆。得于秋晴气暖者，金气燥也。润燥顾中。得于暑月雨后者，湿气夹热也。祛滞清热，兼顾中气。得于外感者，卫郁荣气也。清降肺气，兼补中气。中气皆虚也，凡清热皆宜生甘草，凡用生甘草反觉病重或病不减轻，急改用炙甘草，润肺不宜用天冬、麦冬，只宜用猪油或猪肉汤也。喉病有白喉、红喉之分，详温病篇。

肿者，水肿也。木主疏泄，金主收敛。两得其平，气道通调，水道清利，不成肿病。肺金不降，收敛气衰，气水不得顺降，则溢于皮肤，滞于经络而成肿病也。此病有因热瘀水道而肿者。清热利尿，降肺养中，亦有肾寒不能化下焦之水，水不化气而肿者。温补肾肝，敛肺除湿，亦有因外感失汗，水气瘀于荣卫之中而肿者。发表泄卫，凉荣补肺，肿与胀不同，胀则气滞，肿则水郁，而皆缘于肺气不收。参看胃经条下。

晕者，头晕也。肺气不降，浊热逆冲，上重下轻，则头晕也。清降肺胃，除湿温中。此病受累于甲木不降者居多。如无肺胃上逆之脉象而亦晕者，非痰滞即阳越也。理气顺痰，补中敛阳。晕与眩不同，眩出于目，晕出于脑，晕眩俱有中下失根之意，晕即冒也。

鸣者，耳鸣也。肺金不降，胆木逆冲，故耳鸣也。清降肺胆，养木补中。

胆胃肾殃非浅者，痨病初起，因木气之疏泄，痨病之成，因金气之不敛。敛金养木，补中祛滞。肺金不敛，胆木无制，则上逆而克胃土，化火而伤胃液，刑克肺金。肾水无源，相火拔根，中气遂寒。热灼津枯，阳飞阴绝。皆由肺金不降，收敛不行之所致。故曰殃非浅也。凡老年人之肺气不收者，即伏阳亢风动之根，不可忽也。以下为大肠经不升之病。

痔漏者，粪门有疙瘩，奇痛奇痒而漏水。清热除湿，温中降肺，兼升大肠经。

肛者，大便后肛门陷下也。补肺降胆，补中温肾。木火下陷，故痔。脾湿下注，故漏。大肠之气，因虚因滞不能上升，故肛门下坠也。

泻利此经不尽管者，热利乃木气疏泄，寒利乃脾阳下陷，大肠经无甚责任。降胆升肝，有热清热，有寒温寒，切忌温补。惟痢疾之里急后重，则大肠金气之滞。然滞在肺家，不在大肠也。舒金调木，祛滞养中。

便坚肺胃者，大便坚若羊矢，数日始一行，此肺胃津液干缩，饮食噎膈，不能顺下生津，故大肠干枯而大便结也。润胃养中。如便坚因于寒者，无阳气宣通，金气因而结燥也。若热实可用下药之便坚，则胃与大肠俱热矣。

痛肾寒者，肛门居脏腑之下，其气上升，肾寒无阳，升不上来，反往下筑，故肛门痛也。温补脾肾。此种疼痛，令人难忍。

热实肠痈与外感者，大肠不病实病，惟肠痈与外感之伤寒阳明承气汤证，乃为热实之病。详证治篇。肠痈外证，口渴腹热，恶寒发热，肌肤甲错，甲错者，皮肤枯落，如鳞甲之错落也，但热在肠而中气仍虚也。寒下积热兼补中气。伤寒阳明承气汤证，则肠胃皆实，中气被燥粪阻塞，旋转将停也。寒下燥结兼顾中气。一年之根在于冬，一身之气在于肾，肾中之火秘则水温而木和，生气充盈，精神乃治，肾水旺则善藏火，藏火乃秘也，然必肺金气足，降而生水，肾水乃旺也。此肺金之关于下者，人身五行火气独多，火性升散，升而不散者，肺金之气收而降之也，升者降之，散者收之，肾水之中，乃能有火，此火乃土气之根。如肺气不足，收不下去，火将遂其升散之性而成上热，肾中之火，必失来源而上热愈炽，金气被刑，愈不能收，火且有散而亡，久亡土崩人遂死矣。此金气之关于上者，至于风木肆虐，或则克土，或则煽火，或则耗水，无非金气不收，使之然也。肺金又为卫气之本，肺金不收，卫气横塞，经络腠理，俱不流利，痞块癥瘕由此起矣，荣卫既涩，祸且及于各脏各腑，盖荣卫者，脏腑阴阳相交之路也。肺金关系大矣哉。至于大肠之气，只随肺金为盛衰，肺气降则大肠气升，肺气衰则大肠气弱也。

心经不降小肠经不升心包经不降三焦经不升主病诀

心经不降神明惑，舌红非常并非热；
小肠不升分水难，腹痛尿赤大便白；
心包不降觉心烧，肾水增寒中土绝；
三焦不升水土寒，少腹干热乃木邪。

神明惑者，心经属火，为神明之所出发，火降则神清，心火不降，热气上炎，故神明昏惑也。清热补中。

舌红非常并非热者，舌属心，心属火，其色赤。心火下降，交于肾水，则色不赤，心火不降，故见赤色。此乃中气极败，不能旋转，故火不降，而见赤色。温中降火。中败火逆，舌虽赤而目眦、唇龈则淡白。此时如用凉药误去清火，中气再遭寒凉，必立刻败尽而人死，因中气者，脾胃间之土气也，中土生于火，即生于由上焦降入下焦之火，此火既因中虚，降不下去，下焦水中，已无火矣，土气已无根矣，土气无根，故唇色淡白，此为假热。再用凉药，下寒更增，至下焦全寒，中土之根基全绝，人遂死也，此理不明已久，杀人不知多少也。如舌赤而系真热者，必舌本绛赤，舌上有黄苔而厚，唇与牙龈皆赤，面色必黄垢而匀，不见虚象，粪必金黄，肛门必热也。如舌赤而无黄苔，唇龈目眦不赤，或唇龈目眦虽赤，而面色青黄赤白杂现，并非黄垢而匀，必是中气大败之虚证，中气大败，不能调和，故各色杂现。

小肠不升分水难者，水谷入胃，脾阳消磨，经小肠丙火与三焦相火之热力，运动变化，水气渗入膀胱，谷渣输入大肠，是以大便干而小便利。土湿流通，中气健运，百病不生。丙火不升则陷，陷则化寒，寒则无运动之热力，故水与谷渣都入大肠而生泻利也。温补中下。小肠丙火，在中气之间。

腹痛尿赤大便白者，丙火下陷，陷则化寒，腹寒则木郁，故腹痛。温润肝脾。小肠丙火之气，本主运化，丙火不升，则陷入水府，故尿赤。温中补土，不可清热。大便白者，火既陷于膀胱之中，必出于脾肾之外，土中无火，故大便白也。温补中下。胆汁下入小肠，则大便调而色黄，以形质言之，黄者胆汁之色，以气化言之，黄者，土气之色，胆汁以甲木而化相火，降则下焦温暖，丙火上升，火为土母，土得火气，土气自旺，火土皆旺，故大便不现白色而现黄色也。五行之理，土郁则黄，大便黄，应以胆汁下行为是，胆经下行，则相火下旺也。

火既陷入膀胱之中，必出于脾肾之外，土中无火，故大便白也。温补中下。

心包不降觉心烧者，心包经属相火，其气本热，无病之人，心不觉烧者，心包火气，降入水气之内也。如其觉烧，是心包相火不降也。

温补中气，清降逆火。但不降乃是中虚，并非火实。

肾水增寒中土绝者，肾气属水，水中有火则不寒，而中土有根。心包相火不能降入水气之中，则肾水之中无火，而肾水增寒，中土绝根也。温补中气，兼降胆胃。

三焦不升水土寒者，三焦相火，即水中之温气，即中土之根气，三焦相火不升，则陷而化寒，故水土寒也。温补水土。此与小肠经不升同病。三焦相火，亦称命门火，即肾间动气，此火乃心包相火，胆经甲木，下降所化。

少腹干热乃木邪者，下焦病则下陷，陷则生寒，故下焦并无热证，而少腹觉得干热，此非下焦之火旺，乃木气枯而生风，风灼津血，故少腹觉热。木枯则生邪火，故少腹觉热也。润木养中，不可清热。

人身胸以上为上部，称曰上焦；腹以下为下部，称曰下焦；胸腹之间为中部，称曰中焦。焦者，火也，是全身皆火矣。既全身皆火，宜乎内则灼热，外则燔烧矣！五行之中，唯火显见，故凡灼热、燔烧之病，无人不认为是火者，无医不用凉药清火者。亦[1]曾思，不现灼热、燔烧之病者，果何理由乎？亦曾思，病而现灼热、燔烧者，果何理由乎？不曾思之，而只知用凉药清火，所以病之加重于清火者，比比皆是，病人之死于凉药者，比比皆是也！上焦之火，以降为贵，不降则外热；下焦之火，以藏为贵，不藏则内热。上降下藏。反是，则人死矣！火之有不可清者，清木热之法，必兼补中气之品，即单用清木热之药，亦须一面照顾中气。此仲景先师之法也。[2]

膀胱经不降肾经不升主病诀

膀胱不降恶寒甚，项背强直荣卫病；
小便病热非膀胱，不纳病寒肾责任；
肾经不升遗利寒，尻疼不寐坐不定；
口淡面灰冷命门，寒水克火阳亡论。

膀胱不降恶寒甚，项背强直荣卫病者，膀胱之经，本属壬水，行身之背，自头走足，以降为顺。不降则现其本性而项背强直而恶寒，

---

① 亦：原作"抑"，据文义改。
② 此段据《实验系统医学》补入。

但膀胱为腑，腑本属阳，不生恶寒之病，惟人身六经，太阳、阳明、少阳、太阴、少阴、厥阴，太阳膀胱经居最外一层，行身之表，荣卫之气亦行身之表，荣卫即寓于膀胱经之内，荣卫受了外感郁而不舒，膀胱之经遂逆而不降，故项背强直，荣郁则发热，卫郁则恶寒，此乃荣卫外感之恶寒，非膀胱经恶寒。恶寒详原理篇，治法详伤寒篇。如无外感而背觉恶寒，此肾家阴盛灭阳，膀胱腑阳将败也。温补中气，兼补肾阳。

小便病热非膀胱，不纳病寒肾责任者，小便虽由膀胱输出，但须金气收敛，又须三焦相火充足固藏，又须中焦气化，又须肝胆二经之木气疏泄得宜，小便乃能清利。膀胱不利，小便必热。膀胱不利，原因甚多：有下焦火陷者；温补中下。有肝木郁陷者；降胆升肝。有热因木火之陷，而为脾湿下注所瘀塞者；调中除湿。有肺气不收，水道不降者；理肺降胃。有湿热伤津者。清热生津。有木火之泄由于肺气不降者。降肺升肝，调中祛滞，故曰：非膀胱，言非膀胱本经之事也。如将有欲小便之意，而小便即下，或既已小便之后，而尚有小便流出，此为肾寒不纳。因肾家阳弱，阳弱则不能上升，故陷下也。温补肝肾，兼补肺气。此病亦有肾阴不足，收藏不固，木气疏泄，中气不守者。补肺润木，兼益中气。皆肾家的责任也。此病亦有中虚不足者。温补中气，但非肾寒不至此，膀胱不病小便热，亦不病小便不纳也。

肾经不升遗利寒，尻疼不寐坐不定者，皆肾中阳微也。遗者，遗尿，遗粪，尿粪已下，不自知也。惟遗精则因木滞者多，因肾寒者少。利者，下利也。寒者，足寒，背寒也。不寐者，但欲寐而寐不着。尻疼者，尾脊骨痛也。坐不定者，脊骨无力，坐则欲倒也。温补肾阳。此皆肾寒阳微，不能上升之故也。肾主骨，督中无阳，故骨痛与坐不稳。

口淡面灰冷命门者，口淡无味，面与舌唇、目眦皆呈灰白色，命门火冷也。温补中下。

寒水克火阳亡论者，肾属水，水中有火，则生木而不克火。肾水无火则水寒，寒则不生木而克火。火亡则土灭，此亡阳之候也。温补中下。人身之气，升则生阳，有阳则升。凡下焦诸升之气，皆肾水中之阳为之基，故肾气不升，则土木各经皆陷也。

肾者，身之本也。肾中阳秘，水中气旺，中土之根也，乙木生于癸水，阳秘气旺，乙木乃有生气也，甲木下降，交于癸水，阳秘气旺，甲木乃不拔泄也，肺气下降而生肾水，阳秘气旺，有吸收肺气之力，肺气乃能息息归根也。故昔人云：士人宝名，庶人宝利，真人宝精。盖肾精伤则肾阳泄，水中无气，遂成寒水，升气消亡，火灭土崩，人遂死矣。其有肾中阳亡而病下热者，下热乃木气之枯也，木枯则生风，肾水亦将干涸也。至于冬不藏精，春必病之人，则阳根先摇，尽化火邪。土气失根，火气飞腾，外热愈盛，内寒愈增。温内寒，则外热加；清外热，则内寒剧。舍平疏泄、生津液、养中气之法，未有不死者也。

总结

胆胃肺与肝脾肾，陷逆诸病六经任；
逆不病寒陷不热，逆寒火虚热本性；
右虚左实上下根，升降四维中央问；
统括外感与内伤，再求荣卫六经尽。

胆胃肺与肝脾肾，陷逆诸病六经任；逆不病寒陷不热，逆寒火虚热本性者，人身十二经，不升则病下陷，不降则病上逆，逆则凡病皆热，陷则凡病皆寒。十二经中，不降之病，只胆、胃、肺三经之责。不升之病，只肝、脾、肾三经之责。因胆、胃、肺三经降，则心经、心包经、膀胱经自随之而降；肝、脾、肾三经升，则小肠经、三焦经、大肠经自随之而升也。逆则火象，故病皆热；陷则水象，故病皆寒。如上逆而病寒，乃中气之寒，为火虚也；如下陷而病热，乃木陷气郁，为本性所生之邪热也。

右虚左实上下根，升降四维中央问者，人身上为阳位，即为阴根；下为阴位，即为阳根。阳升于左，故身左之气贵充实；阴降于右，故身右之气贵清虚。左不实则阳陷而不升，右不虚则阴逆而不降。阳陷则生寒，阴逆则生热。寒则伤阳，热则伤阴，阴阳俱伤，生气日灭矣。上下互根，左实右虚，是为平人。此四维之升降也，升降无乖，则上下互根，右虚左实，如升降乖错，上下之根气脱离，左右之虚实颠倒，百病皆起矣。但升降四维，须为中央是问。如离却中央，而升降四维，降反助其下陷，升反助其上逆，大祸作矣。

内伤诸病治不难，最难伤寒与温病者，以上十二经升降所主之病，皆系内伤，只要审明虚、实、寒、热的证候，运用补、泻、温、清的方法，循着升降的道路以施治疗，不难治也。因内伤诸病，皆有一定的界限，一定的病所。不似伤寒、温病，乃全体气化的病，非将《伤寒论》整个学成，不惟不能治伤寒，更不能治温病也。

统括外感与内伤，再求荣卫六经尽者，此篇病名、病象、病理、治法，统括内外感伤之法，惟外感须再求本书伤寒理路篇之荣卫六经诸说法，则系统医学已详尽矣。

金匮药性脉法医案女科外科读法篇 ①

序

吾人既读宇宙篇，知古中医学的来源，是圆运动的大气。读原理篇，知古中医学的阴阳五行的所以然，是大气内的物质与物质发生的作用。读处方篇，知古中医学的法则，是宇宙人身同一大气的圆运动。读伤寒篇，知人身整个病的根源与治法，仍是大气的圆运动。读温病、时令病、小儿病篇，知一切时令病，皆人身本身之气作病。读时方篇，知时方无原理之错误。此后应读各书，一为金匮，一为药性，一为脉法，一为医案，一为女科，一为外科也。

中华民国二十九年庚辰夏至子益重著于

成都四川国医学院

金匮读法

《伤寒论》的病，整个圆运动的六气运动不圆之病也。一百一十三方谓为治六气运动不圆之一百一十三病也可，谓一百一十三方为治六气运动不圆之一个病也可。其实一百一十三病，乃六气运动不圆之一个病所分析，故能学一百一十三方，以治一百一十三病，不如能学一百一十三方，以治六气运动不圆之一个病之效大而机灵，思精而术巧也。不能治一个病，未必能治一百一十三病，既未彻底了然整个的，自然不能明白分析的。《伤寒论》是六气的一个病，《金匮》则一方一病，一病一个。如此，是学《伤寒论》成功不易，学《金匮》成功不难矣。何以彻底了然《金匮》者，亦寥寥也？学《金匮》者，不得合于教科之善本故也。

近时医校采用之《金匮》教本，大概广集各家之议论，不加断语，一如茶肆谈天无须负责。此乃医学既成之后，参考性质之书，非学医

---

① 此篇源自《系统的古中医学》。

时一定不易之教科书。

今于系统学《伤寒论》学成之后，欲求《金匮》教科书，惟黄坤载《金匮悬解》最好。处处是整个河图圆运动，字字有认定，字字有着落，就经解经，不参己见。读罢系统学各篇之后，展卷读之，真有驾轻车就熟路之快，不惟不白走一步，而且妙趣环生，俨由己出。学成之后，再参考各家议论，未为晚也。

读《金匮》次序，须先读内伤杂病呕吐哕下利各方。次读痰饮咳嗽各方，肺痿肺痈咳嗽上气各方，胸痹心痛短气各方。再次读血痹虚劳各方，奔豚各方，腹痛寒疝宿食各方，消渴小便不利淋各方，水气各方，黄疸各方。再次读趺蹶手指臂肿转筋狐疝蛔虫各方。然后读外感五脏风寒积聚各方，痉湿暍各方，疟病各方，百合狐惑阴阳毒各方。然后读外科疮痈肠痈浸淫各方。然后读妇人妊娠产后杂病各方。先从土气入手，次则金气，次则木气，由中宫而升降，依河图圆运动的次序，以探求人身整个气化之妙。于是外感、内伤仍是一整个的妙处，自能了然于心，自能扫除一切六气伤人身体作病，冬寒藏在肌肤，至春变为温毒，而用驱风逐寒、清温解毒之害。原文次序，首列外感，外感之病，如不先将内伤认识，荣卫认识，未有能彻底了解者也。

药性读法

学医结果在用药治病。一药下咽，不能取出，用之得宜，起死回生，用之失宜，杀人害命。曾在天津见一医学毕业某君，自己医治家人疾病，一年之内，将自己八口之家，医死六口，着急成疯，可为鉴也。果将原理学明，药性学清，纵有差错，当亦不大，何至杀人害命，至于如此。但学清药性，颇不易易。各家本草注疏，不读则已，一读之下，言人人殊。即如芍药，本是收降胆经主药，兼入肝经。徐灵胎各家则谓芍药入肝经而不及于胆经。叶天士且认为专入肺经。麻黄本是专入肺经卫气之药，性善通降。张隐庵乃谓麻黄专入肝经，肝经以上升为性，麻黄以开降为能，适得其反。差之毫厘，失之千里，后人如何学法乎？

药品多至一千余品，散漫无有系统，更见难学。《神农本草》三百余品，以上品、中品、下品为系统。附子回阳要药，占医方最重要地位，列为下品。矾石、干漆罕用之药，列为上品，令人认识先错。此上、中、下之分，不可为药性系统也。李时珍《本草纲目》，灿然大备，而以山药、隰草、水草等为系统，于研究药性甚觉无味。《神农本草》《本草纲目》只言某药治某病，于某药何以能治某病的原理，并无一字之说明。吾人要将药性学清，真是无有下手之处，无原理，无系统，奈何奈何！

仲圣《伤寒》《金匮》，为中医方药祖本。自序云：撰用《胎胪药录》，不言《神农本草》，《胎胪药录》今世不见。《伤寒》《金匮》所用之药，原理如何，系统如何，后人何从得知？中医原理，出于河图，河图的圆运动，为中医学的原理系统。并非河图的圆运动来解释药性，安能得药性之正义。惟有黄坤载八种之《长沙药解》，就《伤寒》《金匮》之方，由河图的圆运动，解出药性之原理。首列中土药，次列木气药，次列金气药，次列火气、水气药，再次列其他各药，以为系统。字字有认定，字字有着落。读本书处方篇后，再读《长沙药解》，无不欢欣鼓舞，相庆得升仲景之堂也。由《伤寒》《金匮》得到药性的根本认识，根本认定之后，再参看各家之说，自能妙于化裁，而又能滴滴归源，此读药性的唯一妙法也。附录《长沙药解》数则，一览便知。

附录

《长沙药解》——甘草、薯蓣、羊肉、附子、黄连、黄芩

甘草： 味甘，气平，性缓，入足太阴脾、足阳明胃经。备冲和之正味，秉淳厚之良资，入金木两家之界，归水火二气之间，培植中州，养育四旁，交媾精神之妙药，调剂气血之灵丹。

伤寒炙甘草汤，治少阳伤寒，脉结代，心动悸者。以少阳甲木化气于相火，其经自头走足，循胃口而下两胁，病则经气上逆，卫逼戊土，胃口填塞，碍厥阴风木升达之路，木郁风作，是以心下悸动。其动在胃之大络，虚里之分，正当心下。经络壅塞，荣血不得畅流，相火升炎，经络渐而燥涩，是以经脉结代。相火上燔，必刑辛金，甲木上郁，必克戊土，土金俱负，则病转阳明而中气伤矣。甲木之升，缘胃气之逆，胃土之逆，缘中气之虚。参、甘、大枣益胃气而补脾经，胶、地、麻仁滋经脉而泽枯槁，姜、桂引荣血之瘀涩，麦冬清肺家之

燥热也。

《金匮》甘草附子汤，治风湿相搏，骨节痛烦，汗出短气，小便不利，恶风，不欲去衣，或身微肿者。以水寒土湿，木郁不能行水，湿阻关节，经络不通，是以肿痛。湿蒸汗泄，微阳不固，故恶风寒。术、甘补土燥湿，桂枝疏木通经，附子温其水寒也云云。

人之初生，先结祖气，两仪不分，四象未兆，混沌莫名，是曰先天。祖气运动，左旋而化己土，右转而化戊土，脾胃生焉。己土东升则化乙木，南升则化丁火。戊土西降则化辛金，北降则化癸水。于是四象全而五行备。木温，火热，金凉，水寒，四象之气也。木青，金白，水黑，火赤，四象之色也。木臊，水腐，金腥，火焦，四象之臭也。木酸，金辛，水咸，火苦，四象之味也。土得四气之中，四色之正，四臭之和，四味之平。甘草气、色、臭、味，中正和平，有土德焉，故走中宫而入脾胃。脾土温升而化肝木，肝主藏血，而脾为生血之本。胃主清降而化肺金，肺主藏气，而胃为化气之源。气血分宫，胥秉土气。甘草体具五德，辅以血药，则左行己土而入肝木；佐以气药，则右行戊土而入肺金。肝血温升则化神气，肺金清降则化精血。脾胃者，精神、气血之中皇，凡调剂气血，交媾精神，非脾胃不能，非甘草不可也。肝脾之病，善于下陷，入肝脾者，宜佐以升达之味。肺胃之病，善于上逆，入肺胃者，宜辅以降敛之品。呕吐者，肺胃之上逆也，浊气不能下降，则痞闷于心胸。泄利者，肝脾之下陷也，清气不得上升，则胀满于腹胁，悉缘中气之虚。上逆者，养中补土，以降浊气，则呕吐与腹满之家，未始不宜甘草，前人中满与呕家忌甘草者，非通论也。

上行用头，下行用稍，熟用甘温，培土而补虚，生用甘凉，泄火而消满。凡咽喉疼痛及一切疮疡热肿，并宜生甘草泄其郁火。熟用，去皮蜜炙。

薯蓣： 味甘，气平，入足阳明胃、手太阴肺经。养戊土而行降摄，补辛金而司收敛，善息风燥，专止疏泄。

《金匮》薯蓣丸，治虚劳诸不足。凡气百疾，以虚劳之病，率在厥阴风木一经。厥阴风木，泄而不敛，百病皆生。肺主降敛，薯蓣敛肺而保精，麦冬清金而宁神，桔梗、杏仁破壅而降逆，此所以助辛金之收敛也。肝主升发，归、胶滋肝而养血，地芍润木而清风，川芎、桂枝疏郁而升陷，此所以辅乙木之生发也。升降金木，职在中气，大枣补己土之精，人参补戊土之气，苓、术、甘草培土而泄湿，神曲、干姜消滞而驱寒，此所以理中而运升降之枢也。贼伤中气，是为木邪，柴胡、白蔹泄火而疏甲木，黄卷、防风燥湿而达乙木，木静而风息，则虚劳百病瘳矣云云。

阴阳之要，阳密乃固，阴平阳秘，精神乃治，阴阳离决，精神乃绝。四时之气，木火司乎生长，金水司乎收藏。人于秋冬之时，而行收藏之政，实音精神，以秘阳根，是谓圣人。下此于蛰藏之期，偏多损失。坎阳不密，木郁风生，木火行疏泄之令，金水无封藏之权，于是惊悸、吐衄、崩带、淋遗之病种种皆起。是以虚劳之证非一无不成于乙木之不谧，始于辛金之失敛，究之总缘于土败。盖坎中之阳，诸阳之根，坎阳走泄，久而癸水寒增，己土湿旺，脾不能升，而胃不能降，此木陷金逆所由来也。法当温燥中脘，左达乙木，而右敛辛金。薯蓣之性，善入肺胃而敛精神，辅以调养土木之品，实虚劳百病之良药也。

羊肉：味苦，气膻，入足太阴脾、足厥阴肝经。温肝脾而扶阳，止疼痛而缓急。

《金匮》当归生姜羊肉汤，用之治寒疝腹痛者。以水寒木枯，温气颓败，阴邪凝结，则为瘕疝。枯木郁冲，则为腹痛。羊肉暖补肝脾之温气，以消凝郁也。治胁痛里急者，以厥阴之经，自少腹而走两胁，肝脾阳虚，乙木不达，郁迫而生痛急，羊肉暖补肝脾之阳气，以缓迫切也。治产后腹中疼痛者，产后血亡，温气脱泄，乙木枯槁，郁克己土，故腹中痛，羊肉补厥阴之温气，以达木枯也。治虚劳不足者，以虚劳不足无不由肝脾之阳虚，羊肉补肝脾之阳，以助生机也云云。羊肉淳浓温厚，暖肝脾而助生长，缓急迫而止疼痛，大补温气之剂也。

其诸主治：止带下，断崩中，疗反胃，治肠滑，缓脾胃，起老伤，消脚气，生乳汁，补产后诸虚。

附子：味辛苦，性温，入足太阴脾、足少阴肾经。暖水燥土，泄湿除寒。走中宫而温脾，入下焦而暖肾，补垂绝之火种，续将绝之阳根。治手足厥冷，开脏腑阴滞，定腰腹之疼痛，舒踝膝之拘挛，通经脉之寒瘀，消疝瘕之冷结。降浊阴逆上，能回哕噫；提清阳下陷，善止胀满。

《伤寒》附子泻心汤，治太阳伤寒下后，心下痞硬，而后恶寒、汗出者。以下伤中气，升降倒行，胆胃俱逆，胃口填塞，故心下痞硬。君相二火离根上腾，故下寒上热。上热熏蒸，是以汗出。大黄泄胃土之逆，黄连泄心火之逆，黄芩泄胆火之逆，附子温癸水之寒也。《金匮》桂枝附子汤，治风湿相搏，骨节疼痛，不呕不渴，小便不利。以水寒土湿，木气下郁，不能疏泄水道。姜、甘、大枣和中补土，桂枝疏乙木之郁，附子温癸水之寒也云云。

　　阴阳之理，彼此互根。阴降而化水，而坎水之中，已胎阳气；阳升而化火，而离火之中，已含阴精。水根在离，故相火下降而化癸水；火根在坎，故癸水上升而化丁火。阴阳交济，水火互根，此下之所以不寒，而上之所以不热也。水火不交，则热生于上，而寒生于下。病在上下，而实原于中气之败。土者，水火之中气也。戊土不降，故火不交水，而病上热；己土不升，故水不交火，而病下寒。升降之倒行者，火衰水胜而土湿也。火盛而土燥，则成水枯，而病实热，阳明承气之证是也。承气之证少，真武之证多。以水易盛而火易衰，燥易消而湿易长。火衰土湿，丁火奔腾，而癸水泛滥，是以寒盛于中下也。盖火不胜水，自然之理。所恃者，壮盛之时，生土以制之。至其渐衰，母虚子弱，火土俱亏，土无制水之权，而火处必败之势，寒水上凌，遂得灭火而侮土。火复而土苏，则生；火灭而土崩，则死。人之死也，死于火土两败，而水胜也。是以附子、真武、四逆诸方，悉火土双补以胜寒水。仲景先师之意，后世庸工不能解也。附子沉重下行，走太阴而暖脾土，入少阴而温肾水。肾水温则君火归根，上热自清。补益阳根之药，无以易此。相火者，君火之佐也，君行则臣从。足少阳以甲木而化相火，随君火下行而交癸水。癸水之温者，相火之下秘也。君火不藏，则相火亦泄，君相皆腾，是以上热，而上热之剧者，则全缘于相火。相火之性，暴烈迅急，非同君火之温和也。人之神宁而魂安者，二火之归根也。君火飞则心动而神悸，相火飘则胆破而魂惊。故虚劳内伤之证，必生惊悸，其原因水寒土湿而二火不归故也。庸工以为血虚而用清凉之药，诸如归脾、补心之方，误世多矣。当以附子暖水，使君相二火，归根坎府，神魂自安。但欲调水火，必先治土。非用补土、养中、燥湿、降逆之味，附子不能独奏奇功也。惟惊悸年深，寒块凝结，少腹硬满，已成奔豚者，莫用附子，用之药不胜病，反为大害。当以桂、附、椒、姜研熨脐下，积寒消化，用之乃受。凡内伤虚劳，以及各门难病，皆缘中气不足，水旺火奔，下寒上热，未有下热者。下寒若胜，即宜附子暖癸水而敛丁火，决有奇功。至于伤寒三阴之证，更为相宜也。其下热而不宜附子者，水寒土湿而木陷也。生气不足，故抑郁而生下热，下热虽生，而病本仍是湿寒。如漏崩、遗带、淋癃、痔漏、黄疸、气鼓之证，悉木郁下热之证，但事清肝润燥，而寒湿愈增，则木愈郁而热愈盛。法宜于姜、甘、苓、术之内副以清风疏木之品，郁热一除，即以附子温其下焦，十有九宜。但法有工拙，时有早晚耳。纸包数层水湿，火中灰埋煨熟，去皮脐切片，砂锅隔纸焙焦用，勿令黑。庸工用童便甘草浸，日久全是渣滓，毫无辣味，可谓无知妄作之至矣。

黄连： 味苦，性寒，入手少阴心经。清心退热，泻火除烦。《伤寒》黄连汤，治太阳伤寒，胸中有热，胃中有邪气，腹中痛，欲呕吐者。以中气虚寒，木邪克土，脾陷而贼于乙木，故腹中痛。胃逆而贼于甲木，故欲呕吐。君火不降，故胸中有热。姜、甘、参、枣温中而补土，桂枝达乙木而止疼，半夏降戊土而止呕，黄连清君火而泻热也。

《金匮》黄连粉，治浸淫疮。以土湿火升，郁生上热，湿热蒸淫，结为毒疮。从口而走四肢，则生；从四肢而入口，则死。黄连泻湿热之浸淫也云云。

火蛰于土，土燥则火降而神清，土湿则火升而心烦。黄连苦寒，泻心火而除烦热，君火不降，湿热烦郁者宜之。土生于火，火旺则土燥，火衰则土湿。凡太阴之湿，皆君火之虚也。虚而不降，则升炎而上盛，其上愈盛，其下愈虚。当其上盛之时，即是下虚之会。故仲景黄连清上诸方，多与温中暖下之药并用，此一定之法也。凡泻火清心之药，必用黄连，切当中病即止，不可过剂，过则中下寒生，上热愈盛。庸工不解，以为久服黄连反从火化，真可笑也。

黄芩： 味苦，性寒，入足少阳胆、足厥阴肝经。清相火而断下利，泄甲木而止上呕。除少阳之痞热，退厥阴之郁蒸。

《伤寒》黄芩汤，治太阳、少阳合病自下利者。以太阳而传少阳，少阳经气内遏，必侵克戊土而为呕利。逆而不降，则壅逼上脘而为呕；降而不舒，则郁迫下脘而为利。利泄胃阳，则入太阴之脏；利亡脾阴，则传阳明之腑。少阳以甲木而化相火，易传阳明而为热。甘草、大枣补其脾精，黄芩、芍药泻其相火也。

《金匮》泽漆汤，用之治咳而脉浮者，清相火之刑金也云云。

甲木清降，则下温癸水而上不热；乙木温升，则上生丁火而下不热。足厥阴病，则乙木郁陷而生下热；足少阳病，则甲木郁逆而生上热。以甲木原化气于相火，乙木亦含孕乎君火也。黄芩苦寒，并入甲乙，泻相火而清风木，肝脏郁热之证，非此不能除。然甚能寒中。厥阴伤寒脉迟，而反与黄芩汤彻其热，脉迟为寒，今与黄芩汤除其热，腹中应冷，当不能食，今反能食，此名除中。必死。小柴胡汤腹中痛者，去黄芩加芍药。心下悸、小便不利者，去黄芩加茯苓。凡脉迟、腹痛、心下悸、小便少者忌之。清上用枯者，清下用实者，内行醋炒，外行酒炒。

以上甘草为中土药，薯类为肺金药，羊肉为肝木药，附子为肾水药，黄连为心火药，黄芩为相火药。将此六位研究明了，便得药性整个学法。整个者，整个河图运动也。初学医学，不可心乱，按次序学去，则不乱矣。药品不过百味，即可敷用，而最要者不过数十味。不按次序，白费脑力，此心一乱，苦闷丛生矣。

兹将研究药性次序，开列于后。照此次序，去读《长沙药解》，《长沙药解》明了之后，再看别家本草以求变通。

脏腑药

中土药补品

炙甘草，温补中气；干姜，温运中气；人参，补中生津；大枣，补中养血；冰糖，补中；白糖，养中；豆豉，平补中气，兼养阴液；白术，平补土气，除湿生津；薏苡，除湿补土，阴虚忌用；饴糖，炒焦用，养中祛瘀；神曲，调中祛滞；粳米，养中生津。

中土药泻品

大黄，下热攻积；厚朴，温泻积气；草果，温运结滞；玄明粉，滑泻积热；苍术，除湿发汗，性燥伤津；鸡内金，消食最良，过用伤胃。

中土药升降品

茯苓，升脾祛湿；泽泻，祛湿升脾；扁豆皮，利湿升脾；干姜，升脾降胃，阴虚忌用；半夏，降胃燥痰，阴虚忌用；南星，降胃润痰，不伤阴液；藿香，降胃温胃；扁豆，降胃补土，阴虚最宜；吴萸，温降胃胆。

金气药补品

山药，补降肺胃；沙参，补肺生津；苏条参，补肺生津；百合，凉降肺气，胃寒忌用，麦冬，凉补肺液，胃虚忌用；西洋参，补肺生津，收降力大；糯米，补肺生津，阴虚最宜；白及，专补肺损，阴虚最宜；黄精，润补肺胃，阴虚妙品。

金气药泻品

牛蒡子，泻肺，伤津；贝母，泻肺清热，专化燥痰；麻黄，泻肺发汗，力猛慎用；薄荷，泻肺发汗，虚家少用；黄芩，清热泻肺，极能寒中；石膏，凉泻肺燥，最能寒中；白芥子，泻肺化痰，阴虚忌用；苏子，大泻肺气；葶苈，大泻肺水，力猛非常。

金气药升降品

黄芪，升补卫气，阴虚忌用；升麻，专升大肠，阴虚忌用；葛根，专升大肠，凉润解表；杏仁，降肺化痰，阴虚慎用；桔梗，降肺排脓，阴虚忌用；橘皮，温降肺胃；枇杷叶，疏降肺胃；竹叶，专降肺气，清凉不寒；枳实，降气通滞，气虚忌用。

木气药补品

当归，和血润燥，湿脾滑肠；羊肉，温补木气，滋养非常；阿胶，润木息风，脾湿忌用；乌梅，大补木气，收敛生津；枣皮，收敛阳气，补木生津；枣仁，滋补胆经；艾叶，温补肝阳；地黄，养血息风，木燥妙品；羊肝，温养木气，补助肝阳。

木气药泻品

苦楝子，专破结气，并止热痛；桃仁，性热破血；红花，专去瘀血，祛瘀生新；青皮，大泻木气；香附，专泻肝经；郁金，泻肝解郁；五灵脂，去瘀散结；赤芍，最散木气；胡索，专攻木气，去结散血。

木气药升降品

桂枝，升达肝阳，阴虚慎用；川芎，温升肝经，窜性最大；蒺藜，温升肝经，兼能滋补；木香，温升肝经，木燥忌用；白芍，专降胆经，收敛相火；肉桂，温降胆经，直达肾脏；吴茱萸，温降胆胃；龙胆草，清降胆经；黄芩，凉降胆经；厚朴，温降胆经；猪胆汁，凉降胆经；苦酒，收降胆肺。

水气药补品

附片，专补肾阳，除湿破结；巴戟，温补肾肝，滋润不燥；菟丝，温肾补精；淫羊藿，温补肾肝，平和之品；覆盆子，温补胆肾，能收小便；熟地，滋补肾精；甜苁蓉，温补肝肾；破故纸，温补肝阳；胡桃，温补肾阳。

水气药泻品

车前，除湿利水；猪苓，利水通窍；通草，清利水道；海金沙，泄水去结；泽泻，泄水利湿；萆薢，通利水道。

水气药升降品

凡补品皆升，泻品皆降。

火气药补品

温补肝肾之品，皆补心火，并补相火。

火气药泻品

黄连，专清心火，并除湿热；莲心，专清心火；灯心，轻清心火；栀仁，凉泄心火；朱砂，妄降心火；黄柏，清泄相火。

火气药升降品

胡柴，专升命门，善解结气。凡温补肝肾之品，皆能升火；凡泻火之品，皆能降火。惟肉桂补火，系温降胆经相火。

荣卫药

外感和荣药

芍药，降胆收热；淡豆豉，养木抑阴，调养中气；黑豆，降胆滋水，养中降火；大枣，养中养木，滋补津液；绿豆，养中清热；黄豆，养木调中。

外感和卫药

麻黄，善开卫闭，能通腠理；薄荷，泄卫开肺；杏仁，降肺泄卫；

陈皮，温降肺胃；生姜，散肺伤津；竹叶，轻降肺卫。

以上药品，《长沙药解》所无者，载黄氏《玉楸药解》。

药性完备，莫如《本草纲目》，各家论说，兼收并蓄，是医学成后的参考书，不是初学医时的教科书。即如五味子，乃温补肾家的药，都说成肺家止咳药。只因《伤寒论》小青龙汤用五味子以治咳嗽，后人故都认为肺家药。不知小青龙汤证的咳，乃肾寒水泛，故小青龙汤用细辛以降水，五味以温肾，干姜以温中。肺家咳嗽而用五味燥热收聚之性，未有不愈用愈咳者。最可笑的是李东垣，他说五味收肺气，升也。肺气不降则病，岂有用升药之事？降则收，升则散，此平常之理，李东垣一生好升阳，遂将肺气亦认为当升，误后学多矣。诸如此类，《本草纲目》不可胜数。故学者须先将基础立定，乃可多看药性书。要立药性基础，只有《长沙药解》。

用药处方，尝有由配合之巧，发生特别之功者，各人之聪明不同，应用各异也。所以叶天士谓"芍药入肺经"，缘肺金以收敛下降为顺，胆经不降，相火上逆，火逆伤金，故肺气不能收敛下降，芍药将胆经降下，相火不逆，肺经自能收降。芍药降胆经为因，火降然后金收为果。叶天士因用芍药而肺金收降，遂谓芍药入肺经。倘肺金不收并非由于胆木不降、相火上逆，则芍药必不见效矣。所谓因者，原理是也。由原理推广之结果，乃有着落。

近人邹润安《本经疏证》谓：芍药能破能收，合桂枝则破荣分之结，合甘草则破肠胃之结，合附片则破下焦之结云云。不知皆芍药降胆经的结果，并非破也。《内经》谓：十一脏之气皆取决于胆。斯言也，因胆经降则全体流通，胆经不降则全体结塞。气降则收，气降则通，胆经降为因，结气通为果也。知芍药善降胆经，则凡因胆经不降诸病，自然知芍药通用之妙。不知芍药善降胆经，只谓芍药入肺，芍药能破结气，则无的放矢，有不冤杀无辜者乎？所以学知药性，务先认识原理，认识原理，必须学知《伤寒》《金匮》各方用药之意义，则《长沙药解》之外，无可令人能得原理的认识之本也。

学医结果在用药，认识药性原理，既如此之难，而普通言论，又造成一种恶习，使人堕入其中，振拔不出，即如"芍药平肝"一语，今昔一致，南北同风，病家医家，众口一词，芍药功用，遂失其效。肝经由下上升，秉阴中之阳。肝经诸病，皆由肝阳下陷，升不上来使然，岂可用芍药平之，使之欲升不得乎？胆经降则肝经升，芍药降胆经则肝经升。芍药于事实上，本是平胆，乃曰"芍药平肝"，相反如此，后之学者，不为所误有几人乎？故系统学用药，全在"认定着落"四字用工夫，而归根于河图的圆运动。河图的圆运动，于根本上示人以药性原理之准则，于变动上示人以运用药性原理之灵巧。由准则发生灵巧，由灵巧归于准则，药性学清应当如此学法。

可于《长沙药解》中，分为常用者、不常用者。常用者先读，不常用者后读。按土气、木气、金气、水气、火气的河图系统，不可任意取舍，致将整个的意义失却，得不着一以贯之之妙。本书处方篇所列各方，惟大黄䗪虫丸用之虫类药，为不常用者。能将处方篇各药研究彻底，熟记于心，自然发生妙于化裁的机会。

现在学校初期课程，列国药一科，无有原理，无有系统，《伤寒》不晓，《金匮》未知，先讲国药，听者莫明其所以然，误人多矣。

现在中央书店出版的《药性大辞典》极好，分补阳类、补阴类、补血类、收敛类、发散类，等等，便于检查。每药皆有禁忌一栏，尤为合用，可以减少用药之误。其于原理，则一字不题，更是此书长处。原理说错了，必误后人也。

脉法读法

脉法，一曰主病，一曰脉象，一曰脉理。脉象宜读周梦觉《三指禅》，以无病之胃气脉为纲，二十六病脉为目，先学知无病之胃气脉，乃能学知有病之二十六病脉。虽有二十六脉，常见者不过十余脉，将常见者认识明白，不常见者自亦随之明白。脉象虽多，以胃气脉为系统，自得整个学法。学胃气脉，须常诊元气未泄、身壮无病之脉乃知。

主病宜读李濒湖修正之《四言举要》，不必背得，只记纲领，久之自能取用。惟不可由脉猜病，务要问病对脉。如问病为停食，诊得沉紧脉，食停则病在里，故脉沉，食停则气聚于食，故现紧象。紧者，聚之意也。以此类推，自得办法。

脉理宜读黄氏八种《四圣心源》。黄氏所论脉理，有整个系统，如脉浮为病在表，脉沉为病在里，脉数为主热，脉迟为主寒。有表病脉沉，里病脉浮者；数脉为虚，迟脉为热者；大脉为阳，亦有大不可认为阳者；小脉为阴，亦有小不可认为阴者。黄氏所论脉象之理，根据

《内经》《难经》《伤寒》《金匮》经文，反复申论，实有益于初学。因脉理活泼，妙不可言，如不先将根底学清，遂从活泼揣摸，必蹈恍惚之害。欲学根底，黄氏最好。

自来诊脉，两手分诊。系统学诊脉，必须两手合诊，因整个圆运动的消息，须两手合诊，方能审察得出。又须三指斜下，次指按在浮部，中指按在中部，名指按在沉部。沉部在骨，中部在肉，浮部在皮。斜下者，中指比次指重，名指比中指重，即《难经》所谓三菽之重，六菽之重，九菽之重是也，是为三部诊法。若三指不分轻重，便不合寸、关、尺三部脉的本位。三部之法之中，又有九候之法。三部九候者，一部三候，三部九候。寸脉本位在浮部，浮部有浮部的浮、中、沉；关脉本位在中部，中部有中部的浮、中、沉；尺脉本位在沉部，沉部有沉部的浮、中、沉。三部九候的诊法，只需三指斜下，三指同时由轻按而重按，由重按而再重按，再由重按而轻按，由轻按而再轻按，便将寸、关、尺三部九候的整个诊法得着。

诊脉所以审病，诊脉时却不可先存审病之念，只需审察整个的圆运动。欲审察病人整个的圆运动，须先将无病之人整个的圆运动印于脑中，然后能审察病人的整个圆运动。知无病人的脉的运动圆，乃知有病人的脉的运动何处不圆，不圆之处，即是有病之处。《三指禅》的胃气脉中，寻不出二十六病脉之一病脉，是为无病人的圆，但见二十六病脉之一病脉，便是不圆。所谓不可先存审病之念者，只需审察圆与不圆，病脉自然显现于指下。三部九候，必须诊得彻底，由浮按至沉，又由沉按至浮，不得忽略一丝。

要如何才不至忽略一丝，可将皮、肉、骨分作九个字，一字一层地按，心中觉得不含混了，便一丝不忽略了。但这九个字的九层地位，是皮、肉、骨的地位，不是脉的个体，是下指的方法。方法与地位彻底了，然后诊脉，看脉在此地位中的动态如何。这个地位方法，如不用心研究彻底，下指诊脉，必犯下列之弊。

下指诊脉，每将指头死按脉上，就如用眼睛看物，却把眼睛珠放在物上，如何能将所看之物看得明白？故诊脉不可将指头死按脉上，致将脉的动态诊察不出。诊脉称为看脉，指头上并无眼睛，而"看"字的意义却妙极矣。孔子曰：圣人南面而听天下。又曰：听讼吾犹人也。将"看"字改为"听"字，能将"听"字的意义体会有得，则诊脉必有聪明过人处。"听"字比"看"字静得多，活泼得多。"看"是我去看，"听"是听他来，必能听而后得整个的认识也。三部九候的"候"字，候者，等候之意。我的指头，只在九个字的地位上，审察地位，等候脉来唤我，我再去听脉。"候"字、"听"字的意义，大医的妙用，全在于此。最好办法，是先将指头审察九个字地位，以候脉来，指头与脉见面之后，仍不听脉，仍只审察九个字地位，有意无意之中，听出脉的病点来，然后跟续搜求，由合听而分听，由分听而合听。整个脉体，即是整个人身的河图。由合以求分，便知病之所在；由分以求合，便得处方的结果。总而言之，不可由我去找脉，须候脉来唤我，此秘诀也。

诊脉，须先听六脉整个大体，切不可先注意关脉怎样，寸脉怎样。先诊整个大体，听出大体是阳虚是阴虚。阳虚者，脉气润；阴虚者，脉气枯。然后据所问之证，在脉上审察，切不可由我去找脉上何处有病，须听脉自己呈出病来。由我去找脉，我有成见，所找出之脉，多是我的成见的结果。听脉自己呈出来的病象，才是真象。诊脉的功夫，须先将医生的性情练和，心神练静，指头练活。能将我的心移放在指头上，指头即是心，便活矣。如将心去照管指头，便不活矣。

九个字整个地位如明镜的个体，脉如镜中所照出之一物，将此点悟出，便可不犯指头死按脉上之弊，而自然发生说不出来之巧。

两手合诊，如有不便时，可多诊一次，亦可。病脉须比较确切，然后分明。如右手脉较左手脉大些，此为阳盛阴虚，宜用阴药。但阴药应当用至如何程度，须视左手相比右手的程度如何而定。右脉大为阳盛，须大而实，如大而松，则为阳虚。不两手合诊，此较不确，则程度之相差如何不准，用药间有太过、不及之弊。两手合诊，其中有予医生以决断治法的巧妙处。两手合诊惯了，一旦两手分诊，只觉心中自问不得过去。何也？不比较不知道也。两手分诊，不免有自欺欺人处，奈何奈何！

著者为病人诊脉，必两手合诊，因整个圆运动必合诊才能对照无遗耳。上文所说"九个字的地位"手法，总要切实体会。这九个字的地位中，不管有脉无脉，心中只先审察地位，不要先审脉。必须先将"九个字的地位"手法认清，然后静听脉来之象，以求其象之理，以定方中所用之药。处方定药，全在此时决断。定药要在指头未离脉时，研究决定。如诊脉放手，再来定药，即不准确。在脉上定方，即在脉上审察所用的药与脉的轻重，审察再三，心中安了，放手即提笔写方。写方之后，再写医案，然后可同别人说话。万不可先写医案，后写药方。写完医案，再写药方，所写之药，必不全合所诊之脉矣。

拟方定药，要在指未离脉之时。如认为中气虚寒，拟用理中汤，是必脉来松软，润而不枯。倘肝胆脉比较细涩，则干姜伤津，细涩乃津伤之脉，须加少许芍药、当归以润肝胆津液。如脉来松软，证现虚寒，当用理中补虚温寒，而左尺比较短少，左尺属水，是水气不足，当加生地、麦冬以补左尺水气，理中汤乃不发生燥热伤津之过。

如麦门冬汤治中虚肺燥，其脉必涩，倘涩而兼细，宜去生姜，并减半夏。姜、夏伤津，细涩之脉最忌。

如小建中汤治虚劳，以芍药降胆经、收相火为主，须右脉关、寸之间脉气较他脉为盛，乃受得芍药之苦寒。倘右脉关、寸之间脉气不盛，胆胃之热不足，当减轻芍药，或不减轻芍药，加冰糖、白糖以和芍药之苦，免伤胆胃之阳。

如肾气丸治肾气不足，须看左尺、右尺比较之多少。左多右少为火虚，附、桂宜稍加重；右多左少为水虚，附、桂即宜轻用。

如当归生姜羊肉汤治肝经虚寒，倘肺脉虚弱，生姜只宜少许。肺主收敛，生姜伤肺也。

如泻心汤治心火不降，吐血衄血，倘脉来不实，便不可用也。

如诊治伤寒麻黄汤证，问证无差，是麻黄汤证也，当用麻黄多少，当以寸脉、尺脉而定。寸脉弱、尺脉少，只宜轻剂麻黄，便可出汗。寸脉弱，肺家收敛力少；尺脉少，肾家津液不足也。倘麻黄分量与脉不称，则服后汗多，诸祸作矣。

如诊治桂枝汤证，问证无差，是桂枝汤证也。而脉气虚软，芍药寒中，宜多用炙甘草以扶中气，以减去脉之虚软，则芍药乃能免寒中之弊。

如诊治普通外感，用薄荷以调卫气，用黑豆以和荣气，薄荷散性甚大，倘脉气无弦紧之象，不可多用，多则辛散伤肺，更加发热。

如诊治内伤虚证，拟用白术、炙草以补中土，须脉象虚松，或脉象微小，乃可不生横滞之害。

如诊治肠胃热滞，拟用大黄以消去热滞，倘脉象重按不实，便不可用。如其不能不用，必须用术、草以辅之，乃不发生下伤中气之祸。

如诊治吐血之虚热证，饮食甚少，阴液又伤，拟用补土养液之药，补土之药必伤阴液，养液之药必伤土气。必须详审脉象，脉象细数，术、草不可并用，或术、草均不可用，则用山药、扁豆以代术，用白糖以代草。细数之脉，最忌辛散，当归不宜，只宜阿胶。虚热吐血，肺脉如细，更须保肺。橘皮下气，亦能伤肺，半夏更不能当。

如诊治腹泻，腹泻因于食滞、热滞者多，因于阴寒阳败者少，两下诊治错误，关系生死甚速。认为阴寒，脉必微少无神，乃可用姜、附以温寒回阳。食滞、热滞，脉必紧细有力，乃可用神曲、谷芽以消食，栀子、黄芩以清热。脉虽紧细，右脉较左脉无力，消食须防伤中，清热须防败火。前人有云：人迎紧，伤于寒；气口紧，伤于食。其实伤食不必紧在左脉。

如诊治阴寒夹暑，其人不食，不大便，不小便，但欲寐不能寐，口不渴而苦，舌无苔，六脉洪大异常，沉按虚空，而左关脉中下有弦细之象。洪大、虚空，阴寒之诊，口苦而左关中下两部弦细，乃暑脉也。方用重剂四逆汤以回阳，用冬瓜蒸自然汁以煎药，冬瓜清暑也。何以不用他药清暑，而用冬瓜汁清暑？冬瓜汁不伤人也。诊治此病，最难在冬瓜汁想得去。因病人已近九十岁矣，服一剂痊愈。

如诊治妇人经停，脉象平和，寻求结果，在左关脉得着病象。左关脉较他脉多些，此木气不调也。用桂枝汤一剂，左脉多处平了，仅食饭加增。再诊则左尺较他脉少，此血热液少也。桂枝汤加生地以补左尺，一剂左尺脉起，经来如常。

如诊治妇人经停，是孕是停，脉数而弱是停，不数不弱是孕。治孕之法与治停之法，只是一个"调养"二字之法。治孕用调养，治停用攻破，愈攻破则愈停矣。调养之法，术、草以补养中土，芍药以降胆经，桂枝以升肝经，中宫运化，升降机复，饭食稍加，再加神曲以祛滞，当归以活血。腹部如有痛处，定在不移，按之更痛，是有瘀积，然后可加桃仁、红花以去瘀积，缓缓见功，自然经通，无有他弊。

以上审脉用药之分别学法也。又有笼统学法，六脉以关脉为主。凡中部以上脉盛，中部以下脉虚，无论何病，先补中气，再配治病之药。凡中部以上脉少或无脉，中部以下极多或有力，无论何病，温药、补药忌用，宜用消滞、清热、养阴药。中部以下主里，中部以上主外。

里气不足，故先补中；里气有余，故忌补药。右为阴道，左为阳道。左脉阳虚，则升不上来；右脉阴虚，则降不下去。升不上来，则左郁而虚大，宜温升之药；降不下去，则右郁而实大，宜凉降之药。左属水木，右属火土。左脉沉细，水木枯涩，宜滋润水木药；右脉微小，火土衰退，宜温补火土药。左寸属心火，左寸不足，不治左寸，木气足则左寸足也。右寸属肺金，右寸不足，不治右寸，土气足则右寸足也。右尺属相火，右尺不足，宜直接温肾，兼降胆木。此笼统学法也。笼统学法中，更有笼统学法。即上文所说脉的大体柔润为阳虚，无论何病，不可用凉药、攻伐药；脉的大体干枯为阴虚，无论何病，不可用燥热药、横补药是也。只要指法活泼，大体认清，笼统之中已得应用地步了。学医最后，乃可学脉。以上学法，理路明白，试验多人矣。

总要把病人身体，认为宇宙河图的气体。如不把病人身体认作一个宇宙造化，认作一个五行六气圆运动的河图，诊脉之时，只想着肺体如何、肝体如何等，那是绝对不能用中医药方治好了病的。中医学的原则，在人身最初的一个细胞，这个细胞是宇宙造化五行六气整个圆运动的河图。人身六脉是窥探造化消息的所在，故两手诊脉，是窥探造化消息的整个方法，试验便知。

诊脉之道如调琴音，调阳弦必同时证以阴弦，调阴弦必同时证以阳弦。如不同时取证，只调一方，所调之音，必不准确。知此便可悟两手合诊之必要矣。况乎人身六脉，虽分左右，原是一气回环的整个圆运动。既是一气回环的整个圆运动，自非两手同时将六脉合诊，同时取证不可。

还有好些省份诊脉，病人伸手就诊，都将掌心向上仰着，更无法诊得明白。万不可掌心向上，定要虎口向上，而且将掌向内微弯，则脉来流利，医生乃能用指法去细细寻求，此义务必要向病家说明。李濒湖修正之《四言举要》曰：初持脉时，令仰其掌。不可为训。

诊脉之时，即是定方之时。此时指下、心中只知病人身体整个气机的圆运动如何不圆，要用如何的方法，以补救其圆。所开药方，即要自己立法。此时切不可有一句古人的书在我的心里，若是心里有一句古人的书，心就离开指头，忘却病人整个气体，便不能立出合于病机的方法来。自己立法，本非易事，但须由这个路上学去，自然得到自己立法之境。若诊脉时心中想到古人书上去，则自己立法之境，便难得到矣。

诊脉之时，既不可想着病人身体的形质，又不可想着书上的一句话，此时心中，只觉两手按着一个圆运动的河图。此妙法也，亦捷诀也。想着书，想着形质，决不成功，试验便知。

医案读法

医案，应当多看前贤之医案，所以增长吾人经验、阅历的知识，愈看的多愈好。然未读本书以前，则医案愈看的多愈乱。譬如乘无罗针之船，航行无边大海，东西南北，以意为之耳。本书诸篇，罗针也。既有罗针指定南方，则头头是道矣，无论何家医案，皆有益处。看之之法，全凭药性。如案中有炙草、党参，中气虚也；白术、茯苓，土气湿也；芍药，胆经热而不降也；桂枝，肝经寒而不升与表阳虚也；贝母、麦冬，肺胃燥也；橘皮、半夏，肺胃湿也；大黄，热结也；麻黄、薄荷，肺气、卫气闭而不开也；黄芩，肝胆热也；桃仁，血结也之类。据药之性，求病之理。病证繁多，方法各异，皆可用整个圆运动原理以归纳之。各家医案，议论不同，而药方见效，无不与圆运动原理暗合者。如案中用甘草、干姜，自云甘温能除大热，我知其中寒不运，相火不降也。用芍药、甘草，自云酸甘生阴，我知其为补中气，降胆经相火也。用桂枝汤，自云攻表，自云发汗，我知其非攻非发，乃平荣气之疏泄，以和卫气也。以类推之，头头是道者，亦滴滴归源矣。

将本书读完后，再看前贤医案，先看黄坤载之《素灵微蕴各病解》，次看《王孟英医案》，再看《陆氏三世医验》的一世、二世。

王孟英先生医案，无整个原理，而临证多经验富，处方细密，用药活泼，对于燥热伤津、横补滞络诸弊，告诫深切，裨益后学，实非浅显。黄坤载先生医书，有整个原理，而经验太少，处方板重，用药偏燥、偏热，犯王孟英所戒之处甚多。然其劝人不可肆用寒凉，伤损中下阳气，不可肆用滋腻，败坏脾胃运化，又皆有益后学之名言。《陆氏三世医验》，全凭脉象下药，医案之根据脉象，便于学医初步者，此书第一。初学医时，看书不可不专，将此三家用功研究，把握已定，然后遍览各家医案，据其所用药性，以探所治病理。务必将"认定着落"四字丝毫不可放松，自然成功。认定用药是何着落，即知是何原理也。黄氏《四圣心源》所论杂病，亦是极有原理，可以为法之书。惟一病之起因，皆有风、热、暑、湿、燥、寒的关系，黄氏杂病未能一一都备，只可作一部分之参考而已。黄氏偏于养阳，王氏偏于养阴，合两家以会其通，便成整个。故系统学以先学两家为根本。

黄氏偏于贵阳贱阴，崇补火土，学黄氏者，无不随黄氏之偏，好用茯苓、白术、干姜、附子、桂枝、炙草等伤津液、滞经络之药，将平常小病，治成阴虚伏热大病，轻者归入虚损，重者渐成痨瘵，一遇温病湿热，无不动手更错。黄氏八种，温病、疹病最坏。温病初起之方，用生姜、大枣、炙草、浮萍燥横发散之品，最不合宜。大概黄氏长于《内》《难》《伤寒》《金匮》之理，临证经验尚少之故。其治内伤各病，果系外现燥热、内伏湿寒者，则黄氏治法甚优。

黄氏主治中气之方，不论中土有无寒湿证据，皆以干姜、茯苓、炙草为主，只顾崇阳补火，不顾伤液劫液，于阴以养阳之义，破坏无遗，则黄氏之缺憾也。

黄氏误认仲圣伤寒脉法"阳病见阴脉者死，阴病见阳脉者生"为"阳贵阴贱"，又误认《伤寒》"少阴篇""少阴负于趺阳者顺"为"当崇补火土"。不知河图中宫属土，阴数在外，阳数在内，中气之旋转，全是阳寓阴中之功能。倘阴气伤损，包围不住阳气，阳气外越，中气即渐消灭。因阳无阴则动而散，非中气真寒，何可统用干姜以伤胃阴乎？

吾人须知中气属土，土气生于相火之下降。又须知相火下降，降于阴金之内收。阴金将相火收入肾水之内，水能藏火，乃生元气。水火俱足，元气乃足。元气上奉，乃生中气。《内经》"阴平阳秘，精神乃治"之旨，原是如此。凡人能食者，胃阴旺也。食能消化者，脾阳旺也。阴主收，故能食。阳主化，故食能消化。然必阴能包阳，而后能食能化。阴平者，阴与阳平也。阳秘者，阴能养阳，阳乃秘藏也。

如随意好用燥药、热药，劫夺津液，将阴金收降之气损伤，津液不能复生，火气外泄，胃不思食，中气消灭，便无法挽回。凡虚劳之人，睡醒出汗与饭后出汗，饭后胸部觉热，皆是阴液亏伤，包藏不住阳气的现象。此乃显而易见之事，但已到了这样地步，要去补阴已来不及。因阴液伤到如此地步，不是骤然成的，乃是日渐日久成的。气化坏了，可以用药还原，形质的津液坏了，便难还原。故古人曰：阴脉旺者多寿。阴者，津液。津液多，包藏得住阳气，故寿也。医家治病，须十分小心，不可误用凉药伤了人身相火，不可误用燥热药伤了人身津液。必须脉气实滞，乃用凉药清热；必须真有内寒，乃用温药温寒。中病即止，不可太过。与其太过，宁可不及。太过必定坏事，不及尚可加增。

用清凉养阴药的事实上，常有服至数月仍宜再服之病。在用燥热药的事实上，多系一剂二剂之后，便少有宜再用者。可见阴液难复，阳气易复也。阳虽易复，却不可伤。倘非真是中下阳实，而肝肺偏燥之病，若误服寒凉，立见阳亡之祸。如肝肺偏燥，而中下阳虚，须用凉药以清燥，须兼用温补中下之药以顾中下。经方中此法，宜研究彻底也。时令外感之属于相火外泄，外热而内寒，死于寒凉药者太多矣。面红、目红、身痒之属于相火外泄，外热而内寒，死于寒凉药者太多矣。

尝谓中医书籍，惟黄氏当得住一个"偏"字。有整个乃可言偏，无整个即不能言偏，惟黄氏有整个也。整个者，整个河图也。整个河图是圆的，阴阳平和则圆，阴多则往下不圆矣，阳多则往上不圆矣。故读黄氏书，须于系统学有把握之后，乃可读之，自能法其是处，戒其偏处。陆九芝《世补斋医书》，驳黄氏扶阳抑阴最为切实，惜于黄氏好处未尝道及，陆氏不知五行的所以然之故耳。

黄氏谓：内伤杂病无水虚者。不知内伤之病，虚劳为多，虚劳之病，无不由津液耗伤而起。黄氏因感愤医家好用滋腻之品，补水败土，欲救此弊，不觉立言之失当。其实乃黄氏治病经验不多，未曾见内伤水虚、不易调治之病，故不觉立言之失耳。黄氏又谓：纯阳则仙，纯阴则鬼，故宜扶阳抑阴。不知人乃阴阳平和之体，纯阳谓之仙，纯阴谓之鬼，阴阳平和谓之人。阴性向下，阳性向上，阴阳平和，则成上下之中的圆运动。"人"字两笔，即阴阳各半的表示。所以草木发生，皆是两芽，亦阴阳各半之事实也。黄氏又谓：阴如人居之宅，阳如宅中之人，人存则宅亦修。不知阳与阴是平和圆运动的，阴是封藏阳气的，无阴则阳气上飞，尚何人存则宅亦修之云也？惟阳者万物资始，阴者万物资生，有阳在先，阴乃能生。宇宙造化之成，由于太阳的热射入阴体之地面而起。有阳之阴，乃为生阴，无阳之阴，不能生物，便是死阴。以此之故，阳贵于阴，乃为正论。然阳热射入阴体的地面，亦须此地面水湿滋润，阳热乃能入于阴体，以成圆运动的造化。阴主吸收，无水湿滋润之地面，阴不吸收，阳热虽射，不能入内，则阳热亦返射而散去。故善养阳气，须培津液，何可只知贵阳不知贵阴也？万物的动力，起于阳热。有阴液包藏的阳热，其动力是圆的，圆则生也。无阴液包藏的阳热，其动力是直的，直则死矣。阴不自动，随阳而动，阴如无阳，便不知动。所以圆的运动，阴阳不可偏重。惟其先有阳热，阴乃能动。故仲圣曰：阳病见阴脉者，死。言将无阳也。阴病见阳脉者，生。言仍将有阳也。少阴负于趺阳者，顺。言水能克火，土生于火，少阴水气之脉较趺阳土气之脉负，则水不能克火，故曰顺也。岂可抑阴乎哉？故系统学本圆运动之义，以为系统，不可错用寒凉之药，以伤相火之阳热，不可错用燥热之药，以伤藏阳之阴液。相提并重，学者庶几不失于偏乎。

以上所论黄氏各节，并非专为黄氏而发，于此可见阴阳不可偏胜之义，有如此也。

朱丹溪主滋阴，刘河间主泻火，李东垣主脾胃，张子和主攻破，似乎各偏其偏，其实各有功效。吾人将四家之偏，合成一整个圆运动去研究，四家皆我之师也。

前贤医案，多有见效于某地、某时，而不能通用于别地、别时者。吾人于宇宙大气的圆运动中，得到生、长、收、藏的认识，便能对于前贤医案加以判断。据各地之生、长、收、藏以为判断也。谢利恒先生谓晋冀地方用附片极轻，四川地方用附片多至数两，习以为常。因川江之水，由西康雪山而来，水性甚寒，川人饮之，故体寒，宜于附片。不知沿江而居、以江水为饮者，只少数之人耳。川省地层皆红砂石，土薄水浅，地下封藏的阳气不足，冬令不冷，雪少无冰，地面上的阳气不能全入土下。地方的大气，地方土下水中之气也。此气的阳热不足，人呼吸之以为生活元素，故人亦阳气不足，故宜多用附片以补阳气。凡冬令雪少无冰，冰冻不大之地，大略相同。冬令冰冻之地，地下水中所封藏的阳热多，大气中阳热多，人身中阳热亦多，故少有用附片之病。《温热经纬》载余师愚论疫，皆用寒凉药。如地方冬令不冷，其地如发生疫病，绝无纯用石膏之证。去年成都夏至后，霍乱成疫，一街一日死至七十人，医家用麦冬、滑石兼干姜、白术者，皆得不死。纯用热药皆死，纯用寒药亦死。是疫证医案，亦宜指出某地、某时，乃有着落。

大概川、滇、两广、福建，冬令不冷之地，大气中阳气皆较少。冀、晋、豫以北、以西地方，冬令冷冻，大气中阳气皆较多。黔、湘以至江、浙，冬令亦冷之地，大气中阳气亦多。

以上以地而言。如以时而言，则大寒后的病多阳虚，处暑后的病多阳实。大寒后大气动升而疏泄，处暑后大气静降而收敛。升而疏泄，阳气出外，故阳虚。降而收敛，阳气入内，故阳实。冬令不冷之地，大寒以后，处暑以前，如病发热，凉药散药，多不相宜。如其冬令不冷，立春前又鸣雷，则立春以后，处暑以前，下寒之病，非常之多。五月六月，多而危险。王孟英浙江医案，昆明、成都多不合用。各家医案的读法，又须分地分时，未可执一而论。

雪山之水，其性不寒。无雪之地，水性乃寒。医家如能明白此理，便知宇宙造化之道，然后湿疹原理可望大明于世。广东产妇产后，必吃生姜，亦无雪之地之水，其性必寒，其实乃广东冬令不冷，大气中的阳气不足，故人身宜温性食物耳。

女科读法

女科以《傅青主女科》为宜学之本，只需先将处方基础篇学习透彻，根据温经汤之理法，由所用之药之性，以求出其原理，便能运用有效。傅氏此书，与《石室秘录》所载相同，想系后人假傅之名，将《石室秘录》所载另为一本。《石室秘录》出书在傅之前，全书文法又与傅本相同也。《济阴纲目》，继续再看。

外科读法

外科以徐灵胎《外科正宗》为最好，按其所用之药之性，以系统学中气、荣卫、脏腑、阴阳之理求之，便学着矣。

全书总结

古语有云：大匠能与人以规矩，不能使人巧，系统的古中医学，则能与人以规矩，又能使人巧者也。阴阳分开研究，规矩也，合成一圆运动研究，巧也。五行分开研究，规矩也，合成一个圆运动研究，巧也。六气分开研究，规矩也，合成一圆运动研究，巧也。处方篇之各方分开研究，规矩也，各方合成一圆运动研究，巧也。《伤寒论》之一百一十三方分开研究，规矩也，一百一十三方合成一圆运动研究，巧也。温病、时病、小儿病等方分开研究，规矩也，各方合成一圆运动研究，巧也。本书各篇分开研究，规矩也，各篇合成一圆运动研究，巧也。自己良心上，自问已得到最后之巧矣。又必研究《金匮》，研究药性，研究脉法，研究医案，研究女科、外科，无不融贯，无不分明。无不分明，无不融贯，然后为人诊病处方，庶少过失。

编后感言

现在用科学方法整理中医，都以形体解剖为根据，以为合于科学。中医学是活的，气化与宇宙间的大气，是合而为一的整个圆运动，形体解剖是死了无气的片段物质。形体解剖，只可作中医考查形质的帮助，不可作中医学生理、病理、医理的根据。于治疗功效看来，学气化的医生，见功实多，而且容易，谈形体解剖的科学医生，见功实少，而且艰难。科学青年，须知治病以见效为主，科学二字是方法，非形体解剖也。西医形质之学，自有他的好处，独不可用于气的生物上来，即以科学而论，科学二字的意义是有原则，有系统，有实在的事实，有物质的证明之谓，非将活着整个联系索整个圆运动的气体，硬扯在相反的死了片断不动不联索的个体上去说之谓。本书生命宇宙篇，用现代十三种科学，证明我中国古医学生命宇宙是一不是二的原则，较之用一种死的片段，不动的科学硬扯不上的办法，为何如乎？民国丙子，著者在南京中央国医馆特别研究班教授系统学生命宇宙篇，承上海陆渊雷先生在所出《中医新生命》上，将著者写的十分有趣，并谓研究医学不可说到宇宙上去，著者只好不答以答之。

汤头改错篇 [1]

此篇用汪讱庵重校《汤头歌诀》原本对照阅看。

序言

时方补益之剂，升阳益胃汤，汪注曰：东垣治病，首重脾胃，而益阳又以升阳为先。夫脾以阴体而抱阳，阴中有阳，是以脾土之气左升，胃以阳体而抱阴，阳中有阴，是以胃土之气右降。凡人之能食，皆胃阴右降之能。尚或胃阴不降，胃阳上逆，则不思食而胃败矣。汤中黄芪、柴胡、羌活、独活，大队升阳之药，一若故意阻止胃阴右降以进食者，败胃之方也。发表之剂，人参败毒散，治时行感冒，川芎、柴胡、羌活、独活，大队升药。夫荣卫之理，升降平匀。感冒之病，升降乖错，故治感冒之病，以调和升降为事。汪注曰：羌活，理太阳游风；独活，理少阴伏风。风之为病，气之动也，以升散之药，治动窜之风，既动又动，有如此理法乎？喻嘉言曰：暑湿热三气门中，推此方为第一。笼统标榜，贻误后学，时方大概不讲定理，类如此者，不知多少方也。欲后学不蹈覆辙，只根据经方圆运动之理法，将《汤头歌诀》所用时方的错处，加以改正。学者由时方的错处，悟出经方的妙处，仲圣心法，人人皆可得其传也。

补益之剂

四君子汤

世以当归、川芎、芍药、地黄四物汤为补血之方，四君子汤为补气之方。以气、血对待而论，则血属肝经，气属肺经，血属荣分，气属卫分。而四君子汤，却非补肺经、补卫分之药，乃补中、补土之药。理中丸之补中土，有干姜之大燥大热，乃中土虚而又寒之方。四君子汤之补中土，乃中土虚而不寒之方，参草补中，苓术补土也。此方一

---

① 此篇源自《系统的古中医学》时方改错篇，其内容针对汪昂著《汤头歌诀》而作，读此篇需参看《汤头歌诀》原解。

切内伤中土虚而不寒者，皆宜用之。并可于此方加四维之药，以治四维之病，知原理、有经验之医家，皆优为之。中医原理，出于河图，河图的整个圆运动，中气如轴，四维如轮。故四维之病，皆以中气为主。仲圣经方，有炙甘草者居多。世以为甘草能和百药，其实即中气能运化各经之气之故。如阴虚之人，中土虚者，当以山药、扁豆代苓术，苏条参、糯米、豆豉代参草，或去参草之甘，单用白术之苦。如宜用甘味者，则冰糖、白糖皆较甘草性柔，颇为相宜，红砂糖则性热不能用矣。阴虚脉象枯涩，阳虚脉象柔润，判别甚易。中土虚而不寒之病，内伤病中十居七八，加陈皮、半夏，加木香、砂仁，未能尽四君子汤之妙。

升阳益胃汤

黄连，降心经；陈皮，降肺金；芍药，降胆经；半夏，降胃经；防风、羌活、独活，升肝经；柴胡，升三焦经；黄芪，升气中之阳；白术、茯苓、泽泻、人参、炙草、生姜、大枣，补土，补中，以振升降之枢，而助升降之力。此方意义与四君子汤加四维之药以治四维之病意义相合，惟以"升阳益胃"四字名方，原解又曰益胃，又以升阳为先，后人学之，必致成升阳损胃的结果，缘人身脾经主升，不喜下陷，胃经主降，不喜上逆，升降互根，圆而又圆。胃经本降，而使之升，是为大逆。即以下焦阳气，应当上升而论，只要上焦相火，降入下焦水中，水中有阳，自然上升，此天然之事，不可再用药以助之。而上焦相火下降水中，全系肺、胆、胃三经下降之力。倘将胃经升之使逆，胃经既逆，肺、胆二经亦逆，相火且不能降入水中，下焦亦将无阳可升矣。升阳不能益胃，只能损胃，惟降阳乃能益胃。胃为阳腑，胃阳下降，则能纳谷，胃阳被升，即不纳谷，故曰：升阳损胃也。黄芪、防风、柴胡、羌活、独活升而兼散，合并用之，升散之猛，实非寻常，仅止芍药一味，降而兼收。此方升多降少，如下焦阴分、阳分不足之家服之，必将阳根拔走，可畏也。肺气不足之家服之，肺气遂散而不能收，可畏也。造化之气，有降然后有升，春生夏长，由于秋收冬藏。小建中汤之治虚劳，全身有病，而方法只在补中气，降胆经相火，升降平匀，运动乃圆。本不可偏，而偏于降者，尚可成升之功，偏于升者，必致坏降之事，可以思矣。

黄芪鳖甲散

此方看其补水养阴，固卫助阳，泻肺热，理痰咳，退热，升阳云云，甚觉得宜。吾人多喜用之，却能见效者少。盖此病，即小建中汤，胆经不降，相火散逆，因而津枯肺逆，土败之事。相火散逆，柴胡最忌；生姜极伤肺液，不宜虚咳；黄芪升提，盗汗、咳嗽均有过无功。"升阳"二字，骨蒸晡热，皆所畏者也。此病补阴，不可犯寒凉；固阳，不可犯燥热。肺气虚逆，不可通泻，中虚络滞，尤避横满。此方除柴胡、生姜、黄芪升散最忌外，他药亦嫌未尽恰合机宜。此病本来难治，不如用鳖甲、龟甲以养阴，甜苁蓉、刺蒺藜以养阳，山药、扁豆以养脾胃，首乌、艾叶以活血去瘀，作丸多服，尝有效者。盖寒凉燥热，通泻横满诸弊，皆可避去。肝胆二经既得温润，升降自易调和，相火与肺、肾、脾、胃均蒙其益，自然络通热退，各病自愈。仍小建中汤之原理所变通而来之法，小建中汤甘味甚厚，如应当用小建中，服后不甚相宜者，用四君子汤加芍药，必效。避去甘味，亦建中之理也。虚家用药治病，不如用药补助本身之气的运动以去病，为有效也。

秦艽鳖甲散

治风之药，大忌升散，柴胡切不可用，因风乃木气疏泄之病也。虚劳之热，须从热之来源处治之，不可用地黄、青蒿，寒凉之品，败火败脾，脾土一败，咳必更加，食必更减，病必更重矣。虚劳病，皆本气不足之病，不治本气，徒用升散寒凉以去病，本气更伤，病气更难解除。经方小建中汤与薯蓣丸，实为治虚劳之大法。本书经方用法篇，玩味有得，自知升散、寒凉、通泻等药之误。乌梅补木气最佳，当归养血，须防湿脾滑肠，肠滑脾湿，食即大减，虚劳大忌肠滑食减。

秦艽扶羸汤

凡咳嗽，骨蒸，自汗，皆胆经相火上逆，刑克肺金之故。所以仲景小建中汤，重用芍药，降胆经，敛相火，而以养中之甘药和之。虚劳必咳嗽，芍药降胆经，敛相火，肺金安宁下降，咳嗽自愈，并不用治咳清火之药。此方柴胡升胆经，拔相火，切不可用。地骨皮极败阳气，虚劳之病不宜。生姜燥肺，虚咳大忌。余药均佳。秦艽补益肝胆，达木息风，虚劳妙药。凡咳嗽之病，肺家自病者，只有感冒风寒，肺络阻滞，不能下降之咳嗽。此外之咳，皆他经不降使之咳也。不治他经，徒治肺经，治咳之药，不是降气，就是降痰，伤气伤液，肺必受伤，既伤之后，咳必更加，此不可不分别者。有痰为咳，无痰为嗽。嗽为热气上冲，世以无痰为咳不合。周礼疾医，冬有嗽，上气急，此病嗽而上气，用白菜心一个，黄豆一把，煎服神效，养液降热也。《金匮》麦门冬汤治咳嗽上气，麦冬清降无痰上气之嗽也。

紫菀汤

此病无肝胆相火之事，仅只肺家受热，伤及肺阴，故诸药皆极相宜。金、土二气相生，养阴之中，加以养中之品，平和可法之方。凡虚劳病，一经发热，便有肝、胆、相火的关系，牵连即多，不如土、金之病，一定不移者，易为处治也。君臣佐使，于理不通，古人于此拘执，未免附会。方药所以治病，必病中有君臣佐使的事，而后药方有君臣佐使的法治。病须于"认定着落"四字上用力。如小建中汤的病，系胆经相火不降，故重用芍药，饴糖能和芍药的苦味，养中气，养津液，能去瘀生新，故多用之，非饴糖为君之谓也。认定胆经相火不降，则重用芍药，便有着落，以此类推，便可扫除凭空猜想之弊。圆运动的河图了然于心，"认定着落"四字，自有办法。

百合固金汤

肺秉造化大气之金气而生，其性收敛下降，乃自然之事。除感受风寒，肺络阻滞，降不下去，因而咳逆外，内伤咳嗽，非肺之过，乃胆经之过。缘人身十二经，惟胆经最易逆升，胆属阳木，而化相火，火性阳性，皆易上升，胆经逆升，化火上腾，木性上动，阳木之性尤善冲动，木火冲动，肺金被克，肺气因之不降，而咳嗽生焉。圆运动的气化，无一息之停留，不往下降，必往上冲，此肺经咳嗽之由来也。肺逆，则津液之源枯，木气疏泄，火气烧灼，皆伤津液，此方二地、麦冬、玄参、百合大补津液，润肺下降。肺逆则滞，贝母、桔梗以疏肺滞。归、芍以养木气，使胆经随肺经下行。甘草以补中气。原解不欲苦寒以伤生发之气，则甘草当以制过为宜。此方不用苦寒，只用甘凉而疏通之品，不用半夏、枳壳，只用贝母、桔梗一派和养之品，可为滋阴养液之善法。惟桔梗善于排脓，降性甚缓。人谓其载药上浮，不可为训，肺家药须下降故也。此方用之，利用其排脓之能，以活动二地、麦冬、玄参、百合之凝性耳。此方所治之病，其人必干咳痰少，且能吃饭。如咳而痰多，饭食已减，便不可用二地、麦冬、百合以败脾胃也。百合性凉，食少者忌用。

补肺阿胶汤

此方治肺虚火盛，清热降气，与增液补气之药配合适宜，真妙方也。李时珍云：马兜铃，非取其补气，乃取其清热降气，肺自能安。其中阿胶、糯米乃补肺圣药云云。所谓"认定着落"，甚为明显。吾人对于古今有效药方，只需根据所用药性，便能寻出见效之理。李时珍立言之法，可以思矣。马兜铃性劣慎用，凡咳嗽可用滋润药者，饭食必多，润药败脾胃也。

小建中汤

此方解释，详注经方用法篇。汪解不及降胆经相火一层，便失根据，既无认定，自无着落矣。

益气聪明汤

此方原解治耳聋目障，人身下部之气宜升，上部之气宜降。耳聋目障者，上部之气不降，浊气逆塞也。乃用蔓荆、升麻、葛根、黄芪一派升药，使上逆之气益加不降，不敢信其能见效也。如耳聋目障，由于清阳不升，乃下焦阳气虚少，升不上来。圆运动的原则，上下升降，互为其根，下焦清阳虚少，升不上来，所以上焦浊阴填实，降不下去。今既下焦清阳虚少，法当温润肝肾，以增下焦阳气，有阳则升，自然之事。乃不事温润肝肾，以增下焦气，反用一派升散之药，使下焦微阳拔根而去，此李东垣偏升之误也。

发表之剂

麻黄汤　桂枝汤　麻黄桂枝各半汤　大小青龙汤　葛根汤

了然本书古方用法篇与伤寒方解篇之解释，自能辨别原解之何处为非，何处为是。

升麻葛根汤

升麻、葛根乃手阳明大肠经下陷之药。原解谓其发散阳明表邪，《伤寒论》云：阳明之为病，胃家实也。胃阳以下降为主，最忌升麻、葛根。足阳明胃经下降，手阳明大肠经上升，是整个的圆运动。伤寒，阳明表证，项背几几，于麻桂方中加葛根。项背几几，项背有反折之意，项背反折，乃手阳明大肠经不升之态。葛根升大肠经，大肠经上升，胃经自然下降而病解，古人用升、葛之意，原是如此。此方不问有无大肠经不升之证，升、葛并用，发散阳明表邪。又谓升、草升阳解毒，故治时疫，不问疫毒从何经而生，统以升阳为事。又云：既治阳明发热头痛，又治无汗恶寒。恶寒无汗，乃敛闭之象，升药性散，本甚相宜。阳明头痛发热，乃上逆之象，切忌升散。含糊立方，于"认定着落"四字上讲不下去，不可为法也。

九味羌活汤

外感之理，不外荣气疏泄而发热，卫气闭束而恶寒。外感之法，不外芍药敛荣气之疏泄，麻黄开卫气之闭束。芍药、麻黄性皆下降，故又用桂枝温达之性以调和之。荣卫一郁，中气必虚，故又用炙草以补中气。任何变通，当本此旨，不可偏用发散，而偏于上升之药，因荣卫升降，是整个的圆故也，九味羌活汤，羌活、白芷、川芎升散之性皆烈，合并用之，其力极峻，又加生姜、葱白之温散，谓可以代麻黄、桂枝、青龙各半等汤，不免贻误后学。初病外感，更无用黄芩之寒、生地之腻之理。此方升散力大，阴阳并伤，十分危险。原解谓阴虚禁用，是明知偏于升发，却又用之以教后人，此不明荣卫寒热之原理之弊也。如于麻、桂各半之证，不敢用麻、桂之药，可用薄荷、桑叶代麻黄，以开卫气之闭束。仍用芍药，以敛荣气之疏泄。如不用芍药，可用黑豆，以清荣热，而止疏泄。冰糖、大枣、豆豉以补中气。如恶寒甚者，仍加入麻黄、桂枝少许。脉象柔润者，并可仍用炙草，无不汗出病解，毫无流弊。我见用九味羌活汤，一脉升发温散之药，多有汗出而生他病者矣。此方为时方中发表最误人之方。

惟秋燥感冒，恶寒发热，鼻流清涕，脉紧不浮者，服之甚效。秋燥感冒，恶寒发热，病在肺家，不在荣卫。因秋金凉降则气通，秋金热燥则气结。肺主皮毛，皮毛主表，表气结塞，故恶寒发热，肺热则流清涕。羌活、川芎、白芷性极疏泄，最开结气，黄芩、生地善清肺热，故甚效也。细辛、生姜伤耗津液，不用为妥。原解谓羌活、防风、川芎、细辛、白芷、苍术各走一经，可代桂枝、麻黄各半等汤，驱风散寒，为诸路之应兵。不知卫郁恶寒，尚可用羌活、川芎、白芷之升散，助疏泄，以开卫闭。若荣郁发热，而服升散之药，则疏泄更甚，热必更加，贻误后学，其害大也。

外感病在荣卫，如不汗出，则入脏而病三阴附子证，或入腑而病大黄证。外感病在肺家，如不出汗，始终病在肺家。九味羌活汤非桂枝、麻黄之荣卫方，乃肺家之外感方耳，所谓驱风散寒，各走一经，无理无法，切当戒之。

十神汤

葛根、升麻、川芎、白芷升散猛烈，合并用之，为害大矣。又加紫苏、麻黄之大散，非将人的中气升散亡脱不可。虽有芍药一味，能事收敛，无补于事。况且全无中气之药，又加生姜、葱白同煎，治风寒而感头痛，发热无汗，恶寒咳嗽，鼻塞，于荣卫、中气之理相去太远。须知风寒伤人之后，乃人之荣卫分离，中气太虚，荣卫本气自郁为病，非风在人身中为病。此方大升大散，全是想将风寒散出提出的主旨，不知调理本气，时方中最坏之方也。即云：治瘟疫，乃是热病，热病只有清降，不可升散也。

神术散

一派燥散，而谓各走一经。燥药能治阴湿之病，必加阳燥之病，此方乱极矣。此方与十神汤、九味羌活汤，后人于外感病，多喜用之，下咽之后，小病变成大病，中败津伤，祸事起矣。

麻黄附子细辛汤

此方所解甚是，发表温经之"经"字，改为"脏"字，便完全合法。

人参败毒散

"毒"字原解云：即湿热也。湿热乃病，岂可谓毒？至云羌活理太阳游风，独活理少阴伏风，太阳与少阴同时为病，应有如何症状，并未说明。又云川芎、柴胡和血升清，枳壳、前胡行痰降气。血不和，清不升，痰不行，气不降，应有如何症状，亦未说明，统而曰毒，时行感冒，可谓之毒乎？喻嘉言曰：暑、湿、热三气门中，以此方为第一。乃不明列症状，指出原理，以立用药之所以然的根据，按之"认定着落"四字之义，令人无法下手。窃以暑、湿、热三气方法之最妥者，王孟英医案中甚多也。孟英先生于暑、湿、热三气之病，多用清降药，少用温升药，与病机适合，裨益后学多矣。人参败毒散，升散药多，清降药少，于秋金燥结之感冒，亦甚相宜。

再造散

此方既认定阳虚不能作汗，则姜、附等药，自有着落。阳药之中，加用芍药，使阳药不燥动木气，尤见高妙。惟阳虚不能作汗，必须将阳虚症状补出，乃臻明显。至于外感之病，服汗剂不能作汗，不止阳虚一端。如气虚中陷之人而病外感，服补中益气汤，微汗而愈。血虚之人而病外感，服四物汤，稍加薄荷、桑叶，微汗而愈。如热伤风之人，服二冬膏，不加表药，下咽之后，不必微汗，立刻而愈。因外感伤着荣卫，乃荣卫自病，非风寒在人身内作病。汗乃荣卫复和之液，阴阳和则荣卫和，并非用药将汗提而出之，然后病愈，乃阴阳和而病愈耳。故外感之病之法，以调荣卫本气为主，并非驱风提寒也。此理不明，所以九味羌活等汤，升而又散，只恐风寒驱之不尽，提之不清，后人学之，外感轻病，治成内伤大病者多矣。

荣卫乃人身整个的圆运动，阳虚、阴虚、血虚、气虚皆能使整个的圆运动至于不圆，补阳、补阴、补气、补血皆能恢复其圆，故补阳、补阴、补气、补血皆有作汗之可能。

麻黄人参芍药汤

原解治虚人外感。又谓东垣治一人，虚热吐血，感寒，一服而安。东垣治效此病，乃因一人之病，立一人之方，未可定为公共之法。虚人外感，须多顾中气，少用表药，乃是大法。脉象虚而润者，炙草、大枣以补中，薄荷、桑叶以治卫闭之恶寒，芍药以治荣郁之发热。脉象不润或枯燥者，淡豆豉、冰糖以补中，薄荷、桑叶以治卫闭之恶寒，黑豆以治荣郁之发热，无有不效。外感以后，再用少许素日调养本病之品。因素日有虚病之人，一经外感，伤其荣卫，荣卫一郁，中气必虚，中气一虚，本病必加，故外感以后，须继以调养本病也。治虚人外感，见其脉象甚虚，形色不足，必须问其平日有何旧病，用药不犯旧病便妥。此方麻、桂之性甚猛，黄芪、五味补力甚大，麦冬败胃，均非虚人外感可用之品。细玩此方，令人疑惧吾人学医，贵知原理，不贵死守成方，知原理可以应变于无穷，守成方岂能以死方治活病？时方不可不讲用法者此也。原解谓芍药安太阳。"太"字可疑，芍药降胆经之药，谓为安少阳则可。

神白散

白芷，刚烈上升，与甘草、豆豉、姜、葱同用，治感寒尚嫌其升散太过，治感风则疏泄更加，其弊有不可想象者。前人好用升散之药以治外感，总因不知外感之病乃荣卫被风寒所伤，而荣卫自病故也。差之毫厘，失之千里。一如治温病不知是本身的木火疏泄，误认为伏邪化毒，遂用寒散之药以驱毒邪，药一下咽，病加神昏，以为病重药轻，将寒散之药加重用之，火败胃败，连泻而亡。本书温病篇的原理，救济治温病之误，按事实来说，前人贻误后人之处大矣，后用葱豉代麻黄汤，如不见效，须加盐少许，或加冰糖，见效乃速，因加盐、冰糖，俱大补中气，须中气有力，乃能调和荣卫也，豉之养中，力量稍薄，不用姜最妥，不可太散耳，用生姜治外感，大大误事，外感宜生姜者太少也，如此则白芷一两，岂不险哉。时方中羌、独、升、芷、柴、葛等，大升大散之方，西北方且不可用，东南方更不相宜，秋冬且不可用，春夏更不相宜，壮人且不可用，小儿、老人更不相宜。仲圣桂枝汤、麻黄汤，为治风寒感伤之祖方，麻黄、芍药俱是降性，桂枝之性，能升能降，并不偏散，认清此二方之理法，然后知偏升偏散之不合理不合法。

攻里之剂

三承气汤

三方原解均好，惟云传入胃腑，事实上乃胃腑自病，详本书《伤寒论》原文读法篇。

木香槟榔丸

攻坚破积之品，全队出发，如非实滞之病，误服则中气被伤，百祸立至。果有实滞，每次少服最佳。惟用之于泻痢，须详审确系实滞之泻，实滞之痢，乃可用之。张子和论实滞之病，用攻破之方，效验明白，可以为法。但须先将中气之理、河图之理明白之后，再研究子和之方，乃少错误。原解宿垢不去，清阳终不得升。去垢并非为升阳也，垢去则运动圆而阴阳和，中气复也。汪氏亦爱升阳偏矣，知阴阳贵和，则知阳气不可偏升矣。

枳实导滞丸

荡积清热泄湿方中，加茯苓、白术以顾脾胃，而荡积之品，又不如张子和木香槟榔丸之多。此方适用之病，当比木香槟榔丸之证为多。孙真人云：胆欲大，而心欲小。窃以为治病之方，以适合病机为主，非所谓胆大、胆不大也。吾人当于"适合"二字上，用切实功夫。本此方用茯苓、白术之意，以应用张子和之法，较完善耳。

温脾汤

人谓古人寒热兼用，乃互相监制之意。其实乃人身既有寒病，又有热病，故用温药以治寒，又用寒药以治热。按"认定着落"四字之义，此方应解作干姜、炙草、人参以理中焦，附子以温下焦，硝、黄下结积，不用枳、朴以伤气，而用当归以保血液。于温燥药中加当归以保血，引阳入阴，以阴养阳，极妙之法，此中下素寒而有热积之方也。此方分两详系古法，何如用丸为妥？不必一次重用，荡积总以缓下为稳。

蜜煎导法

结燥只在肛门，不在肠胃，此法最佳。如虚人病肛门结燥，用独参汤凉服，津液自生，大便自下，猪胆汁灌入肛门，被肠胃吸收而上，亦能寒伤胃气，仲圣于阳明液虚用猪胆汁，因阳明病液虚，原有燥热之气，宜胆汁之寒耳。

涌吐之剂

瓜蒂散

误用吐法伤人，甚于误用汗、下，因脾经主升，胃经主降，脾、胃为诸经升降之关门，整个圆运动之中心。脾经升，则肝、肾、大、小肠诸经皆升，胃经降，则胆、肺、心经、心包、膀胱诸经皆降。吐法极伤胃气，能使胃经上逆，胃经一逆，伤及胃阴，胃阴不降，便自吐不止，不能固守中气之阳，中气遂因之减少，以致于死，不死亦难于复元，非比寻常之误也。鹅翎探吐，手指探吐，较之用药，其害为大。探吐之法，乃直接吐法，足以引起胃经非往上吐不快之势，用药之吐，乃间接吐法也。胃经非往上吐不快，胃气坏不能救矣。如必须探吐，只探一下，万勿再探。瓜蒂性寒，实痰、热痰黏据上脘，得之即豁。胃气主降，久据上脘之痰，凝结不活，胃气能降之使下，一得瓜蒂之寒苦，解其热实之性，痰遂活动起来，既已活动，不能停留，自然吐出。赤小豆、藜芦有毒，胃气不能相容，此毒气不能停留，亦自然吐出，并非瓜蒂、赤小豆、藜芦善能吐胃也。《伤寒论》栀子豉汤，善吐虚烦之痰者，湿热凝聚成痰，瘀停上脘。栀子，清其湿热之凝聚，痰无依附，自必吐出。豆豉，善补中气，而有宣达之能，中气得补，而运动之力增加，瘀痰得中气运动宣达之力，所以吐出。人身圆运动之力，无一息停留，瘀痰既已活动，不能下降，所以吐出，此自然之事。烧盐汤善吐寒霍乱者，盐补中气，烧过性温，中气得温补之力，于是运动之力增加，将停胃中之积冷活动起来，既不下降，所以吐出。所以胸中无聊赖而脉象又虚之人，常有服理中汤后，一吐而愈者。亦有胸中温温无赖，得食寒凉之物，一吐而愈者。皆瓜蒂散、栀子豉汤、烧盐汤之理，不必定要服瓜蒂散等药也。人每谓瓜蒂散等方，能将胃脘之物提而吐之，离医理远甚矣。赤小豆有两种，半红半黑者，乃吐药之赤小豆，甚红如朱，有毒，亦名相思子；全紫红不黑者，乃除湿健脾之赤小豆，其红不鲜，粮店有卖者，名曰小红豆，亦名红饭豆。

稀涎散

中风痰升眩仆，此中气先败，然后痰涌之病。中气败而人仆，中气与荣卫俱坏，大事也。人身气化，是整个的圆运动，脏、腑、阴阳交互于内，荣卫、阴阳交互于外，互交之机，根于中气。中气左旋，则阴气升而交阳，中气右转，则阳气降而交阴，旋转升降，圆而又圆，内不生痰，外不眩仆。一旦痰升眩仆，此内外交互的阴阳，忽然分开之所致，而必由中气先败也。详本书处方基础篇，黄芪五物汤。此时须看脉象如何，如脉象粗盛，气实牙紧，可先用稀涎散之法，以通关窍，随用四君子汤，以复中气；如脉象虚微，必须先进理中汤，先顾中气，然后化痰。如不先顾中气，中气一脱，尚何化痰之云乎？稀涎散过于恶劣，可用灵宝丹或万金油、如意油等以代之。原解谓皂角专治风木，是不知风木为何事之言也。世以风宜散之，皂角通散非常，散风最速，岂知风木之病，愈散愈重乎？倘并不痰涌，亦不眩仆，但忽然昏迷，不知人事，须以脉象为定，多有阴虚阳越化火，上干心肺者，清降心、肺之热，养中顾气，自然清爽。如用猛剂通之，或用猛剂补之，皆能使病加重也。

和解之剂

小柴胡汤

原解谓柴胡升阳，未言升何处之阳，黄芩退热，未言退何经之热，不免含糊，详本书处方基础篇。

四逆散

四逆者，厥也。阴证而厥，为里阳虚，里阳虚，不能达于四肢，故手足厥冷。阳证而厥，为里阳实，里阳过实，将外阴隔阻，外阴不能与里阳交合，逐孤格于外，自现阴之本气，故四肢厥冷。芍药、枳实泻里阳之实，使阴气内交，阳气外达，故厥愈。柴胡能将里阳升达于外，炙草补中气，以为阴阳交合之媒也，此方清热解结之功为多。阴证之厥，肢冷如冰，阳证之厥，不过手足较凉耳。

黄连汤

腹痛乃中气虚寒，呕乃胸膈湿热，故用理中之法以温寒，黄连、半夏以除湿热。中寒上热，理中与黄连并用，是为定法。病连荣卫，故用桂枝、大枣以和荣卫。原解谓此药属太阳、阳明药，荣卫即是太阳，本说得去，"阳明"二字无着落矣。

原解所云，丹田有热，胸上有寒，仲景亦用此汤。查"丹田有热，胸中有寒"二语，乃《伤寒论》湿病经文，"寒"字作"痰"字解，言下有热上有痰，湿痰被下热熏蒸，则舌上如脂膏之白，并无用黄连汤之文。汪讱庵八十老人，乃曰：丹田有热，胸中有寒，仲景亦用此汤，果何意也？丹田有热，无用干姜之理。《伤寒论》：太阴病，腹中痛，欲呕吐者，黄连汤主之。腹中痛为中下寒，欲呕吐为上热，中下寒故用干姜，上热故用黄连，认定着落，有如此也。

黄芩汤

荣分之热，与少阳相火之热合并，热性散动，伤及金气，不能收敛，故利也。热利与寒利不同之点甚多，详本书古方篇。芍药解荣分之热，黄芩解少阳之热，甘草、大枣养中气也。利乃泻利，痢乃木气郁结，里急后重，芍、芩疏解郁结，故愈。虞天民曰：芍药不惟治血虚，兼能行气。芍药能和木气，不能治血虚。芍药治腹痛，亦和木气之功，非能行气，不可含糊。芍药不加甘草，极败脾胃之阳。芍药能治血虚，血因木气疏泄生热而虚者，芍药清木热，故治血虚。

逍遥散

原解极好，木气不郁，则中土旋转，全体皆和，妙方也。惟《医贯》云"木喜风摇"四字，不合医理。风乃木之病气，风气盛，木气衰，当改为木恶风摇才是。

藿香正气散

此方善治山岚瘴气，不可以治外感内伤。缘瘴气之病，寒、燥、热、湿之邪气混聚于胸，令人呕吐烦满，故外散内消并用，病即能愈，因有可散可消之物也。而降药多于升药，以开利胸膈为主，尤得扼要治法。邪气既去，正气自伸，故曰正气。其他外感内伤，如亦用之，内伤之病忌外散，外感之病忌内消，皆伤正气，无有不误事者。常见有寒霍乱之病，服之而气脱者，虽有术草，弗能救之。此方须认明是岚瘴之病之方，非外感内伤之方，不可含糊。原解谓正气通畅，邪气自已，其实乃邪气消除，正气乃畅耳。因有藿香之"藿"字，遂以为是治霍乱之方，可乎哉？

六合汤

此方以四君子汤加生姜、大枣，养中顾土为主，藿香、砂仁、半夏降胃理气，杏仁降肺，木瓜和木为辅。所谓六合，如此而已，非御风、寒、暑、湿、燥、火六气之谓也。夏日之病，由脾胃湿滞，胃逆脾陷，肺气不降，肝胆不和所致，故此方为夏日治病之要法。夏日伤寒加苏叶，夏日伤暑加香薷，亦甚平稳。"伤寒"二字，非麻黄汤证之伤寒，不过微感寒气云耳。"暑"乃相火之逆气，世谓暑甚于热，非是，详本书原理篇。夏日伤暑加香薷，香薷性散，不如藿香性降，夏暑宜降不宜散。

清脾饮

疟病寒热，荣卫之滞，脾胃为荣卫之本，荣卫滞者，脾胃必滞，故消滞健脾为治疟之大法。原解极好。风、热、暑、湿、燥、寒皆能使荣卫、脾胃阻滞而成疟，虽以消滞健脾为主，又须看六气之中，何气病多为治。荣卫之滞，由于金气、木气之结，详时病篇。

痛泻要方

土败木贼，须扶土和木，此方甚佳。吴鹤皋所云，可以为法。如脉象微小，当用《伤寒论》"少阴篇"真武汤，温补脾肾，兼和木气为治。

表里之剂

大柴胡汤

此汤与芍药柴胡加芒硝汤、桂枝加大黄汤详本书伤寒方解篇。非将《伤寒论》整个原理明了，不能研究此方也。

防风通圣散

此方专治表里实热之疡毒，方用散而不用汤，表里两消，又有顾中之药，实质之病，自见功效。后人以之治外感内热，病在气化不在实质之病，理路不清，次序不分，非经验宏富、确有理解之高明医家，不敢用之。如不用散而用汤，难免鲁莽之祸矣。

五积散

时方最喜一方，之中各药皆有，各病皆治。不善学者，往往依样葫芦，治误了病，寻不出误之所以然。此方与防风通圣散、九味羌活汤是也。原解谓一方统治多病，惟善用者变而通之，苦口婆心有益后学之言。医学高明之医家，立方治病，不过数味，见效极神。盖能分别何病为主要，何病为附带，何病为原因，何病为影响，以定施治先后之次序。常有只治一病而诸病皆愈者，有原理以为贯通也。善用者变而通之，须如此变法，如此通法。

三黄石膏汤

三焦表里郁热，至于谵语发斑，非大寒之品，不能平去其热，非胃气闭束不开，里热不能郁成如此之盛。故此方极效。石膏性寒味辛，能散能通，不仅平热而已。燥热伤津，经脉闭塞，石膏神效。惟须脉证确切，乃可用之，寒证误用杀人，虚证慎用。

葛根黄芩黄连汤

凡《伤寒论》之方，须在《伤寒论》整个病理中作整个的研究。徒研究一方，无法解说，况属伤寒坏病之方，更无法解说。详本书伤寒方解篇。成氏之说合否，明了伤寒方解自知。

参苏饮

外感方中用人参，不如炙草、大枣、冰糖为稳。去人参、前胡，加川芎、柴胡，名芎苏饮。芎苏饮，葛根、川芎、柴胡升散太过，甚不妥。外感方不可偏于升散，香苏饮较妥当。

茵陈丸

同时而汗、吐、下三法并用，非将人治死不可，此方大可为戒。"时气毒厉"四字，毫无根据。时气如何有毒厉？时气不和为病，亦只不和而已，何至毒厉？况时气不和为病，皆是虚证也，详本书温病篇。

大羌活汤

两感伤寒，一日两经，阴阳同病，《内经》原有明文。编者四十余年，于事实上未曾经验，未敢妄参末议。

消补之剂

平胃散

夏日土湿中寒，易生满滞，此方极佳。理中丸，干姜、白术温而守，此方厚朴、苍术温而散，一方无滞，一方有滞，用错不得。厚朴，甚伤气分，最助疏泄，阴虚之家忌用。

保和丸

确系饮食内伤，此方服少许，所停饮食即顺下而愈。如脉虚者，加白术数分，煎汤送下甚妥。因是一派消药，虽平和之品，亦伤中气也。此方所治停食之病，其外证必系微发热，不思食，或仅嗳酸也。甚者则大便泻下次数甚多，小便亦利，腹痛发热，不欲起立，此方亦效。如大热大渴，腹泻清水，腹满痛拒按之宿食证，此方不能见效，须用大承气汤下之乃愈，舌上必有干厚黄苔也。如保和汤证用乌梅二枚，白糖二两，浓煎温服，颇见特效，乌梅大补肝胆二经木气，木气得补，升降有力，左升右降，胃间运动力增加，故食消病愈。

健脾丸

此方消补兼施，如气分不热而偏寒者，枳实慎用。荷叶包陈米饭为丸，引胃气及少阳甲胆之气上升，"上升"二字未妥。胆胃以下降为顺，胆胃之气下降，肝脾之气上升，升降复旧，运动有力，故食消耳。小儿停食，脉虚不能用理滞药者，用扁豆养胃、藿香降胃亦效。胆胃之气，如引之上升，食必更停矣。

参苓白术散

平补之方也。桔梗降肺，其性缓降，并不上浮，肺经药都降。

枳实消痞丸

干姜、黄连并用，升降的运动增加，故痞消耳。非尽枳实之功也。

鳖甲饮子

久疟不愈，中有积癖；久疟不愈，肝脾必虚。消补兼施，可以为法。乌梅大补木气，木气旺而疏泄通，是以寒热不作而疟愈。原解取乌梅酸敛，不合，愈敛则愈不通，疟益不愈者。

葛花解醒汤

葛花、青皮性凉，砂仁、豆蔻、木香、干姜、神曲性温，温凉并用，升降活泼。用四君子汤补中、补土，而不用甘草，酒家忌甘味，甘草性壅故也。此方温药比凉药多，此必经验有得，见酒家胃气多败于酒后吃水果故也。酒醉则土湿中虚，继以水果生冷之寒，故酒后吃水果者，将来胃气必败。

理气之剂

补中益气汤

此方王孟英称为补中升气汤，中气下陷者宜之，如气虚不陷者忌用。中气乃整个圆运动之枢轴，只宜居中，不可升上。东垣升柴云云，于阴阳互根之理，尚未了了。阴阳互根，是个圆的，东垣云云，是个直的。虚劳内伤，都是阴虚，切忌升药。阳虚外感，则甚相宜，阳气下陷，不能升发，此方宜之。此方能治阳虚外感，可见外感之病，乃中气、荣卫因风寒之伤而自病，故补中而荣卫自和，病即自愈。可以证外感病，非风寒入了人身作病矣。

乌药顺气汤

中气，中风，气是本身之气，风亦是本身之风。中气则肢冷口噤而脉伏，伏者非常之沉而有力，闭也，故用开药、通药甚效。中气无痰，中风有痰，有痰则中虚，脉必不伏，便不可用开药。有痰而脉伏，仍是中气。许学士云：中气之病，不可作中风治者，中风脉不伏，肢不冷，口不噤，须用补中药兼柔风豁痰药，中气只可开通，不可补中故也。喻嘉言曰：中风证，多挟中气者，气如通畅，则运动圆，不病风也。惟须认明风是本身木气不和之气便稳当，此"中"字作"病"字看，病起仓卒，故曰中耳。若作"中"字看，便无办法，"中"字只有中外来的邪，哪有中本身之气之理？

越鞠丸

六郁同时并治，未见妥当。

苏子降气汤

降气降痰，贵兼补中，此方极妥。肉桂乃温降胆经之药，胆经降则相火降，相火降则下焦充实，下焦充实，则中气运而上焦清虚，故病愈也。"引火归元"四字，着落在"降胆经"三字上。

四七汤

此方名是舒郁，实是除痰，痰豁气通，则郁舒也。

四磨汤

磨服此丸散见功迅速。不用汤者，汤则一顺而下，不及磨服药质随胃气运动，逐渐开通，不伤正气。既已浓磨，则"煎"之一字，乃炖热之意，不可多煎。

代赭旋覆汤

代赭、旋覆、半夏合并用之，为降胃逆第一有力之方，非参、甘、姜、枣之温补中宫，不能胜其重坠之力。然非中气极虚，胃逆不至如此之甚。则参、甘、姜、枣乃因中虚而用，非以御代赭、旋覆、半夏重坠之力而用。而胃逆至于痞硬、噫气，又非代赭、旋覆、半夏合用不为功。认定着落如此。

绀珠正气天香散

方中用干姜，必脉有寒象，一派辛通，此方慎用。

橘皮竹茹汤

原解极妥[①]。

丁香柿蒂汤

柿蒂，温降而有敛性，故效。原解妥当。

定喘汤

原解甚好，惟云麻黄散表寒未妥。因麻黄之治喘，因其能降肺气也。不可因《伤寒》用麻黄汤，遂认此病之用麻黄为散表寒。即如《伤寒论》：太阳病发汗后，汗出而喘，用麻杏石甘汤。麻杏石甘汤之用麻黄，乃以之降肺气之逆，非以之散表证之寒。汗出乃肺燥，故用石膏以清肺燥，发汗后不可再用麻黄。岂有发汗后汗出反用麻黄之理？可见因喘而用麻黄，非因散表寒而用麻黄也。定喘汤治喘而哮，喘而哮，此肺气实逆，虚喘则不兼哮。

---

① 请参照《汤头歌诀》之原文，下同。

理血之剂

四物汤

川芎性温而升，芍药性寒而降，当归性温而动，生地性凉而静，升降动静相配，最宜肝胆二经，又皆质润而厚之品，实为养血妙方。但只能养血不能生血，生血须脾胃气和，饮食增加，饮食精华乃化成血。四君四物，气血双补，其实乃四君健运于中宫，四物乃能灌溉于四维，和平之方也。十全大补加黄芪之上升，肉桂之大热，则非普通补益之方，乃大虚之方。十全大补去黄芪、生地、甘草名胃风汤，治肝风客于肠胃，风气疏泄克土，是以飧泄而完谷不化，参、茯、术培土止泻，归、芎、芍、桂养肝息风，去芪、草则中气易于运动，去生地之湿也。瘕疝者，土败木枯而风动，胃风汤培土润木也。牙闭亦然，故并治之。

人参养营汤

川芎、黄芪，其性皆升，故十全大补，不甚平和。今去川芎而加五味，不偏升散，名曰养荣，名实相符，荣血不喜升散也。薛立斋之言，亦须以脉证加减为妥。远志，其性窜动，最伤膈上津液，心经不足者忌之。世以"远志"二字之字义，遂以为补心，不妥。

归脾汤

怔忡健忘，皆厥阴心包相火之气不降之故。肠风崩漏，皆厥阴肝经木气不升之故。不升不降，血液枯耗，中土受伤，故此方用参、甘、苓、术以补中健脾，当归、龙眼以养血泽枯，远志以燥膈上湿痰，枣仁以补心包下降之气，木香温降胆经以助肝经上升，黄芪、姜、枣以和荣卫也，荣卫和则血液运行不往外散，故曰归脾也。

养心汤

心气下降则安宁。中气不虚，血液不枯，痰涎不滞，然后心气下降。参、甘、苓、芪以补中气，归、芎、柏、枣以补血液，半夏、远志以除痰涎，肉桂温降胆经相火，五味补肾，以藏纳下降之相火与心气。心气不宁，皆心包相火与胆经不降，火气上冲之故，故养心之法，以养中、养血、除痰、降火为主。

当归四逆汤

此方原解完全精妙，惟"桂枝散表风"一语未妥，以为有外来之风在表也。欲知桂枝是否散外来之风，须明了本书古方用法篇桂枝汤解，然后知也。

桃仁承气汤

伤寒表证，未经汗解，里热与下焦蓄血结实则发狂。心主血，血热则心气被灼，神明扰乱，故狂。硝黄下结热，桃仁下蓄血，甘草补中气，桂枝益肝阳，血下则肝阳伤，故以桂枝益之。凡伤寒表证尚在，必脉浮或恶寒，此证脉沉不恶寒。凡里热已实者，表证必罢，此证小便已利，为里热已实，又不恶寒，又不脉浮，不得曰表证未除。表证如果不除，岂可用硝黄下之？然非将《伤寒论》整个明了，不可与语。

犀角地黄丸

阴虚血热之方，故皆养阴气、平血热之药，皆平和不猛。惟犀角太贵，不用犀角亦效。有谓无犀角以升麻代之，一则性降，一则性升，不可代也。

咳血方

清轻之品，蜜丸噙化，使肺经所受他经之热，徐徐降下，不伤胃气，是为清降肺热妙品。

秦艽白术丸

此方原解极好，秦艽苍术汤，秦艽除风汤，既加大黄，宜仍用丸为妥。

槐花散

肠何以会有风？大肠庚金不能收敛，则木气疏泄生风，风入大肠而病便血。庚金不能收敛，柏叶助金气之收敛；木本生火，故风必有热，槐花清风木之热；荆芥活血；枳实理肠间滞气也。此病必骤然因肝经热动而成，如久病便血，则忌用矣。久病便血，须健脾凉肝、暖肾润燥、除湿理气并用。

小蓟饮子

此方乃因热而病血淋之方，如因虚而病，则归脾丸甚效。

四生丸

鼻属肺，肺属金，金气主收敛，木气主疏泄。衄之为病，乃金气不能收敛，木气偏于疏泄之病，木气疏泄则生热，热气逆而不降，故血由鼻出。此方柏叶助金气之收敛，地黄养木气之疏泄，血出则木之温气消失，用艾叶以养木之温气，荷叶活血去瘀，四味生捣微煎，服时连渣吞下，徐徐降之，自见殊效。鼻血如有因中气虚者，单用党参三钱煎服自愈。或是血热，或是中虚，凭脉定之。大概无论何病皆有虚实，皆宜凭脉为准。常见有满指医理，而药服后不惟不效，反加病者，此不凭脉只凭书之故，切不可也。

复元活血汤

血积必在两胁，可称发明，用汤不如用丸为妙。

祛风之剂

小续命汤

"中风"二字，切须辨明外风、内风。蒙古一带，风气刚劲，偶有荣卫不固之人中之而病者。若内地，则不分南北，决无中外风成病之事，都病本己身内之风也。人身荣卫主外，中气主内，木枯生风之人，中气早虚，一旦肺金收敛之气，不能制风木疏泄之气，则荣卫偏盛，偏盛之方与偏衰之方不能调和，则喝斜不遂等病生焉。此方有麻黄桂枝之法，所以调本身之荣卫，非所以去外来之风寒。荣卫者，交济左右上下之整个力量，荣卫不能交济左右上下，于是下寒上热。所以附子温下，黄芩清上，亦合机宜。而川芎、芍药升降肝胆，以和木气，尤为治风要药。风者，木气也。参、草补中，杏仁降肺，防风润燥疏木，防己除湿，合成此方，常见奏效。人谓治风套剂，不知于外风、内风已辨别否。刘氏之论，似亦认为中外风耳。此方亦能治外风。外风伤了荣卫，荣卫自己不和，故现喝斜不遂等病。此方调和荣卫，故病自愈。虽治外风，亦非认外风入了人身，用此方将外风驱而出之，亦是治本身之荣卫与中气也。然非明白《伤寒论》麻桂两方之理，不能语此。此方名曰六经病，其实乃整个荣卫病耳。六经共和，即是荣卫，荣卫分开，乃见六经，此仲圣整个《伤寒论》之微旨也。

大秦艽汤

此方不列病证，统曰风邪散见，即不认定病证，用药便无着落。风者，疏泄之气，耗津液，煽相火，夺中气，动有余而静不足。羌活、独活、川芎、白芷刚燥升散，风病忌之。此方四味并用，以治风邪散见，只有加病，绝不愈病。归、芎、二地、防风皆能养木，乃是风药。石膏、黄芩并用，于风字不合，风病中虚，石膏绝无可用之地。即知用甘、术，为何又用石膏？风伤津液，细辛温通亦不合用。刘氏之论甚好，汪氏则仍认为外风为病，刘氏高过汪氏。

三生饮

卒中者，平日中气虚亏，荣卫偏盛，肝阳偏泄，肺阴不足，偶因一切刺激，圆运动成了直不运动，遂卒然倒地也。详本书处方用法篇，黄芪五物汤。此方甚好，惟云中腑、中脏、中经乃脏、腑、经自病。"卒中"二字，应改为"卒病"二字，方合事实。人都把"中"认为矢石中人之"中"，遂将自病的意义抹煞。如非自病，附子、人参便无着落。

地黄饮子

刘河间与《医贯》所论极好，远志、菖蒲二味通力甚大，极伤心部津液，谓为补心，不合。痰迷心窍，远志、菖蒲将痰通开，心灵自复耳。如谋根本补心之法，须养中降肺，以降胆经相火归于肾水之中，水中火足，上升而化肝木，肝木阳气再升，乃生心火也。桂、附、苁蓉、巴戟以返真元之火一语，须再斟酌，返火惟肉桂、巴戟能之，肉桂、巴戟能温胆经下降也。附子乃直补下焦之火之药，即用巴戟，可不再用附子，附子宜于阴盛阳虚、水寒土败之人，不宜于阴虚火弱之人。

独活汤

瘰疬乃中虚、土湿、木枯、金燥之病。中虚土湿，则运化无力，四维阻滞，金燥则结聚不通，木枯则风气自动，动而不通，则瘰疬也。当用养中、培土、润木、清金之法，少加活血、顺气、消食、化痰之品，徐徐调养，以复其旋转升降之原，自能病愈。此方羌活、独活、川芎、菖蒲、远志大升大散，津液受伤，肺必更燥，木必更枯，中必更虚，病必更重，未见得妥。由于火盛者，宜清降火气；由于火衰者，宜补下焦之火。方中肉桂，能温降胆经相火以归水中，补火妙法。茯神乃茯苓之气弱者，茯苓为松根之气射出所结，其气弱射不远者，则苓抱根而生，人见其苓中有根，谓之为心，名曰茯神，遂谓为补心，非是。

顺水匀气散

脉实气盛者，此方可用。然用天麻、白芷升散药治风，不知风乃木之动气，既动再散，只加病耳。总因不明"风"字之理，故相习而成此错误。脉虚气弱之家，此方切不可用，总宜养中、健脾、润木、清金、温水、降火，用整个的本气治法，整个的运动圆，方能根本解决，有功无过。凡治风病，术须慎用，因病风之人，津液必亏，脉络必涩，术性极横，用之必增胀满也。不如将术改为山药、扁豆较妥。

痛风汤

风乃肝木不和之气，有湿则挟湿，有痰则挟痰，有燥则挟燥，有热则挟热，有寒则挟寒，故治风病须兼六气之药，以调理整个的圆运动，不必治风，风自能息。如单治一方面，而不治整个，必不能好。详本书古方用法篇薯蓣丸。风入肉质之内，常住不去，则成痛风，甚为难治，病势至此，尤非从整个圆运动治起不可。此方枝枝节节，不可为法。桃仁、红花少用多服较妥。

独活寄生汤

原解极好。桑寄生活血脉、通经络，柔而不燥，远胜他药。三痹方解尤妙。

消风散

标本兼治，原解甚好。如用之不效，便是风木之病，不喜散药矣。与其用散药散风，不如养木、调中兼和荣卫为可靠。

川芎茶调散

岂有"太阳、阳明、少阳、少阴各种同风"之事？"风热上攻，宜于升散，颠顶之上，惟风药可到"等语，更是不合气化生理。局方多有此类方法，不可学以误人，风药上攻，宜用降法也。须知风乃本身木气，肝经上升，升而不降，则颠顶病风，宜降胆经，肝风乃平。

清定膏

少阳胆经自头走足，其性下降，不降则病热逆。芩、连苦寒下降，正合胆经热逆之病，乃用羌、防、芎、柴升之，无是理也。高颠之上有湿热，只有降法，最忌升法，此理至浅，容易证明。用升散治高颠之病，不合医理。惟肾、肝阳气不足，不能升到颠顶，浊阴逆塞之头痛，可温补肾肝以助阳气上升，以降浊阴之逆。然亦只宜补药，不宜升散药也。

人参荆芥散

原解甚好。

祛寒之剂

理中汤　真武汤

原解甚好。

四逆汤

原解甚好。"太阳初证，脉沉，亦用之"一句，须加声明。太阳乃表证，表证脉应浮，表证脉沉，沉乃阴寒里证，既现阴寒里证之脉，故用此方以温里，里乃表之本，里气内温，然后表气外发耳。

白通加人尿猪胆汁汤　吴茱萸人参汤　益元汤

原解甚好。

回阳救急汤

"加麝香通窍"一节，可以不必，亦不稳妥。三阴寒而至厥，此火土将败，古人干姜、附子、炙草四逆之法，回复火土，回天之功大矣。病到此时，胃中消化力弱，不宜加白术，以滞胃间转运之气。陈皮、半夏亦耗胃气，非此时所宜也。肉桂、茯苓亦嫌刚燥，不合时机。倘使肝阳虽复，肝阴被劫，岂不反生病变？虚人忌用麝香，虚证不可通散。

四神丸

原解"五更将交阳分，阳虚不能键闭而泄泻"一语，五更乃寅卯阳时，寅卯阳时而阳虚，此问题解决，温病不可吃升散、寒凉药的原理解决；小儿麻疹不可吃升散、寒凉药的原理亦解决；无论小儿、大人，一切发热而舌无干黄苔、无白粉苔，多方医治，热不见退，不可吃升散、寒凉药的原理解决；一切肤红身痒，或身起红疙瘩、红点粒，不可吃升散、寒凉药的原理解决。天人一气，中下为本。春生，夏长，秋收，冬藏，收藏为生长之本。夏长者，长春之所生。春生者，生冬之所藏。冬藏者，藏秋之所收，所收为何，阳气是也。收藏则阳气入，生长则阳气出。《内经》曰：夫虚者气出也，实者气入也。寅卯为春生之时，阳气出也，阳气出于上，则虚于下。在下之阳气，为中气之根，阳气出则下虚，中亦虚矣。寅卯泄泻，中下阳虚。温病麻疹、发热身痒等，皆收藏之阳气外出之病。阳气外出，阳气已散，故不可吃升散药。阳气外出，则中下阳少，故不可吃寒凉药。如有违反，则阳愈出而热愈增，热极则阳气出尽而人死也。人见外热不知内虚者多矣。一年之气，春气虚，秋气实。一日之气，寅卯虚，申酉实。因申酉金气将阳气收入地面之下，故实耳。人身亦寅卯阳虚，申酉阳实，所以伤寒阳明腑病，日晡则热作，日晡为申酉之交也。《内经》曰：圣人春夏养阳，不可伤阳气也。秋冬养阴，养阴气以藏阳气也。若秋冬之时，伤损阴气，阴气收藏之力衰，则阳气飞散。阳气原是动的，秋冬阳气收藏，阴气收藏之耳。此古今大惑，不可不求彻底解决者。四神丸，用温肾不偏于刚烈之品，煎入富有津液之枣肉之中，临卧盐汤送下，补益中下阳气，故病愈也。如不见效，乃肾气失藏，肝阳妄动之病，宜肾气丸治之。如仍不效，则木动生热，金气不收，宜用凉木收金之品矣，鸡鸣泄泻亦然。

厚朴温中汤

此方极妥，原解甚佳。

导气丸　疝气丸　橘核丸

三方皆佳，原解甚好。然均是止痛一时之方，非根本治愈之方。欲求根本治愈，可用大橙子一个，切下蒂皮数分作盖，将内瓤取出不要，杀鸡一只，将全付肠杂，乘热取出，装入橙内，肠杂不可洗，只将有粪之肠，剪去粪污，拭干水气，一同装入，用橙皮盖盖住，竹签签好，上笼蒸取自然汁，不可用水蒸，睡时将汁饮下，连服三个，每日一个，无新旧老少，均能除根，先天所受之疝病，亦能治好。因疝病乃肝阳结聚，不散之病，肝阳结聚，则肝阳虚损，不能自达，鸡性大补肝阳，肠杂属内藏之物，其力较肉为大，橙皮能疏结气，肝阳得补，疏泄复旧，又加橙皮以散其结，故愈。治病分本气为病、病气为病两个界限。导气三方，治病气为病之病，此方治本气为病之病。凡脉象不实之病，皆本气为病之病也。本气详本书原理篇。如无橙子，可用真广青橘皮，三钱，加水一酒杯与鸡杂同蒸。

祛暑之剂

三物香薷饮　清暑益气汤　缩脾饮　生脉散　六一散

张洁古曰：中热为有余之证，中暑为不足之证。张氏之言，乃有阅历而又合于原理之言也。热之为病，能烧灼肠胃津液，使胃中食物，炼成硬粒，使肠中粪便，烧成坚块，热蒸而上，劫损真阴，令人神识不清，舌苔黄而干，甚则焦而黑。是为胃热实证，至于热入血分，发热不退，夜不成寐，舌如珠红中兼黄苔，亦为实证，或用凉药清之，寒药下之，润药滋之，均不可用补中补土之药，此为有余热证。暑之为病，《内经》曰：脉盛身寒，得之伤寒，脉虚身热，得之伤暑。"气虚身热"四字，为伤暑之脉证。因暑乃相火下降之气，此火下降，则生中土，不伤肺气，上清下温，不病暑病。此火不降，则成暑病。下则中土失根，上则肺气被灼。香薷饮用扁豆以补中土，厚朴温降胆胃，胆胃降则相火降，相火降则暑气降。香薷性散，宜改用藿香，暑气只可降不可散，藿香能温降胆胃，使暑气下降也。清暑益气汤，麦冬、黄柏清肺家之暑气，五味、青皮助肺家之降气，参、芪、二术、当归、炙草补益中土，补气补血，神曲和中，泽泻除湿，麦冬、黄柏清肺者，因逆入肺家的暑气，即相火灼肺之热，故宜清之。升、葛则暑气所忌。缩脾饮，砂仁、草果、甘草、扁豆皆温中补土之药，乌梅培胆经，以收相火也。亦无祛暑之品。生脉散，补气生津。六一散，利水润肺。皆以清肺为主。暑月湿盛，湿盛则相火不易下降，而暑气上腾，清肺即以祛湿，祛湿即以降暑。暑气下降，便成相火，相火上逆，便成暑气也。暑气亦热气，特以相火为中气之本，不降则中土败，而肺被其熏灼。故暑病皆是虚证，与热之病实不同，事实上显明易判者也。谓暑病为虚证则可，谓暑病为阴证则无是理。惟相火不降，下焦之火无根，有阴寒腹痛泄利者，则寒霍乱之属非可曰阴暑也。暑虽是热，但只有虚无实，所以《金匮》治暑，用人参竹叶石膏汤，仍清肺与大补中气而已。如肺气不燥渴，必不用石膏也。著者尝用乌梅白糖汤热服，治暑极效。敛相火，补胆木，使暑气下降有力，故效。此数方原解均好，惟中热、中暑的"中"字，应改为"病"字，须认明是本身的热、本身的暑自病，不过经感触大气中的热、大气中的暑，引动本身之热与暑，用药乃有着落。世乃有伏暑之说，亦由叔和误解《内经》"冬伤于寒，至春变为温病，为伏气温病"臆度而来。按之事实，何尝之有？

利湿之剂

五苓散

"太阳腑"三字，乃整个《伤寒论》的名词，言腑者，为别于脏也，言太阳者，为别于阳明等他经也。"太阳腑"三字，应改为"膀胱"二字，便不多生枝节。"肉桂化膀胱气"一语无着落，膀胱主藏，气化则出，此气非膀胱之气，乃木气也。木主疏泄，木气阳足则能疏泄，肉桂温补木中阳气也。"利便消暑"句之"消暑"二字，亦无着落。人身上焦相火之气，本来下降，只因湿气阻格，故相火上逆而为烦渴。五苓散将湿气由小便利去，相火得降，故不烦渴。相火降则暑降，暑气即是相火，相火即是暑气，五苓散非消暑之剂也。肉桂乃温降胆经相火之品，五苓利湿而消暑，可见暑乃虚证。猪苓汤乃治湿而热之方，五苓散乃治湿而寒之方，寒热分别，以脉象为断。吴鹤皋之论全非。猪苓汤乃土湿木枯，肺气又燥之病，苓、泽祛土湿，阿胶润木枯，滑石清肺燥，各有着落。白术性干而横，木枯者忌之，故猪苓汤不用白术。

小半夏加茯苓汤

水停心下而至成痞，故半夏、茯苓、生姜合并用之，以行水而消痞。此方如当用而过用，与不当用而误用，皆能劫损津液，而成痨瘵。

茯苓甘草汤，加桂，除夏，治悸厥者，悸乃心跳之意，湿气在胸，隔住木火升降之路，心包相火降不下去则悸，肝阳不能升达则厥，茯苓祛湿以降火，桂枝温达肝阳，故悸厥皆愈。桂枝亦能治悸，足厥阴肝经能升，手厥阴心包自降也。

肾着汤

姜、苓、术、草阴虚慎用。风水的"风"字，即本气疏泄之气。水阻木气，木郁风生，故汗出。水湿伤及荣卫，故身重。黄芪通表，防风行水，白术、姜、枣补中土，和荣卫，故愈。防己性恶，不可常用。

舟车丸

猛药攻水，未见妥当，参看下方。

疏凿饮子

上下表里分消，凡药能达到上下表里须本身中气通达到上下表里。阳水实证，脉象充足，故能达到上下表里。若虽阳水，脉气力量不实，亦不能达到上下表里。凡水证治于未成之先，较易于水病已成之后。因人身水道，外则汗孔，内则小便。荣卫调而肺气舒，则汗孔通，肝胆和而膀胱降，则小便利。而要非脾胃健运，中气四达不为功，水病已成，荣卫、肝胆、肺与膀胱本来的作用已失，内外的水道已开，欲以舟车丸将水从大便攻出，愈攻水道愈闭，势所必然。不如疏凿饮子较为活泼，然总不如先疏汗孔以通水道，使水仍循旧道而去为有望。张隐庵先生治一水肿，用苏叶、防风、杏仁开通肺气，汗出之后，小便随之而利，肿立见消，继以扶脾暖肾之品调养而愈。膀胱经行身之表，肺则统主皮毛，膀胱经随肺气以俱通，故得汗之后，即得小便也。经方治水肿热证，麻黄兼石膏，疏清肺气，汗出尿利；水肿寒证，麻黄兼附子，总以疏肺气开汗孔为主，皆兼养中之药。又有水肿病，单用羊肉浓汤去油淡吃，而尿利肿消者，羊肉补木气助疏泄，木气疏泄则尿利也。据苏叶、防风、杏仁、麻黄、羊肉之理求之，则不惟舟车丸无理路可用，即疏凿饮子亦非有效治法。又有西瓜一方极效，方用大西瓜一个，切下蒂皮，掏去瓜瓢瓜子，装入独头大蒜连皮四十九枚，砂仁四两，装紧之后，将蒂皮盖上，竹签插稳，用陈酒坛泥头土陈酒泡散、捣细，包瓜约一寸厚，于净泥土上挖坑，用砖将瓜架空，以木炭烧之，须瓜之周围俱有炭，约炭二十斤，炭烧完，次日将瓜内之药研末装瓶，每服三钱，一日二次服，小便自利而肿消。忌盐百日。此方功效可靠，须医家制好备用。如无制备者，用西瓜汁一茶杯煮开，搅入砂仁末一钱，蒜捣如泥一钱，温服亦效。或用西瓜烧焦三钱，砂仁末五钱，蒜泥五分，吞服亦效，水肿之病，膻中必先壅满，此处壅满，则心气不能下行，脾经不能运化，血脉凝聚，水道因以不通。此方最能活动膻中，故效，女子不月之病，发于心脾之郁，膻中通疏，心脾和畅，血脉流通，月经自来，与西瓜方意义相同也。比之疏凿饮子之理，精妙多矣，岂有本身表里上下不发生作用，而能将身内积水向表里上下分消得去者？

实脾饮

"土能制水"，此话不尽妥。五行生克，土气克水，须土气燥则克水，土气湿则不能克水，反为水侮。如阴虚之家，尺脉微弱，忌服补中培土之药，服之则尺脉愈弱，阴液愈亏，是谓克水，此燥土克水也。如《伤寒》真武汤，补火土以制水，亦燥土克水也。如漫溢肿胀之水，乃中土湿滋，不能运化，肝木下郁，不能疏泄，肺金上郁，不能收敛而成。水之就道，全赖金气收之，木气泄之，金收木泄，全赖中宫土气升降旋转，今土败于中，金木皆郁，是以水不就道，漫溢成肿。此方实脾之意，乃欲中土旋转，以升木降金而行水也。岂欲制水，使水不敢不就水道以去乎？"木之有余"四字，亦不甚妥。此病土虚不运，乃土气湿寒使然。故用苍术、姜、附以除湿寒而扶土气，木瓜所以舒木气之郁，非以去木气之有余，惟木郁必冲击横塞，土气更不能运化，此又木克土之意义。"有余"之义，与"郁"字之义，各有不同，不可含混，余解甚效。此方阴水最效，阳水则西瓜方最效。

五皮饮

以皮行皮，于理不确，此病须于荣卫、中气与肺经求之。

羌活胜湿汤

风能胜湿。湿者，水气凝聚所成，风者，大气动荡所成，风主疏泄，能将凝聚的水气散开，故曰风能胜湿。羌活、独活、蔓荆、藁本、川芎，其性疏泄，所以能散湿气，谓为湿药则可，谓为风药则不可。治病之物为药。风病疏泄，岂有风病疏泄，又用疏泄之物以减其疏泄之理？只有用疏泄之药加疏泄之病耳，含糊立论，贻误后人者，大矣。"气升则水自降"一语，亦不合此方之义，此方发汗之方，湿随汗散，非下降也。

大橘皮汤

五苓与六一并用，治湿热最妙之法。加槟榔峻下一语，不合机宜。因水之下行，要脾、肝经气上升，胃、胆、肺经气下降，活活泼泼的圆运动，然后水归膀胱而出，切下不得，峻下更不敢当，中气下伤，升降停顿，大事坏矣。用茯苓泄水湿，须看中气不虚，津液富足，方可用之。津液乃人身至宝，阳气之所归藏，元气之所化生，负人身生命多半责任。茯苓极伤津液，曾有一医治水病重症，用茯苓二两，泽泻、厚朴等药，我劝勿服，病家服之，药下一小时，胸部胀痛，头上出汗而亡。因病到此时，茯苓、厚朴不能将水利去，反伤损肺家津液，津液脱离肺脏，故胸痛，津液脱离肺脏，阳气无归，故汗出而死也。用药治病，不如用药以帮助本身各经之气发生作用，由本身作用以去病。疏凿饮子等方，用药去病之方，故功效不可靠。苏叶防风杏仁方、西瓜方、羊肉方皆是帮助本身各经之气以发生作用，由作用去病，故功效可靠。观重用茯苓治水病，而汗出人死。学时方不学原理，可乎哉？

茵陈蒿汤

原解极好。

八正散

脉实之家相宜，若脉虚者，须参补中益气汤之法，因皆寒凉下行之药故也。尿血之病，如脉不实，归脾汤最好。

萆薢分清饮

淋浊之病，乃下部津液不能上升之病，下部津液上升，全赖肝肾之气充足，脾胃之气强固之力。此方所治之淋浊，乃津液不升、湿热下注之证，热主外泄，湿主下流，湿热混和，气必滞涩，故方中萆薢以清湿热，菖蒲、乌药以疏滞涩，草梢清热，茯苓除湿、益智、固脾胃，脾胃固则津液不下注也。如非湿热为病，须以肝肾为主。此病如因花柳而得，已成慢性淋浊者，早服肾气丸三钱，晚服清宁丸五分，或一钱，肾气丸所以补肝肾上升之阳，肝肾上升未能照常，必于子半阳升之时，化生湿热，晚服清宁丸以清湿热而助封藏也。须服一年半年之久，忌食鸡肉、鲤肉、韭菜等动阳之物，又必清心寡欲，改变得病的环境，然后能愈。此药早晚分服，关系极重，早不可吃清宁，晚不可吃肾气。因晚来阳气在下，子半阳气化热，必举阳遗精，肾气补阳助动，清宁清热止动也。人身阴阳与造化同体，午前中下阳虚，午后中下阳实，早服清宁则伤阳也。如经涤洗，将脂膜洗坏者，则难治矣。

当归拈痛汤

中虚土湿，湿热停瘀，荣卫阻滞，则成疮疡。东垣用此方治脚气，则升麻葛根汤宜矣，盖下陷之病，宜上升之法。

润燥之剂

炙甘草汤

地、冬、麻仁、阿胶、大枣，甘润之品，和以姜、桂之温调，动静得宜，此为滋补津液第一方也。肾水化气上蒸则为津，肺气化水下注则为液。升降之机，在乎脾胃，故中气又为津液之本，故加人参、炙甘草补中气，而以炙甘草名方。伤寒误汗伤了胆经津液，木气枯结，故心动悸，脉结代。肺家津液干枯，故痿。胆经津液干枯，故胆热多唾。津液伤则阴质损，故虚劳，津液枯，则胆胃干涩，不能顺降，故呃逆。所以此方皆能治之。原解"姜桂辛温以散余邪"无着落。

滋燥养荣汤

火燥伤金，故用黄芩以清火。炙甘草汤不用黄芩，因无应清之火也。凡无应清之火而用黄芩，皆能寒中败土，危及生命。此方用之，火燥伤金故也。归、芍、二地、艽、防，滋燥养荣妙剂。防风乃润木疏木之药，木润不郁，则风不生，故名防风，非防外来之风也。防风、秦艽皆润木之药，而兼有宣散之性者。

活血润燥生津饮

此方凡枯燥之病，大概都效。红花、桃仁少用极妙。瓜蒌能活泼膻中，膻中活泼，气血流通自易。枯燥之病，日久必有瘀血，治瘀血以缓攻为妥，此方宜用丸药。

韭汁牛乳饮

反胃之病，胃家津液必干。噎病日久，则液干而又血瘀也。牛乳多，韭汁少，润胃和血，韭汁温降，牛乳润补，所以见效，此病如用下气之药必死。有韭汁活血，可以不用藕汁；牛乳已润，可以不用梨汁；韭汁已辛通矣，可以不用姜汁。胃气已败，生藕、生梨伤胃，慎之。胃液干者，生姜亦不相宜也。药已合病，不必着急。如须加清凉之药，藕汁较梨汁不伤胃。

润肠丸

燥病必结，此方于润燥开结之中，加羌活之疏散，则开结之力，无微不至，妙方也。

通幽汤

噎塞用升麻，危险。此病全在肠燥不通。桃仁、红花、当归、二地燥润便通，有炙草之补中气，便通而下焦之清阳上升，上焦之浊阴自降，噎塞自愈。如其不愈，独参汤补胃液以助降气可也。原解"清阳不升，则浊阴不降，故不便不通"一语，下焦气升则下通，上焦气降则上通，非上焦浊阴不降，大便因以不通也。果系上焦不降，因于下焦不升，不降至于噎塞。中土将败，二地、桃仁、红花、当归均在禁忌之列，乃经方大半夏汤证也。半夏降胃，白蜜润燥，人参补中，使升降复元，然后见效。更无用升麻之理。大半夏汤之肠燥胃逆，乃降胃以生液而润燥，岂可再用升麻以助胃逆乎？

搜风顺气丸

"搜风"二字，不可含糊。外风乎？内风乎？如曰外风，外风只伤荣卫，治之之法，亦只调荣卫之法，无搜风之法。如曰内风，内风乃木气不和之气，治之之法，亦只敛金、清热、暖水、润木以息风，亦无搜风之法。自搜风之说起，治风之药，遂皆升散开发之品，内风之病遇升散开发，无不病上加病者，因风乃木气疏泄妄动之气故也。此方攻下之力太猛，慎用。"肠风"二字，乃木气下郁于魄门，升不上来，故疏泄而便血，攻下之品，绝不相宜。

消渴方

胃热消渴，此方极妙。黄连宜少用，性燥而寒，甚伤胃气。

白茯苓丸

消之为病，全是木气化风之过。木既化风，则不生火，黄连败火第一，只可少用。茯苓乃祛湿之品，湿郁于中，则上下不交，茯苓祛湿，故上下交耳。鸡秉造化木气而生，鸡内金为鸡之土气。人身六气不偏见者，因有中土之气之运化，以调和不分也。消之为病，乃风气偏盛，不惟中气无力运化而调和之，风气且疏泄于中气之间而克土气。此方重用鸡内金，引木气与土气调和，使风气就中气之运化，法至善者，故此方见效。风伤津液，而成消病，脾胃必结滞难运，鸡内金能去脾胃之结滞。

猪肾荠苊汤

此方主义，在"因服邪术热药而毒盛"一语。若非服邪术热药成毒，绝不病强中。故此方黄芩、石膏并用以去热毒，诊其脉象必沉而实。如脉象不沉而实，虽热药成毒，黄芩、石膏亦不可用，只可用绿豆汤解毒，以此病总是虚证之故。此方分两，一两可改为一钱，然不如用丸药为妥。曾治一阴茎常举，尺脉特弱，用五味子五钱、冰糖二两而愈，可与此证对照。

地黄饮子

医书常有将"燥""躁"二字印错者，"燥"乃干燥，"躁"乃急躁、不自安之象。气离根则躁。此病消渴而至于躁，消伤津液至甚，津液涵不住气，气欲离根也。此方枇杷叶、枳实二味，降气下行，而与参、草、地、冬并用，使气归入津液之中以止躁，妙法也。然用之失当，则躁现而服枳实，亦能使人气脱。石斛能降肺胃之气，入于肾家。枇杷叶并不补气。此方黄芪欠妥，躁忌升药，黄芪性升。

酥蜜膏酒

此妙方也。饴糖养脾胃，炒焦用之，尤长于散瘀祛滞，不炒则腻而败脾。用色白者，功效亦与色红者同，白色者乃红色者拉扯而成，较红色不炒者，腻性少些。

清燥汤

肺金病热湿，用升麻、黄芪，此东垣个人习惯之偏，不可为法。

泻火之剂

黄连解毒汤

此实热当泻之方也。六气偏胜为病，独胜为毒。圆为生气，直为毒气。一气独胜，诸气消灭，圆运动成了直不运动，故曰毒，毒则死矣。三黄又加石膏，此病千人中不曾见一，伤寒温毒一语，伤寒阳明腑热实证，偶或有之，温病决无此症。因温病都是虚证，万无毒气可用三黄加石膏者。温病无毒，详本书温病时病篇。此皆王叔和《伤寒序例》"寒毒藏于肌肤，至春变为温病"一言误了后人也。后人不与事实上寻求证据，轻信不疑，我则谓伤寒温毒，乃叔和之毒。

附子泻心汤

心下痞软，脉浮汗出，为湿热盛于上，故用三黄清降之。恶寒为肾阳虚于下，故以附子温升之。非所谓"恐三黄伤阳，故加附子，伤寒痞满，从外之内，故宜苦泻"云也。"大黄附子汤，阳中有阴，宜以温药下其寒"一语，不免误人。阳中之阴，阴中之阳，乃人身至宝，岂可下之？此方乃肠胃有热积，脾肾阳气又虚之方也。尝见此等应当寒热并用之病，医只用寒下，未用温阳之药，服后不见泻下，另易一医，见其脉象中下无根，知为未用附子之故，因单用附子一味，下咽之后，一泻而亡。此因寒药已将中气下伤，不能运动，是以不泻。寒药得附子之阳，一动而后泻出，中气即随泻而脱也。当单用附子之时，脉象既中下无根，应用干姜、炙草温补中气，中气不至动摇，乃不随泻而脱。《伤寒论》此方黄连、黄芩、大黄三味，只用麻沸汤渍一顷刻，略有苦味，并不煎煮，附子则煎，其意深矣。麻沸汤，水开至细珠满锅如麻子，故云麻沸，取其上浮之意。

半夏泻心汤

平人上清下温，病人上热下寒，惟其上热，所以下寒，惟其下寒，所以上热。上热所以下寒者，热逆于上，火虚于下也。下寒所以上热者，上热下降，全赖中气旋转，中气旋转，全赖下焦火足，下寒而中气无根，旋转停顿，故上火不能下降，而现热于上也。此病呕而胸满为上热，故用芩、连以清上热。饮食不下为中气虚寒，故用参、枣补中气之虚，姜、草温中气之寒。假使清上热而不温中寒，芩、连益伤中气，上热益不能降，温中寒而不清上热，姜、草增加上热，呕满必益甚也。原解甚好，但不如如是解法为有着落。

白虎汤

此方为清金燥之方，石膏大寒，用之以清金气之燥，极伤中气，所以炙草、粳米、人参同用。后人用石膏每加芩、连、地、冬等寒腻之药，将石膏清燥之功，酿成寒中之过，服后烧热更加，病势更重。烧热更加者，中气被寒药所伤，不能旋转，上焦诸火，更不下降，故更烧热也。原解极好，"小便赤为内热，白为内寒"一语，须再研究。内热之小便赤，必赤而长，射得远，若赤而短，射不远，则属内寒。内寒之小便白，必白而短，射不远，若白而长，射得远，则属内热。参以脉证，自然明显。见赤色便以为火，而用凉药下火，浩劫也。若内热，小便赤而短，尿孔必痛，不过虚热，亦非实热，忌用石膏。

竹叶石膏汤

肺气燥热，中虚胃逆之方也。脉虚者，肺气为燥气所伤，故虚。虚而用石膏，石膏清凉除燥气，则肺气复也。然非加参、米、姜、草温补中气，不能助石膏成功。

升阳散火汤

阳气只愁不降，不愁不升，有阳则升，自然之理，惟下焦阳微则不能升耳。阳微不升，应当益阳，不当升阳，阳微而用升药，则阳脱矣。火气只愁不降不收，不愁不散，火性原散，岂可助散？人身心包火气，下降藏于肾水之中，胆经相火导之于前，肺经金气收之于后，然后火藏水中，为中气之本，生命之根，不可些须外散也。阳经之火，乃阴经阴中之阳之根。如阳明胃经火气，降而收之，则成太阴脾经之阳。如太阴脾经之寒，阳明胃经之火散去，不能化成脾经之阳也。如阳经火郁之病，以清降之药治之，服药之后，气爽神清，此即阳降化阴之征兆。散乃火性之病，火散则热，如用散药帮助火之散性，势必愈散愈热，非将火气完全散完，热不能退。五行之火，乃人生之原质之一，六气乃五行之病气，热亦只可清降，不可散，况火乎？只知散热，不知顾火，已悖医理。今乃明指火而散之，不知五行之火，乃人生原质之一故也。此方"升阳散火"四字，有过无功。原解又任意乱说，以助其恶，贻误后学，不可不辨，参看升阳益胃汤。

凉膈汤

薄荷、桑叶皆下降之药，原解"升散于上"四字错误。凡"上升"二字，只宜用于下焦之病，"下降"二字只宜用于上焦之病。膈乃上焦之位，膈下方属中焦，原解"上升下行而膈自清"一语，理路不清，上焦而用升药，试问要升到哪里去？

清心莲子饮

躁烦用柴胡上升，恐益躁益烦，况又加黄芪上升乎？崩淋之病，因热因虚，虚则参、草，热则芩、冬，下部之病用芪、柴较为稳当。《局方》多与东垣同一偏处，因不知人生原理，是一整个圆运动，无怪其然。

甘露饮

方中皆凉降之药，此胃热而脉不虚之方，脉虚用之，中寒胃败矣。犀角非平热必不可少之物，其价太昂，可以他药易之，谓"无犀角以升麻代之"，犀角性降，升麻性升，何可代乎？

清胃散

汪切庵先生云：上升之药，不可轻施。此阅历有得之言，我之师也。医东垣之药也。原解"当归引血归经"一语，无着落，血热则离经，热平则归经耳。

泻黄散

此胃热乃木郁之热，其脉必沉实之中而有弦细一条，故石膏、栀子清胃热，藿香、甘草降胃气之外，重用防风以疏木气也。弦乃木郁之脉。

钱乙泻黄散

胃热口疮，而用升麻、白芷之升性，可怪。胃热宜降忌升也。

泻白散

清泻肺热，必兼养中，此定法也。

泻青丸

木气本生火，木郁则不生火而生热。肝经上升，胆经下降，升降通调，则木气不郁，此方龙胆、栀子、大黄以降胆经，羌活、防风、川芎、当归以升肝经，木调热退，名曰泻木，实乃调木，脉虚人忌用。

龙胆泻肝汤

原解甚好。惟肝经主升，只宜清热，不宜泻热。世每称平肝，其实肝经主升，无升的太过应平之理。肝经觉得升的太过，皆胆经不降之过。平肝之说，亦宜改称降胆，方有着落。肝病必郁，郁而平之，则必下陷。平胆经肝郁自舒，平胆之药，即降胆之药。治木气之病，总以升肝降胆为宜，运动圆则病愈耳。此方之柴胡、当归，升肝经之药，龙胆、苓、栀、生地，降胆经之药也。必如《伤寒论》厥阴热利、下重而渴之白头翁汤证，乃肝经可清之病。白头汤证，乃肝经因热不升之病也。

当归龙荟丸

原解"非实热不可轻投"一语，所谓实者，乃胃热实非肝热实，肝热决无实证。原解又云"肝木为生火之原，诸经之火因之而起"一语，须加研究。肝木上升，能生心经君火。心包经与肝经同属厥阴，又生心包相火。谓肝经为生火之原诚然，然非胆经相火下降，藏于水中，化生肝阳，肝经不能生火。木生之火，只恐不足，不见有余，决无诸经之火，因肝经而起之事。

左金丸

吐酸吞酸，乃胆热郁于胃脘，非肝火也。黄连清郁热，加吴茱萸少许，寒热混合，则起运动，将胆热运动而下，胃中酸味自消也。原解"反治、正治、反佐"云云，无有着落，不可为训。

导赤散

原解甚好。但火之下降，须赖中气下降。此方尚系中气不虚之方也，以脉断之。

清骨散

骨蒸而肆用寒凉药、升散药，不妥也。治病须将病气为病与本气为病界限分清，如表邪与热邪为病，乃病气为病，此方宜之。骨蒸劳热，乃肾水亏耗，相火泄露，肝胆枯滞，脾胃不健之病，为本气为病之病，此方忌之，又宜滋水、藏火、调木、运土为治。

普济消毒饮

天行热盛至于头肿，须防下虚。清热平风之中，须养胃气。马勃、鼠黏，甚伤胃气。头上之病，以降为治，不宜升、柴，连、苓苦寒败胃，尤不妥当。将此数味去之不用。加金银花、淡豆豉、龙井茶较相宜耳。此病口必臭，如其头肿而面赤，口气不臭，则中虚已显，凉药下咽，必至变故，可用六味地黄丸以降之，山药、扁豆煎汤调服。如面红而环唇青黄，凉药下咽立死，又须桂附地黄丸降上温下为治。此三证以脉断之，不可只知清毒。

清震汤

头面肿痛，疙瘩，头如鸣雷，此阳气有升无降，木气离根，万无再用升麻、柴胡之理。曾尝用乌梅二枚，龙井茶一钱，治愈夏日此病，与清震汤药性适相反也。升阳解毒，乃东垣个人天性之偏，非学理之偏，如谈学理，岂有木气升极不降，再用升、柴散之之理？

桔梗汤

肺痈治法，一面清热祛腐，一面须补质生新。曾尝用去核大枣肉二两，带核红葡萄干四两，贝母五钱，桑叶三钱，浓煎徐服而愈。桔梗汤，补质之药少，祛腐之药多，极伤中气，未为妥也。带核红葡萄干，补益血肉，既能祛腐，亦能生新，此病特效。

清咽太平丸

原解甚妥。川芎少而薄荷多，降多升少，故宜。

消斑青黛饮

此方于大队寒凉之中，用醋、用草、用参，乃经验有得之法。热现外者，内火必虚，清外热能顾内虚，妙法可师。惟既胃热斑现，清胃可已，不必又谈到诸经之火上去。

辛夷散

头上之病，只宜降药不宜升药。既成瘜肉，则浊阴凝聚成形，非得清阳上升，不能化之使降，故此方升药甚宜。此方原解，极合此旨。甘草须制过，补中之力大，奏效较速。中气者，升降之轴也。

苍耳散

此病乃湿热，非风热。风病不宜白芷与葱。此方如服后不效，加补中药即效。

妙香散

饮食化精，积精化气，积气化神，精自不遗也。然必肺金能收，心包相火下降，肝胆木气升降无阻，中气健旺，运化灵通，乃不自遗。梦遗之家，肺金不收，胆木不降，肝木不升，心包相火不降，中气运化阻滞，睡熟之后，相火增加，增加之相火，不能藏于肾水之中，以化生心火，则浮动成梦。肝胆木气，既已升降不通，木郁疏泄，则成梦遗。此方重用山药助金气之收敛，以降相火，降胆经，用木香以升肝木，止疏泄。肺经、胆经、心包经下降，与肝经上升，全要气机无滞，脉络流通，用桔梗、辰砂、远志、茯苓、麝香疏通滞气。升降之机，全凭中气，故又用参、草以补中气，所以能愈梦遗也。黄芪不用较妥。惊悸之病，亦系肺经、心包经、胆经不降，肝经不升，中虚络滞，故此方亦效。《金匮》治梦遗，用桂枝汤加龙骨牡蛎，桂枝升肝木，芍药降胆木，炙草、姜、枣补中，龙、牡祛滞，以通升降之路也。妙香丸列入泻火之剂，以为梦遗乃相火之动，而方中无直接泻相火之药，乃系调升降之药。此病如泻火，便失治法。梦遗乃运动整个不圆之病，此方妙处，全在复其运动整个之圆，中宫运化有方，四维气机无滞而已。方中麝香太重，宜减半用。如脉象有热而梦遗，卤水炒黄柏一钱，好烧酒泡透，临睡饮少许，神效，此泻火最妥之法。妙香散有整个圆运动的理法，王荆公知宇宙造化之妙矣。

久病遗精之家，百药不效者，用八珍丸二钱，桃仁、红花各一分，卧时吞服，久服自效。因遗精之病多年不愈，必有瘀血阻碍圆运动之路。每当节气之前，肝胆之气的升降不通，子半阳升则阳动而泄。八珍丸，参、术、苓、草以补气，归、芎、芍、地以养血，桃仁、红花以通瘀祛滞。气血既足，瘀滞既消，肝胆之升降畅，遂圆运动的气机活泼，精能化气，遗病乃痊。子丑之间，肝胆气动，故须临卧服之，以应天人一气的机会与运动的力量也。桂枝加龙骨牡蛎汤，龙、牡之效，在既能收涩又能通滞耳。

除痰之剂

二陈汤

治病分对证治法与根本治法。二陈等方，对证治法之方。原解治一切痰饮，"一切"二字不妥。痰有阳虚之痰，阴虚之痰，二陈汤乃阳虚之方，如阴虚之痰，半夏、茯苓切须禁用。阴虚何以会成痰？因阴虚之痰，乃津液凝聚不降，被相火熏灼而成。阳升阴降，自然之性，阴虚而降力不足，相火因而浮逆，津液因之凝聚也。阴虚之痰，色白而胶黏。阳虚之痰，清稀，色白而带水，或稠，不带水而色黄。带水者须温中，色黄者且须温中而兼降火。温中宜干姜，降火宜黄芩，半夏、茯苓徒伤津液，不能见效。阴虚之痰，则当降肺胆，息风热，莫伤中气为治。痰之为病，最能堵塞气机，发生险象，如顽痰胶固，则导痰汤、温胆汤诚不可缓。

涤痰汤

原解甚好。如有外实内虚之脉象，又当参理中之法。

青州白丸

原解甚好。惊风如系急惊，须润燥、调木、养中之法。如系慢惊，须健脾胃、温肾肝之法。此方温降力大，于小儿病不甚合。

清气化痰丸

原解极好。

顺气消食化痰丸

如服此方后，病去复发，或服后病更重者，宜于根本处求之。补脾胃，降肺经，调肝胆，运动圆，痰不自生也。

滚痰丸

凡攻沉疴痼疾，须兼补法，且须补多攻少，方能见效。此方峻猛，原解谓"非实体，不可轻投"，诚然。但病此者，病实而体不实者多矣，不可将病实认为体实，因痰病之脉，易现实象，痰实人必虚也。

金沸草散

《局方》不用细辛之辛燥，茯苓之祛湿，而加麻黄、赤芍药之降散，因肺家风寒宜降散，不宜直泻，辛、苓皆直泻也。甘草乃和中，非发散。既加麻黄，宜去荆芥，免过散之害。原解用赤茯苓入血分而泻丙丁，未必然。

半夏天麻白术汤

原解"风虚非天麻不能定""陈皮调气升阳"二语，陈皮乃降气、降痰之药，升阳非陈皮之事，气与痰降于右，阳自升于左耳。风虚须从虚之所以然治起。天麻升散，风病忌之，世皆用之，可怪也。

常山饮

原解"阳明独胜之热，太阳独胜之寒"，"独"字应改为"偏"字，因同时俱病，则不可称为独也。此方用乌梅补木气以行疏泄，木气疏泄，能通滞气，是以疟愈痰消。

截疟七宝饮

此方与常山饮，俱治实疟之方。疟病虚证多，实证少。实疟，胃间有积食、积热，舌上有厚苔且黄也。虚疟须补脾胃与通滞气并行。六气皆能成疟，又须以治六气为主，通滞为辅。疟的原理，乃金木双结，详时病篇。

收涩之剂

金锁固精丸

龙骨牡蛎，通滞固脱，非涩也。如系收涩，治遗精必不效。因人身圆运动，是活泼滑利的。中气运于中，肺胆二经降于右，肝肾二经升于左，自不遗精。此方不合此理，所以不效。涩则滞，滞则木气更不通，势必妄动，妄动则更遗精矣。

茯菟丹

菟丝大补肾精而能通滞，五味大补肾阳而助收藏，石莲降心经火气，茯苓除湿气、通心肾，山药补肺气以助收敛。下消之病，肾阳外泻化热，热盛于外，阳虚于内，五味大补内虚之肾阳，精滑于外，内必滞涩，菟丝通内部之滞涩，故此方极效也。石莲难得，普通莲子亦可，不可去皮。莲子降心火以交肾阳，五味补肾阳，上升以交心火，升降回环，精不外泄，下消自愈也。

治浊固本丸

原解甚好。

诃子散

果系寒泻，河间方中，黄连太重，久泻伤阴，黄连又不可少，不用黄连，木香反燥木气而疏泄更甚。此方用时，须多审慎。

桑螵蛸散

原解"心脏行而小肠之腑宁"一语，小肠为水谷变化之所，而非小便输出之所。据此方所用药性，龙骨、菖蒲、远志、茯苓、当归性能通滞，桑螵蛸、龟甲能补肾阴，人参能补中气，则此病当是肾阴虚而不纳，中气虚而不固，而又有滞之病，所以小便数而短也。如其短而不数，则为脾湿之病。

真人养脏汤

原解甚好。

当归六黄汤

原解甚好，胃弱气虚当忌是也。

柏子仁丸

此方甚好。柏子仁乃凉降心火之药，此病用小柴胡甚效，桂枝汤去桂枝亦效。

牡蛎散

阳虚自汗，黄芪、麻黄根均难见效。八珍丸较佳。浮麦性凉，则大忌矣。阴虚盗汗，小柴胡汤去柴胡，桂枝汤去桂枝亦效。阳虚自汗用桂枝汤，皆有整个原理，故效。阳虚自汗，则桂枝之力也，芍药亦减轻些。

杀虫之剂

乌梅丸

乌梅丸一非杀虫，二非安虫，乃调补木气使不生虫也。详本古方用法篇。

化虫丸

明白乌梅丸之义，然后知此方之非。不从根本医治，愈化愈有，必至人与虫俱死而后已。

痈疡之剂

真人活命饮

荣卫运行，有所阻滞，热留血停，便生痈疮，血热成脓，脓去气通，复生肌肉也。故治痈疮，以清热、活血、表散为主。此方原解极好，惟"一切痈疽能溃散"一语，"疽"字应改作"疮"字，发于阳者称痈，发于阴者称疽，疽要用温药也。阳证亦须补中，中气为荣卫之本也。此方宜重加炙甘草。

金银花酒

蜡难消化，矾伤胃液，不宜轻用。此方金银花、甘草，清热不伤中气，疮毒不致攻心。凡疮毒攻心，皆过用凉药伤了中气，或脉象已虚，不知于清热方中加补中之药，使荣卫内陷所致。故痈疡虽属阳证，亦须照顾中气，中气旺则荣卫外发，脓成乃易。不知顾中气以调荣卫，只知用凉药清热，结果必坏，而成疮毒攻心矣。

托里十补散

痈疮大忌脉弱，脉弱则荣卫内陷，不能外发，便成坏事。此方甘草可用炙的。原解极好。痈疮脉象微弱者，用十全大补丸内服，外贴普通生肌膏药，气血充足，荣卫复和自愈。

托里温中汤

阳热主外发，阴寒无热则内陷，明乎《伤寒论》荣卫脏腑、阴阳、寒热之理，自能明疮疡阴阳、寒热之理。原解"舍时从证"一语，不知夏月之病，中下寒者多。此方正是合时的治法。疮疡脉虚，内服十全大补，外贴普通膏极效。

托里定痛汤

托里温中，乃阳虚、气虚之法，此方乃阴虚、血虚之法。

散肿溃坚汤

此方大泻诸经之火，主义不妥。疮疡荣卫阻滞，外热中虚者多，如此苦寒，不顾中气，犯险极矣。凡疮疡坚不能溃，皆阳热不足，此方以大寒之药溃坚，事实上未之见也，或体气特别壮实之人有之欤。以上皆痈疮。凡名为痈疮，皆只一个，如系数个，便非痈疮，乃荣卫、中气虚败之证，皆宜补中气，和荣卫，益气血，方能见效。又有虽止一个，而一个附近一带皆肿，此亦荣卫大败，所以痈疮之根盘不能收束而散漫作肿也。又有忽然四肢发痒发红，起疙瘩成片，此亦中气大虚，荣气偏疏，卫气不收之证，当补中自愈。此证误服凉药多死。

经产之剂

妊娠六合汤

妇人病，除经产外与男子同。经产病亦不外中气旋转、四维升降、五行六气，故经产病之治法，仍与治中气、四维、五行、六气之法同。海藏妊娠六合汤，四物为君，随证再加他药。妊娠血虚，当用四物，亦须补中扶土，方无他虞。妊娠而血不虚者甚多，亦用四物，湿脾败中，坏证起矣。此方不可为法，仍当按病施治，不可拘执四物养血为是。他如经停与受孕，分别不清，有受孕误认经停，于四物汤中加攻血之药而误事者。须知经停治法，只有调养使通，必须腹有痛处，按之更痛，方可用攻破之法。如经停而腹不痛，只宜调养。如受孕不能分别，仍用调养之法，是受孕则调养即能安胎，是经停则调养即能通经，详本书古方用法篇温经汤。怀孕呕吐诸药不效者，乌梅二枚，冰糖二两，徐徐服之，神效，补胆经以助降气也。孕而呕不止，多致不救，乌梅汤为要药矣。

胶艾汤

川芎性温而升，芍药性寒而降，当归性动而润，地黄性静而滋，升降动静，以成一圆运动，质味浓厚，故善养血。阿胶润木气之枯燥，息风气之疏泄。艾叶温木中阳气，木能生火者，木中有阳也，疏泄不收，则木中之阳气散失，故艾叶与阿胶并用，善治胎动、血漏、腹痛。此三病皆木气疏泄，木阳散失之证也。然经血不调，土湿者多，土湿则中气不运，木气之升降郁阻，四物、阿胶最助土湿，又须补中、燥土兼施，使饮食有味，乃不致伤坏根本。

当归散

胎之不安，多由于热，热气善动，热又伤血，故黄芩清血热，为安胎要药。然胎气之固，全赖中土健运之力，故黄芩须与白术同用，方能奏功，苟无白术，黄芩败脾胃也。血漏而脉寒，胶艾为主，血漏而脉热，芩术为主。原解"白术补脾，亦除胃热"，岂有胃热而可吃白术者？胃气降则不热，脾气升则胃气降耳。《金匮》当归散，芍药、黄芩、川芎、当归之中，加以白术，养血少须补土之意也。

黑神散

热以动血一语，当动不动，助热以动之，固宜矣。不如下列二法。产后瘀血腹痛，用五灵脂末五分或一钱，吞下立愈。衣胞不下，用头发扫咽喉，使产妇恶心，衣胞即下，产后气血皆虚，服药有偏助偏伤之害，不如不服药为安。

清魂散

平人不昏晕者，肝阳升于左，而胆经降之于右也。产后血虚木动，中气微弱，肝阳上升，胆经不能降之，肝阳化风，郁充于上，故作昏晕。此方参、草补中，泽兰降胆，荆芥舒郁，川芎性升，昏晕之病不宜。

羚羊角散

风者，木之郁气。防、独能达木气。羚羊乃大补木气之药，非平火之药。木愈虚愈生热，羚羊补木气，木气不虚，则不生热。此方芎、归补血，羚羊补肝以息风，枣仁、茯苓、薏苡、杏仁降胆肺以平风，防、独达木以息风。木香甚燥木气，不用为宜。有芎、归二味，已能活动木气矣。生姜伤肺伤津，风病不用为妥。风动成痫，中气必虚，炙草不可少。痫病木气拔根，此方用羚羊，因归、芎不及羚羊能补木气之根也。子痫病，多有僵仆而不抽搐，只目珠摇动者。

当归生姜羊肉汤

原解甚好。此大虚大寒之病之药，病减即不可多服。姜伤津液，慎之。因常服生姜，暗中酿成肺热木燥，以致小便特多，阴亏阳越，而不知其故者，比比皆是也。

达生散

原解甚好。川芎易白术治子悬。子悬之病，肝阳弱而下寒，下寒则子不安，故上冲。川芎温肝家之阳，用之亦宜。

参术饮

参、术、炙草补气，归、芎、芍、地补血，气血充足，运动有力，胎胞复位，故愈。此方芍药宜少用，川芎宜重用，以助升气，陈皮、半夏、生姜能降滞气，以助升气也。

牡丹皮散

原解甚好。凡去瘀之方，须看饮食不减，如食灭则脾胃虚败，须停去瘀之药，设法以健脾胃。脾胃既健，再续用之，用散不用汤，少量服之为妥。去瘀虽用药，如中气不旺，瘀亦不能自去，此点切当悟透。

固经丸

经色紫黑属热，亦有属寒者。此病属热，必健饭而脉象不虚。火气主宣通，水气主封藏，火旺水弱，则宣通过甚，封藏不及，故病经多。寒药助水气，则封藏力增，与宣通之力平，运动圆，故崩漏止。

柏子仁丸

《内经》曰：中焦受气，取汁变化而赤，是谓血。中焦为脾、胃、小肠之部位，谷气化血，即在小肠。小肠丙火与心经丁火相表里，心火下降，小肠火上升，起圆的运动，谷气化血，在此成功。心包相火与三焦相火相表里，三焦相火者，肾水中之火也。心包相火下降，三焦相火上升，起圆的运动，脾胃运化，纳谷进食，血多由于谷多，谷多由于火降。此方以柏子仁降心经之火与心包经之火为主，而以补血活血之品助之，故治血少经闭。此方治妇科郁闷所生诸病最效。心下之位，名曰膻中，臣使之官，喜乐出焉。心火下降则喜乐，喜乐则血活气舒，血活气舒故经调也。膻中血活，全身的血皆活。世以妇科郁闷诸病，为肝郁，不从膻中施治，而用芍药平肝。芍药苦寒败火，心火一败，无火下降，血愈不生，大病来矣。肝经不可平，胆经可平，柏子仁丸最能平胆，胆降然后心火有下降之路。

望梅丸

木气属春，生机所在，木者，水中之火气也。人身津液，由下升上者为津，津津有味之意；由上降下者为液，"液"字意取夜水。津乃火气上升所成，液乃水气下降所成。木气上升，生火化津，津聚成液。《伤寒论》"厥阴篇"乌梅丸之重用乌梅，即大补木气之义。乌梅、白糖二味，治暑月烦渴最佳。暑月之烦，虽系上升之火降不下去，实由下降之木升不上来。因火生于木，木气旺于冬而衰于夏，夏月木气衰歇，火气失根。圆运动升降互根，今既木之升力不足，故火之降力不足，火之降力不足，故浮动于上而作烦耳。木气不升，不能生津，故作渴耳。乌梅大补木气，以生火生津，故为夏季要药。夏月市上广售乌梅汤，冰糖、乌梅酸甘相得，大汗饮之，肺金下降而汗收；尿短饮之，木能疏泄而尿利；烦渴饮之，心火有根，下降力足而烦止，津液上奉而渴止。皆乌梅大补木气之功。木气既足，肝木升于左，胆木降于右，人身整个圆运动有力，故饮乌梅汤后精神加增也。

骨灰固齿散

原解甚好。

软脚散

防风、白芷、川芎皆升药，气升则足健。

小儿稀痘丹

小儿痘疹，皆荣分木气偏于疏泄，卫分金气失于收敛之病。偏之轻者，则成疹。偏之重者，则成痘。疹色红而粒小，荣分木气疏泄，金气当能收之，不过收敛之力，不及疏泄之力，故粒小，木生热，故色红。痘色白而粒大，卫分金气被荣分木气疏泄而败退，金败不收故粒大，木气疏泄，木气伤血故不红，金气败自现本色，故色白，金气败而不收，则不成颗粒而成片矣。故治疹只须养木气，平疏泄，顾中气。治痘则须养木气，兼补金气，兼补中气。稀痘丹，赤小豆、黑豆、绿豆，治疹神效，赤小豆可改用淡豆豉，赤小豆除湿伤津也，绿豆不用，太凉。豆能治疹，养木气，平疏泄也。豆能使痘稀，木气得养，疏泄可不偏胜，不致将金气冲开而成痘也。世谓疹为胃热，痘乃胎毒，不敢赞同。此方取腊月粪坑，仍是去毒的成见。梅花则暗与乌梅补木气之意相合，而不知也。乌梅一枚，白糖八钱，治疹神效，治温病神效。凡温病发热，百治不退，与一切外感发热不退，与温病治坏，发热不退，兼泻兼吐，神昏气微之危证，乌梅、白糖神效，补木气平疏泄也。乌梅不炒，炒过不酸。曰胃热，曰胎毒，人人愿听。曰荣分木气疏泄，曰卫分金气收敛，人人如亦愿听，中医学真理昌明矣。论者谓：乌梅如果能治温病，则所有温病诸书，皆根本推翻矣。编者曰：温病乃人身本气之自病也，温病诸书，以伏气新感为根本。伏气温毒，新感温毒，岂有吃乌梅将毒敛住而能愈者？温病究竟是人身本气自病？究竟是伏气温毒、新感温毒为病？乌梅既有治愈之实在事实，正好于此事实上，寻求根本之究竟错否？详本书温病篇。五行之气，木气主动，不虚不动，愈动愈虚，动则生热，热则木气自伤，故温病、疹病皆宜补木气也。

杂说篇 ①

要旨

《伤寒论》为中医方书之祖，凡外感内伤，一切病理、方法，皆包括在内，不独是"伤寒"一部分之书。中医之坏者，医家大都未将《伤寒论》研究明白故也。

医家未将《伤寒论》研究明白，非医家不肯研究，乃医家无法研究。何也？《伤寒论》章次已非原书，文理又极深古，前人注释愈纷，理路愈乱。陈修园、唐容川于伤寒理路，则门外汉矣，医家大都只知读此二人之书，宜医学愈趋黑暗！

是编以学者易于了解理路为主，详于病理药性，而略于原文，根据系统学理，明白注释病理、药性，一学到底。徐灵胎编《伤寒类方》自序曰："余学《伤寒论》三十年，始得要领。"徐氏以类方为要领，去要领远矣！

是编虽略于原文，无证无方，不根据原文，先明白是编，再去研究原文，原文庶易了解。而前人注释如何错误，自然有辨别之眼光。既已明白病理药性，即能应用于无穷，研究原文可也，不研究亦可也。

是编方名之次序，即是理路之具体。费一日一夜之力，即可将方名之次序记熟，此学《伤寒论》最切当、最简易之法。方名之次序记清，全部《伤寒论》之理路得其要领矣。

理路只"表里寒热"四字，即可贯穿 ② 一百一十三方。篇中处处抱定此旨，头头是道，滴滴归源。学者能将一百一十三方并成三方，则入仲景之室矣，《伤寒论》之理路，《伤寒论》之法也。

"六经提纲"乃辨别《伤寒论》全书病症之根据，须先将六经提纲原文了解熟记，病理、病状融会于心，然后逐方研究下去，自然容易清楚。如不先于提纲下手，则处处缠扰矣。

---

① 此篇包括《实验系统学》"伤寒理路篇"与《系统学》"系统学伤寒理路篇"，将此二篇合并为"杂说篇"。

② 穿：原作"窜"，据文义改。

各方药品，只分中气、营卫、脏腑三项。营卫，表也；脏腑，里也；而皆不离乎中气。表病发表，里病补下。只需将中气药、发表药、补下药，分别提出，各归一类，不能确归一类者，附之。又将六经提纲之药认明，则分之为一百一十三方，合之不过三方而已。否则一百一十三方，竟成一百一十三个主脑。我被方傅住，我便不能用方矣！此学伤寒里路之窍要也。

初学最宜歌括，历来歌括皆详于药，而略于证，注解又无理路系统，囫囵吞枣，殊少益处。此篇，每方只用歌括四句，病症、病理有详无略。注解则系统归一，理法详尽，使学者读此一篇，即得仲圣真传，事半功倍。作者自信为历来注释《伤寒》最近、最是之唯一善本。

歌括与方名次序、六经提纲，合为一篇，《伤寒》原方另为一篇，注解^①又另为一篇。欲学者将歌括与方名次序、六经提纲字字记熟，之后将原方用药与注解理法自然消纳于歌括之中，于治病之时，有融会贯通、得心应手之妙。此守约施博之法，欲学者今日不白费心力，将来收美满效果也。

《伤寒论》药性简释

欲知《伤寒论》之真传，须先知《伤寒论》之理路；欲知《伤寒论》之理路，须先知病证之病理；欲知病证之病理，须先知一百一十三方之药性。一百一十三方，药品虽繁，药性不繁，约而求之，不过三类：解表类、下药类、补药类。因伤寒三大法曰汗、曰下、曰补故也。兹将《伤寒论》原方药性按此三类，分列于后，学者当一看了然，即按药性以求病理，仲景之传并不难知，至药性只列性能，不列病证，以病证皆在各方之内，性能乃治病之所以然也。学药性须学知其作用之所以然，治病自有解决之法，最常用者以别之，次常用者以别之，余则不常用者，后人以汗、吐、下为伤寒三法，不知理路者之言也。一百一十三方惟瓜蒂散一方系吐方也。

中气类

中气唯一炙甘草，和表养津生姜枣，

寒则干姜虚则参，粳豉饴糖功效小。

---

① 注解：见《伤寒论方解篇》。

炙草：温补中宫，运输四象，功可回生，性极壅滞。

干姜：温中燥土，降胃升脾，里寒最宜，津亏忌用。

大枣：补中养津，调和营卫，性极横滞，胀满不宜。

生姜：温降肺胃，卫闭最宜，大枣同用，补散适中。

人参：大补中气，化生津液，最宜虚家，有滞忌用。荣卫郁时亦以滞论。

粳米：养中清肺，虚燥相宜，煮成清汤，极利小便。

香豉：补中不热，平和之品，肝肺滞涩，亦不可用。

饴糖：养中润燥，极补土液，炒焦合用，不炒湿脾。

白蜜：润燥泽枯，熟用补中，肠胃滑者，炼老可用。

营卫类

芍药麻黄桂枝因，芍营麻卫桂不分，

柴胡妙用能和解，不表不里少阳经。

芍药：专调营郁，极敛疏泄，善收相火，却能寒中。

麻黄：专泄卫郁，极开闭敛，发汗利水，耗气伤津。

杏仁：温泄肺气，兼解卫郁，降逆平喘，平和之品。

桂枝：调和营卫，最益表阳，疏泄偏升，津伤忌用。

葱白：极助卫阳，达郁通表。如有实热，便不可用。

生姜：散寒开闭，怕冷相宜。利水耗津，阴虚慎用。

凡用营卫药，不可离中气药，中气为营卫之根本。如舍中气单治营卫，营卫之药皆伤中气，中气愈伤，营卫愈坏矣！

柴胡：性寒气散，专解少阳，气虚服之亦能出汗。此药附于营卫者，因营卫为入脏、入腑之门，少阳亦入脏入腑之路。少阳忌发汗，而少阳解时亦自然出汗也。

下药类

芒硝大黄阳腑热，巴遂决水不尝得，

膏芩大寒桔夏攻，以类相推属下则。

芒硝：寒滑第一，润燥破坚，虚寒误服，脾阳绝死。

大黄：攻下积结，猛烈非常，败脾寒中，用须审慎。

枳实：寒泄积气，败脾寒中。

厚朴：善降胃气，由降而升。性热不寒，阴虚忌用。用于大黄、枳实、芒硝之中，妙在以温运寒。

以上四味合用，专攻胃腑实热燥结。

巴豆：大热大泄，最伤津液，停痰积水，扫荡无余。平人以一粒破四分，服一分，即大泻。

甘遂：专泻积水，猛烈非常。性热伤津，误用则死！平人吞服南瓜子仁大半块，即吐泻不堪。

芫花、大戟：专攻积水。

葶苈：专下痰水。

以上五味极破元气，乃万不得已而用之品，非常用之品也。

桃仁：善破瘀血，性热而滑。

水蛭、虻虫：专破瘀血。

桔梗：排脓破滞，极泄肺气。载药上行之说，误人不浅！

贝母：善消热痰，亦能寒中。

瓜蒌：涤泄热瘀，清润肺燥。上无热燥，误用寒中。

以上三味时医不论有无瘀热，动则用之，误事不小。

半夏：降胃燥湿，除痰破结。中虚、阴虚均须慎用。

赭石：重坠非常，降逆第一，不寒不燥，惟易伤中。

旋覆花：善降肺胃，立除噫气，行血下痰，其力不小。

以上六味，本非下药，因其下降力大，易伤中气，故附于下药之后。

海藻：泄痰开结，滑窍祛滞。

商陆根：泄水消肿。

以上二味性往下行，泄水消痰，力量亦大，故亦附入下药。

蜀漆：扫荡浊瘀，善吐痰涎。

瓜蒂：大寒之性，善吐痰涎。

以上二味，本是吐药，因其作用是扫除上脘，故亦附入下药之后。上行、下行各有不同，伤损中气则一也。

石膏：大寒之品，极清肺燥，中下虚寒，切不可服。研碎生用，熟用杀人！

葛根：善清胃热，降浊升清，凉润肺气，因亦清表。

竹叶：清降肺胃，最解烦郁。

知母：肺肾燥热，最能清润，中下虚者，甚不相宜。

麦冬：最润心肺，能生阴液，中下虚者，聚水败脾。

天冬：润燥生津，排脓滑窍，土湿中虚，切不可服。

葳蕤：即玉竹，清金润燥，益肾滋肝。土不燥者，亦不可服。

滑石：清热滑窍，利水生津，中气虚寒，切不可服。

黄芩：专清木热，最平风燥，惟易寒中，用须审慎。

生地：极润风燥，极清血热，湿脾寒中，不可误用。

黄连：清火第一，败脾第一。

栀子：清除瘀热，极寒中气。

黄柏：极清下热，极败相火，尺脉虚者，切不可服。

白头翁：专清木热，性亦寒中。

黄柏皮：专清木热，性亦寒中。

生梓白皮：专清木热，性亦寒中。

茵陈：专清湿热。

连翘：专清湿热。

猪胆汁：寒润第一，极降相火。

人尿：极清心火。

以上皆是寒凉药，并非下药，凡凉药均往下行，服之得宜，均能宽利肠胃，祛滞消瘀。过服、误服皆能下利，故附于下药之后，皆实者去之之类也。

补药类

附子干姜阴脏寒，三阴惟怕火土残，

补润泄湿收敛兮，无非补药一类连。

附子：专补肾阳，兼温肝脾，最增木热，用须审慎。

干姜：见中气类。

炙草：见中气类。伤寒证之下证，火土实也。伤寒证之补证，火土虚也。盖火土旺，而后中气旋转，经气升降。火土者，人生之根本也。古下法以大承气汤为主脑，补法以四逆汤为主脑。

白术：大补土气，除湿生津，固脱补虚，伤阴滞木。

鸡子黄：极补脾精，最滞木气，生调相宜，煮熟腻胃。阴虚之人木气必滞，阴虚液枯，故木滞也。

鸡子白：清养肺液，不伤阳气。养阴药多伤阳气，败土气，鸡子白不然。

当归： 峻补肝血，性温而润，滑肠湿脾，惟动伤阴。

阿胶： 养血清风，专平疏泄，不寒不燥，惟易湿脾。

猪肤： 清肺除烦，润而不湿，性本不寒，便溏忌用。

麻仁： 极滑肠胃，滋润经脉，性平不寒，便溏忌用。

蜀椒： 最温肝肾，兼善杀虫。木气燥热，便不可用。

吴茱萸： 温暖脾胃，润而不燥，沉重下行，肝寒亦宜。

细辛： 降诸寒冲，专下水气，最利二便。阴虚忌用。肺家有寒，水上冲者，此药神效，否则极伤肺气。

茯苓： 泄水利湿，下达迅速，阴虚便利不可轻用。

猪苓： 泄水利湿，兼达汗孔，阴虚便利，务须慎用。

泽泻： 泄水利湿，下达迅速，功倍二苓，不可多用。

赤小豆： 清利湿热，不伤津液，偏补土气，阴虚慎用。

通草： 泄水通经，便利少用。

五味子： 功专敛肺，能生津液。

龙骨： 镇敛精神，涩滑固脱，善宽胁肋，不滞木气。

牡蛎： 善降胆热，软坚消痞，木气枯者不相宜。

赤石脂： 专涩肠滑，性平不寒。

禹余粮： 功同石脂。

铅丹： 沉重降敛，善止惊狂。

铅粉： 燥湿医疮，止泄杀虫。

附子、白术以下为补药，阿胶以下为润药，蜀椒以下为温寒药，茯苓以下为燥湿药，五味子以下为收敛药。润药乃滋养之品，温药乃益火之品，燥湿药乃扶土之品，收敛药乃固本之品，故皆附于补药之下。

方名次序

太阳上篇本病

桂枝汤、麻黄汤、桂枝麻黄各半汤、桂枝二越婢一汤、桂枝二麻黄一汤、大青龙汤、小青龙汤、白虎汤、白虎加人参汤、五苓散、茯苓甘草汤、文蛤散、二白散、桃核承气汤、抵当汤、抵当丸。

太阳中篇坏病

麻杏石甘汤、甘草干姜汤、芍药甘草汤、新加汤、葛根黄连黄芩汤、桂枝去芍药汤、桂枝去芍药加附子汤、桂枝加厚朴杏子汤、桂枝去桂加茯苓白术汤、厚朴生姜甘草半夏人参汤、栀子厚朴汤、栀子干姜汤、栀子豉汤、栀子甘草豉汤、栀子生姜豉汤、桂枝加附子汤、芍药附子甘草汤、苓桂术甘汤、桂枝甘草汤、茯苓桂枝甘草大枣汤、桂枝加桂、桂枝去芍药加蜀漆龙骨牡蛎汤、桂枝甘草龙骨牡蛎汤、茯苓四逆汤、干姜附子汤、乌梅丸。

太阳下篇坏病结胸痞证

大陷胸汤、大陷胸丸、小陷胸汤、桂枝人参汤、大黄黄连泻心汤、附子泻心汤、十枣汤、生姜泻心汤、甘草泻心汤、赤石脂禹余粮汤、旋覆花代赭石汤、瓜蒂散。

阳明上篇实证

桂枝加葛根汤、葛根汤、葛根加半夏汤、调胃承气汤、大承气汤、小承气汤、蜜煎导方、猪胆汁方、麻仁丸。

阳明下篇虚证

吴茱萸汤、猪苓汤。

少阳上篇本病

小柴胡汤、柴胡桂枝汤、小建中汤、黄芩汤、黄芩加半夏生姜汤、大柴胡汤。

少阳下篇坏病

炙甘草汤、柴胡加龙骨牡蛎汤、柴胡加芒硝汤、柴胡桂枝干姜汤、半夏泻心汤。

太阴全篇

四逆汤、黄连汤、桂枝加芍药汤、桂枝加大黄汤、茵陈蒿汤、麻黄连翘赤小豆汤、栀子柏皮汤。

少阴全篇

麻黄附子细辛汤、麻黄附子甘草汤、附子汤、甘草汤、桔梗汤、半夏汤、苦酒汤、猪肤汤、真武汤、四逆散、通脉四逆汤、白通汤、白通加猪胆汁汤、桃花汤、黄连阿胶汤。

厥阴全篇

乌梅丸、当归四逆汤、当归四逆加吴茱萸生姜汤、干姜黄连黄芩人参汤、麻黄升麻汤、白头翁汤。

伤寒类证方

桂枝附子汤、去桂加白术汤、甘草附子汤、理中丸、通脉四逆加猪胆汁汤、四逆加人参汤、竹叶石膏汤、牡蛎泽泻散、枳实栀子豉汤、烧裈散。

伤寒读法

伤寒之病，先分表里，表为荣卫，里为脏腑。
伤寒三法，曰汗补下，表里分清，自不牵挂。
荣热卫寒，桂枝麻黄，总统六经，并非太阳。
太阳本病，曰抵当汤，腑病属里，非汗可当。
阳明承气，少阳柴胡，入脏入腑，少阳所独。
太阴四逆，少阴附子，厥阴乌梅，腑脏如此。
三阳统胃，三阴统脾，阴阳复和，中气之力。
腑不病寒，脏不病热，腑寒脏热，别有关涉。
太阳少阳，误则坏病，少阴厥阴，乃有死证。
传经二字，后人滋疑。只凭见证，莫泥日期。
伤寒经方，一百十三，虽多不多，八方变焉。
温病不难，伤寒之别，荣卫脏腑，一病皆热。
肝胆为因，阳明为薮，认定着落，和清法守。
耗气耗津，败火败脾，温病之死，以此为因。
温病范围，只在退热，热退诸病，与温无涉。

六经提纲

欲明白全部《伤寒论》之治法，第一要将六经病证分别清楚，兹将六经病证先为提出，以便记忆。

太阳提纲：表证也，荣卫证也，发汗即愈。

阳明提纲：里证也，腑证也，清下即愈。

少阳提纲：经证也，和解即愈。

太阴提纲、少阴提纲、厥阴提纲：皆里证也，脏证也，皆温补即愈。

太阳之为病，脉浮，头痛项强而恶寒。脉浮而紧，浮则为风，紧则为寒，风则伤卫，寒则伤营，营卫俱伤，骨节烦痛，当发其汗也。太阳病发热汗出恶风脉缓者名曰中风，太阳病或已发热或未发热必恶寒，体痛呕逆，脉阴阳俱紧名曰伤寒，脉浮而紧之"浮"字，当与"缓"字参看。

阳明之为病，胃家实也。伤寒三日，阳明脉大，此"大"字有实意。阳明病，身热，汗自出，不恶寒，反恶热也。阳明居中土也，万物所归，无所复传，始虽恶寒，二日自止。

少阳之为病，口苦，咽干，目眩也。耳聋胁痛亦是少阳。干呕不能食，寒热往来，脉弦细，头痛发热者，属少阳。脉结代，心动悸，初病无此，乃治坏之后也。少阳病，但有一证即是。

太阴之为病，腹满而吐，食不下，自利益甚，时腹自痛。

少阴之为病，脉微细，但欲寐也，口中和，和者淡也。背恶寒，身痛手足寒。

厥阴之为病，脉细肤热，手足厥而烦，消渴，气上撞心，饥不欲食，食即吐蛔。

伤寒方歌要旨

《伤寒论》文深而词晦，法繁而意复，学之不得头绪者，无论矣。即得头绪者，亦苦其难而不能记，今为歌以括之，使一百一十三方之主脑一目了然，然后去读原文，方不为深晦繁复四字所束缚而仲圣之法乃能领悟。世以歌括为小家数，以征引古今为大家数，不知聚讼纷纷，是非不定，以征引诸说为参考则可，以征引诸说为教科是引人同入五里雾中矣。

伤寒方歌括解

人身脏腑主里气，荣卫主表气，脏腑以外皆属荣卫，荣卫以外即是脏腑，脏腑者荣卫之里，荣卫者脏腑之表。荣卫合则表气和，荣卫分则表气病，脏腑合则里气和，脏腑分则里气病。合者中气之功，分者中气之过，脏腑之气无欲分之兆，荣卫虽分仍自和也，此中气之功也。荣卫甫有不和之象，脏腑即动欲分之机，此中气之过也。中气者，二土中间之气，河图之数，土气居中，上下左右无土不成造化生物之原则，如此此仲景之法所以重中气也。太空之寒热偏则气病，人身之寒热偏则气病，偏而至于极则人死。一部《伤寒论》无非偏寒偏热而已，桂枝汤证、麻黄汤证偏之起点，承气汤证、四逆汤证偏之终点也，起点者中气之初病，终点者中气之极伤也。不学中气，单学伤寒，所以学之数十年不得要领也。是何病象？用何方药？是何理由？简简单单三句话，便将伤寒解释清楚。世之往寻烦恼者，不知是因何故也。

太阳上篇本病

桂枝汤证

卫伤营郁有汗风，芍草姜枣桂枝宗，

泄营和胃能调汗，滋养津液并补中。

脉紧无汗忌服。

桂枝麻黄两证均有头痛，项强发热恶寒。一则自汗恶风，一则无汗而恶寒较甚，参看本经提纲。

桂枝汤解：风伤卫气，卫气不能收敛，荣气偏于疏泄，故发热自汗出而恶风，荣卫不和，表气郁阻，故身体痛，头项强。方用芍药敛荣气之疏泄，用炙草补中气之虚。自汗伤中耗津，用姜枣补中生津，用桂枝调荣卫也。服后须啜热粥者，因芍药乃助收敛平疏泄之药，桂枝亦非发汗之品，无热粥鼓动中气，不能发汗也。而用芍药反能出汗，泄荣以与卫平，平则和，和则汗出也。汗之根源详原理篇荣卫分合中。

麻黄汤证

营伤卫郁无汗寒，麻杏功用对芍谈，

泄卫和营即汗解，桂枝炙草两方咸。

脉弱有汗忌服。

麻黄汤解：寒伤荣气，荣气不能疏泄，卫气偏于闭敛，故发热无汗而恶寒，荣卫不和，表用桂枝调荣卫也。不用姜枣者，未经自汗，中气津液未受大伤也。此方泄卫气之闭敛与桂枝汤泄荣气之疏泄，系对待的理法。桂枝乃荣卫共用之药，与炙草乃中气共用之法相同。不可因仲师命名为桂枝汤遂认定桂枝与麻黄系对待的作用也，与麻黄对待的作用者，芍药也。发热恶寒乃桂枝汤麻黄汤公有之证，以荣郁则发热，卫郁则恶寒，荣郁卫必郁，卫郁荣必郁，桂枝所以调双方之郁，芍药、麻黄所以泄本方之郁也。桂枝汤兼有鼻鸣干呕者，胆气之逆，麻黄汤兼有喘者，肺气之逆也。麻黄汤身痛较桂枝汤身痛重者，卫气闭敛不舒故也。参看原理篇荣卫分合条，荣卫之理乃备。古今医书于外感病理罕有知荣卫中气的关系者。

麻桂各半汤证

恶寒发热痛无汗，面热脉微身痒现，

不得小汗双解之，麻黄桂枝须各半。

麻桂各半汤解：恶寒乃卫气之郁，发热乃荣气之郁，郁则身痛也，如其出汗则荣卫和矣。乃不得小汗而面热身痒脉微是自欲解而未能也。方用麻黄汤与桂枝汤减轻，双解之，服后的微似汗即解，或不得微似汗只觉得身热而和亦解。因荣卫双郁其气平而易解，不比麻黄证桂枝证，荣卫偏郁之重且面热身痒表气将通，勿须重剂发汗也。此"微"字是调和之意，言不缓不紧也。偏盛之脉必不微矣。

桂二婢一汤证

发热恶寒热偏多，脉弱不紧汗莫过，

泄营泄卫兼清热，另从轻剂用中和。

桂二婢一汤解：此即麻桂各半证之偏燥者，轻用麻桂双解荣卫之郁，加生石膏以清内燥也。此脉弱即是脉不紧之意，非微弱之弱，不可看泥。

桂二麻一汤证

营卫表证形如疟，日仅再发正气弱，

桂二麻一两解方，重营轻卫有斟酌。

桂二麻一汤解：此亦麻桂各半汤证而脉较弱热较轻气较虚者，故轻泄卫气。此"弱"字方是虚弱也。

大青龙汤证

表证浮紧不汗出，表郁内燥阳明人，

缓重内热亦大青，脉弱汗风膏忌服。

大青龙汤解：表证者即身体痛，头项强发热恶寒也。脉浮紧无汗而烦躁是卫气闭甚郁动，阳明之燥将入阳明之腑，是宜重泄卫闭，兼清阳明之燥以免成后日之承气汤证，故重用麻黄、杏仁以泄卫，桂枝以和荣，石膏以清燥，但须兼用补中之品，以免汗出伤津，发生石膏伤中之弊，如虽有前证，脉不浮紧而脉缓，身不痛而重，此表郁而里热颇盛，亦宜大青龙重泄卫郁而清内燥，但石膏极败里阳，倘脉不紧不缓而微弱汗出恶风，是里阳早虚，不可用石膏，亦不可用麻黄也。此"缓"字当兼洪象，不似桂枝汤证之缓脉。桂枝汤之缓脉无力，洪则有力也。

小青龙汤证

呕咳渴利噎与喘，心悸不利少腹满，

表证水郁入太阴，麻生姜辛味夏挽。

小青龙汤解：大青龙汤证表郁而里热动将入阳明之初气也。小青龙汤证表郁而里寒将入太阴之初气也。此证以表证而兼咳逆，故用麻、桂双解荣卫之郁，炙草补中气，干姜、细辛、五味、半夏温降寒湿之咳逆，兼现他证按法加减。

若微利，去麻黄，加芫花，如鸡子大，熬令赤色。（下利者，水邪也，利者病在里，麻黄不宜里病，故去麻黄加芫花以泄水邪。）若渴者，去半夏，加栝楼根三两。（半夏性燥伤津，栝楼根清润生津。）若噎者，去麻黄，加附子一枚，炮。（寒水侮土，败胃逆己，见里寒故去麻黄之散表，加附子以温寒水。）小便不利少腹满者，去麻黄，加茯苓四两。（小便不利而腹满者，太阴湿动病已入里，故去麻黄之解外加茯苓泄里湿也。）若喘者，加杏仁半升，去皮尖。（杏仁利肺而降喘也。）呕者胃气之逆，悸者寒水之气盛，木气不宁也。

白虎汤证（人参白虎汤）

表解洪滑烦渴厥，外则背寒里则热，

保中清燥白虎汤，又多又渴加参则。

白虎汤、人参白虎汤解：浮滑即洪也，表未解不可服此方。荣卫表证已经汗解而脉浮滑，心中热烦而手足厥逆，此阳明燥金甚也，手足厥，背恶寒而与浮滑而烦同时并见，厥为里热格阴，寒者，外之阴不能交里之阳，故里热而外寒也，方用石膏清阳明之腑燥，知母清肺脏之热，粳米、炙草生津液而补中气也，如汗多而渴，急加人参以补气而培津液之源，燥乃平也。

五苓散证（文蛤散、白散、茯苓甘草汤）

发热而渴水仍吐，泄水解表五苓主，

水结文蛤与白散，汗出不渴苓甘处。

五苓散、文蛤散、白散、茯苓甘草汤解：表证尚存，发热而烦渴而饮水复吐出是有里水阻格君相二火，故渴，水入而仍吐出。方用术、苓、泽泻、猪苓以泄里水，桂枝以和表热也。

本系五苓散证，误以冷水强饮之，冷水将汗孔合住，热郁而烦愈增，卫郁而皮肉粟起，意欲饮水反不发渴，宜用文蛤散以利水也。

若不瘥者，仍与五苓散。

若表热已退，胸膈结痛，是水湿格住膈热，宜小陷胸汤黄连、瓜蒌泄热降郁，半夏降逆开结，二白散桔梗、贝母清降虚热，巴豆破其小实也。

若五苓散证而不渴则水湿较轻，茯苓、甘草渴则水湿较重，苓、桂、姜、草泄水和中而解表也。

桃核承气汤证

表在热甚结膀胱，少腹急结人如狂，

瘀血不下须攻里，解表当先后此汤。

桃核承气汤解：表证未解，忽然发狂，此表热内陷于太阳之膀胱腑，血为热瘀，心主血，血热则心神乱，故狂。如瘀血自下者愈，如血不下，少腹结急，宜以大黄、芒硝攻其热，桃仁攻其血，桂枝和其经，炙草保其中气，但表证仍在者，当先依法解表证，表证已解，仅有少腹结急乃可攻耳。

抵当汤证

六七日后表犹存，不见结胸脉反沉，

腹硬发狂小便利，热入血府抵当行。

抵当汤解：六七日经尽，表证当解，乃表证不解脉又不浮而反见沉，又不见结胸证，其人少腹硬痛，而发狂，此为血入下焦血分，宜用大黄攻其热，水蛭、虻虫、桃仁攻其血，但须小便清利，方解热结血分之证，如小便不利，其热不实，不可攻也。

太阳上篇总结

荣桂卫麻为正治，兼防腑脏青龙次，

白虎五苓以继之，桃抵本病无余事。

太阳病上篇总结解：太阳乃荣卫之事，表证也，荣郁用桂枝汤，卫郁用麻黄汤，荣卫双郁用麻黄桂枝各半汤，双郁而热盛用桂枝二越婢一汤，双郁而气弱用桂枝二麻黄一汤，此荣卫正法也。表郁而里气之燥热动，用大青龙汤，一面解表，一面清其燥热，以防入阳明之腑。表郁而里气之湿寒动，用小青龙汤一面解表，一面温其寒湿以防入三阴之脏，如表已解而里燥用白虎，表已解而里湿用五苓，此二方亦入脏入腑之法也。在荣卫之时，以防入脏腑之路，表里之理路，明寒热之根据，清里证之窍要已于表证内叫醒。此学伤寒之门户也，至于太阳本病只有热入血分发狂之桃核承气汤、抵当汤两证，盖阳病入腑，阴病入阴脏，此自然之理，天然之事，若发寒恶热，全属荣卫，荣卫者六经之表也，太阳者，荣卫之所寓也，伤寒理法之乱，皆前人将"表"字单指太阳，不言荣卫之故，不知太阳阳明之病皆腑病也，从此错起，里证皆乱矣，学者将是篇研究清楚，分清理路，前人错处，自然明白，仲圣真传自然知道。

传经

传经入里要分清，入者脏腑传者轻。

太阳之经荣卫也，病属荣卫乃传经。

传经解：伤寒传经一日太阳，二日阳明，三日少阳，四日太阴，五日少阴，六日厥阴，七日经尽，里气不动，自然汗出而病解，此之谓传经，不论何日，应传何经，只要见太阳以外各经之提纲病症，此为入里，少阳独不然。既入里则不再传经矣。里者，脏腑也。表者，荣卫也。入脏之后则终脏不另入腑，入腑之后则终于腑不另入脏，入里与传经迥然不同，六经"经"字系兼表里而言，传经"经"字只言表也，无论何日传何经，只要不见何经里病，仍属荣卫，一见里病即为入里不为传经，盖荣卫者，三阴三阳公共之表气也。欲了然传经乃传表非传里，须先将"太阳病"三字划归荣卫，盖太阳病乃膀胱腑病也，知太阳病即荣卫病，自然知道太阳总统六经之说之不合自然。知不论传至何经，表证仍在者仍属于太阳之说之窒碍，至于只传三阳不传三阴之说则谬说也。荣卫总统六经，荣卫主脏腑之表，脏腑主荣卫之里，此天然之事，非空论也。"传经"二字明白，表里必然明白，《伤寒论》自然全明白矣。《伤寒论》传经各条皆是入里入字之意，所以后人又将"传经"二字闹错。

太阳中篇坏病

桂枝汤证

表病发汗病仍在，乃逐下之病遂坏，

如其下后脉仍浮，仍宜桂枝以解外。

桂枝汤解：误下后脉仍浮，表病未因误下而入里，故仍用桂枝汤解表，何以不用麻黄汤，此必热多寒少，况又曾发汗，误下汗后不可再用麻黄，误下中气受伤也，此为表病在而腑热，下之过早之坏病，以下皆表病坏入阳明之证。

麻杏石甘汤证

汗下之后汗出喘，外无大热肺燥满，

清燥泻肺须顾中，麻杏石甘不可缓。

麻杏石甘汤解：有汗忌麻黄，因散卫气也，此方之麻黄乃泻肺满。表病腑热应解表清热，乃或过汗而不清热，或遽下之，汗下后汗出而喘，喘者肺气之逆，燥热者，腑热之上蒸也。麻黄、杏仁泄肺热之逆满，石膏清腑气之燥热，炙草保其中气，外无大热者，无表证之发热，如有表证之发热，又须兼用芍药之收敛，外有表证之大热，里气必虚，石膏亦不可用也。此为表证误治入阳明之坏病，汗后用麻黄乃泄肺逆也，此病之脉必洪大有力。

人参白虎汤证

大汗吐下后渴烦，洪大恶风舌燥干，

白虎加参须速进，生津清燥顾中安。

人参白虎汤解：汗出下后，津液伤亡，燥热大起，大烦大渴，脉象洪大，舌上干燥，表里俱热，时时恶风，恶风者，里热透表，孔窍开泄也。白虎、人参益气生津以救燥热也，此亦表证误治入阳明之坏病也。

调胃承气汤证

汗后恶热与谵语，微满微烦胃突起，

以及吐下胃有热，冒汗不愈微下已。

调胃承气汤解：汗后恶寒为胃阳虚，若汗后热或发谵语，或腹微满或心微烦，或吐下之后胃有热或冒而出汗之后，里气不和，皆胃阳渐实之候，宜大黄、芒硝下其热，炙草补其中气，因非完全胃家实证，故用硝黄而兼补中之药，故曰调胃也。此亦表证误治入阳明之坏病，冒者，津去阳郁上昏冒汗出，冒愈者，郁阳由汗泄去，阳与阴平故也。

坏入阳明火邪证

坏入阳明诸火邪，阴阳俱虚于圊血。

入胃助邪吐与攻，有证无方自揣测。

坏入阳明诸火邪解：火邪者，以火发汗之诸邪气也。阴阳俱虚者，外火内热或发黄也，或欲衄与小便难也，或身体枯燥也，或但头上出汗颈下无有也，或腹满微喘口干咽烂也，或不大便久则浊熏而谵语也，或哕也，或手足躁扰捻衣摸床也，此皆阴阳俱虚之证也。圊血者，火邪伤血而便血也，入胃者火邪入胃或热气上升，腰以下无汗也，或津涸而小便不通热不下降而失溲也，或下焦无热而足下恶风也，或大便之后热降忽升头忽痛也，凡此皆热气上升所致，必大便通后诸病乃解，因热气复降故也，但热气复降其人心热也。助邪者，火邪助热，热逆不下，腰以下重而痹也，吐者热被火逼咽燥吐血也。攻者火邪内攻焦骨伤筋血难复也，此火邪数证，仲景未立成方，然不离清热之法，视其脉象之虚实，自己揣测用之可也，此数证不易治。

五苓散证

因汗烦渴溲不利，浮数微热动湿气，

坏入太阴应泄湿，未汗烦渴大青义。

五苓散解：因大汗后渴而烦，小便利者，此热入阳明之人参白虎汤证。汗后烦渴小便不利，此太阴湿动，表证将入太阴也，而表证又未能罢，故脉浮数而外有微热，烦者湿气格住相火，不能下降也，五苓散苓、术、泽泻泄湿气，桂枝和表气也，若表证无汗渴而烦，里燥而非里湿则大青龙汤之义矣，以下皆表病坏入太阴之证。

甘草干姜汤证（芍药甘草汤）

脉浮自汗有内热，误服热药燥吐厥，

草姜温中芍草伸，承气轻施谵语彻。

甘草干姜汤、芍药甘草汤解：此表病而津枯生热，误服热药汗出太过，阳拔风生，将入太阴之坏病也，脉浮自汗小便数又兼心烦脚挛急者，津伤热起也。躁者有内热，服桂枝、附子阳拔而中气寒也。吐者，中伤而胃热逆也。手足厥者，阳气拔泄，四肢无阳气也，两腿挛急不伸者，汗伤津液木枯风动也，方用炙草、干姜温中回阳，再用芍药、炙甘草以润木，腿即伸矣。恶寒者，脉浮之表证也，若胃液干燥而作谵语，可用调胃承气汤少少与之，胃和谵语自止。既是阳亡之证，亦宜四逆汤，不过木枯不宜附子耳。凡坏病入三阴，脉必微弱面色必灰黯，神气必衰。坏入阳明之阳盛，脉色显而易辨，此病虽先有内热，误服热药以致阳拔中寒，至此仍宜干姜、炙草以温中回阳。盖桂枝、附子热而疏泄，故伤津拔阳，阳拔则中寒，故仍用姜、草调胃承气乃阳回而救胃液干枯之法。

汗后吐后方证

汗后反吐胃气逆，吐后生烦欲冷食，

上是客热中是寒，清上温中莫偏热，

长沙无方理法如此。

汗后吐后方证解：此皆中伤胃逆中寒上热之证也，用药当酌先后轻重为宜。

新加汤证

汗后身痛脉沉迟，血中温气被消失，

桂枝汤内加芍药，新加人参湿润脏。

新加汤解：汗后气虚故脉迟，木枯故身痛，此方桂枝、芍药润木达肝，炙草、姜、枣补中气加芍药润木燥，加生姜行经脉，加人参大补气也。

四逆汤、桂枝汤证 [1]

表证误下利难支，身痛表里皆病之，

急先救里宜四逆，后急救表宜桂枝。

四逆汤、桂枝汤解：既有表证又误下而兼有里证，此里证乃下利之阴证，迟救则死，且里气愈陷，表气愈难外发，故须先救里气后救表，里宜四逆，表宜桂枝也。

葛根连芩汤证

表证误下利不止，下寒上热喘汗起，

寒利温药不得施，先清上热葛根使。

葛根芩连汤解：此章脉促是陪不是主。又喘又汗皆上热所发，此病虽有上热但因误下而利不止之利与有热自利之热利不同，乃中土受伤阳退阴进之利，当用温药之利也。惟上既有热当先清其热，如热已清，再用温药未晚，方用葛根清胃热，黄连、黄芩清心包胆经之热，炙草补中气以降上热也，热降气收，陷升利止，利如不止再用温药也。

桂枝去芍药汤、桂枝去芍药加附子汤证

表证误下促脉露，解表仍须桂枝助，

胸满去芍避中寒，恶寒去芍还加附。

桂枝去芍药汤、桂枝去芍药加附子汤解：误下脉促表证仍在，在表证仍用桂枝汤，如胸满则中土寒而胃逆，去芍药之寒，如恶寒则肾阳亦败，须去芍药而加附子以温肾寒也，促者表气被下而迫促也，葛根芩连汤证之脉促乃陪词。

桂枝厚朴杏子汤证

表证误下发微喘，里阴上逆肺气满，

仍用桂枝朴杏加，解表降逆功两管。

桂枝加厚朴杏子汤解：表证误下，表证仍在，用桂枝解表，误下中伤，肺胃上逆而作喘满加杏仁、厚朴以降肺气之逆，以消喘满也。此喘满为里阴上逆，故肺胃不降，不然不用厚朴之辛热。

---

[1] 此首歌括分别介绍了四逆汤证、桂枝汤证。

桂枝去桂加白术茯苓汤证

服汤或下心满痛，尿闭无汗表热重，

此是胆逆湿伤津，去桂合加苓术用。

桂枝去桂加白术茯苓汤解：误服桂枝汤后或下后心下微觉满痛，小便不利又不出汗，又有表证之头项强痛发热，此系湿旺而胆逆，并非表邪，故用桂枝去桂枝之解表加茯苓、白术以利湿也。汤中之芍药、炙草、生姜、大枣所以补中气而降胆逆也，小便不利故知其为湿也，无表证其脉当有分别。

厚朴姜夏参甘汤证

发汗之后腹满胀，中虚不运浊逆上，

浊逆清陷本相连，厚朴姜夏参甘当。

厚朴姜夏参甘汤解：此发汗之后，中气被伤，清阳下陷而浊阴上逆，故腹满胀，炙草、人参补中气而助旋转，厚朴、生姜、半夏降浊阴以升清阳，故满胀消也。

五栀子汤证（栀子厚朴汤、栀子干姜汤、栀子香豉汤、栀子甘草豉汤、栀子生姜豉汤）

汗吐下后腹满烦，身热胸室懊恼难眠，

少气干呕五栀汤，得吐止服忌栀寒。

栀子厚朴汤、栀子干姜汤、栀子香豉汤、栀子甘草豉汤、栀子生姜豉汤解：汗吐下伤其中气，中气旋转无力，胃气上逆，热瘀上不降则生虚烦，烦而腹满起卧不安者，栀子清热除烦，厚朴、枳实降逆消满也。烦而身热不去者，栀子清热除烦，干姜温中以收相火也。烦而胸懊恼不得眠者，栀子清热除烦，香豉调中而开窒也。烦而少气者，栀、豉加甘草以补中气也。若呕者，栀、豉加生姜以降胃逆也。此五方以"烦"字为纲而分见各证，服汤后得吐者，上脘之瘀热已去，热去不可再服栀子以寒中气而生他变，如平日大便不实脾阳素虚不可服栀子也。栀子、香豉皆非吐药，吐而病愈者热瘀膈上，无路下行，栀子清之，栀子调中气之旋转，瘀者不瘀，瘀本在上，自然吐出耳。此脉必有热郁之象，然皆中虚之证，必数而弱也。五方皆兼温中补中药，中气旋转，栀子乃能奏清热除烦之功，世以栀子汤为吐方，不知吐者乃中气旋转，膈上之热无所依附，自然吐出耳。《伤寒论》吐方乃瓜蒂散一方也。此证上脘虽有瘀热，中下必定虚寒，用栀子之大寒甚危险也，以上表病坏入太阴。

桂枝附子汤证

表证发汗汗出漏，恶风便难肢急候，

桂枝加附进莫迟，迟则阳亡难挽救。

桂枝附子汤解：发汗而汗出不止曰漏，漏者肾中阳气亡泄也。漏故恶风，汗亡津液，木气枯而风动，故欲小便而小便反难，四肢秉气于脾，胃阳亡土败木气枯，故四肢难于屈伸而拘急也。方用桂枝实表阳，芍药润木枯，炙草、姜、枣大补中气，加附子以回肾阳也，以下皆太阳表病坏入少阴之证。

芍药甘草附子汤证

发汗不解反恶寒，肾家阳泄命将残，

附子回阳甘补中，芍药清风阳自还。

芍药甘草附子汤解：此恶寒与桂枝去芍药附子汤之恶寒同，此不胸满，故芍药与附子并用，胸满者中土太虚，芍药寒中败土也，凡用附子温补肾水，木气易生枯热，兼用芍药以润木，附子之妙愈尽。

苓桂术甘汤证

吐下之后逆满眩，又汗动经振摇现，

沉紧水湿木生风，苓桂术甘法最善。

苓桂术甘汤解：吐下之后，湿动胃逆则心满，阳气为湿气格住，浮而不降则目眩，又复发汗以动经气，土湿木寒，木寒生风，则身体现振摇之象，阳泄寒生，脉沉而紧，此中伤湿起而风生之病，方用炙甘草、术、苓补中土燥湿气，桂枝温达木气而息风也。

真武汤证

表病发汗仍发热，悸眩肉动欲擗地，

阳亡土败又风生，真武救之莫疑惑。

真武汤解：汗后仍发热，心下悸动，头目眩，肉瞤动，欲入地穴而居，此汗多亡阳风木拔动也。五行之性病则克其所胜，土者，木之所胜也，土不败者，风木难病，何至拔动至此，风动阳亡水寒土湿，方用术、苓以补土除湿，附子温水寒以培木气之根，芍药以清风，生姜降逆以回阳也。

桂枝甘草汤证

过汗叉手自冒心，汗亡心液致风生，

培土达木风自静，药虽二味效如神。

桂枝甘草汤解：冒者覆按也，汗亡心液，风木动摇心中悸动，故叉手自冒其心，风木病者必虚，故用炙甘草补中土，桂枝达木气也，本是风木上冲之病而心中虚悸至于如此之甚，倘中气不虚，风木万不能直冲中宫而上凌心位也，肝木之升者，清阳也，上冲者，风气也，升则不冲、冲则不升，桂枝之降冲者，升清阳也。

桂苓甘枣汤证

过汗脐悸欲奔豚，木枯土湿下寒凝，

补土祛湿温肝经，不用术附此方灵。

桂苓甘枣汤解：过汗脐下悸动是欲作奔豚之象。奔豚者由脐下悸动而止有形如豚之奔，乃过汗之后阳亡水寒土湿木枯，木气郁冲拔根上撞势甚凶猛，悸在脐下即上冲之兆，方用炙甘草、大枣、茯苓补中土泄湿气以疏木气之郁，用桂枝以达木而止悸，大枣富于津液，木枯最为相宜，水寒不用附子，土湿不用白术正是此方机灵处，盖奔豚欲发乃木气拔根妄肆冲动之时，最忌白术之横，忌附子之燥，因愈横愈郁愈燥愈动也。

桂枝加桂枝汤证

烧针令汗核起赤，被寒欲作奔豚时，

气从少腹上冲心，桂枝加桂达木急。

桂枝加桂汤解：烧针发汗汗出阳亡，水寒木枯必作奔豚，针处被寒水之气凌，聚之不散即起核而赤，赤者阳气之外泄也。阳泄水寒所以木枯，木气枯寒所以发生奔豚也，奔豚欲发即有气从少腹上冲于心，此方用芍、桂调其风木，炙草、姜、枣补其中气，加桂枝降木气之冲，木气温暖则升而不冲，木气寒则冲而不升，桂枝善温木气，故降冲也。

桂枝去芍药加蜀漆龙骨牡蛎汤证

用火迫汗令阳亡，起坐不安发惊狂，

吐腐镇惊调木土，恐寒中气去芍良。

桂枝去芍药加龙骨牡蛎汤解：此与奔豚同理而病较奔豚重，此则神魂惊狂，木气之上冲更甚也，木气上冲浊气不降，迷塞心窍，心气无根是以作狂，桂枝汤补中达木，去芍药之寒中加蜀漆以吐浊瘀，龙骨、牡蛎敛神魂而止惊也。

桂枝甘草龙骨牡蛎汤证

火逆即下又烧针，内外阳亡烦躁生，

疏木培中嫌枣滞，桂甘龙牡针神魂。

桂枝甘草龙骨牡蛎汤解：此亦奔豚惊狂之类较轻者也，阳亡木陷，心气无根，故生烦躁，方用桂枝以达木，龙骨、牡蛎镇敛浮阳而止烦躁，此方不用枣者，因烦则胸中气滞，枣性壅满服之增烦也。凡木气不宁之病，中气必虚，故用甘草以补中气，盖中气充旺左旋右转，则甲木降于右乙木升于左，甲降则肾水温，乙升则心火清，阳秘神安，烦躁何来？此木之所以贵兼治也。

茯苓四逆汤证

汗下之后病仍在，烦躁不宁知土败，

姜附参草重加苓，泄水抚阳能救坏。

茯苓四逆汤解：汗下之后病不解而生烦躁者，湿动阳亡中气大败，方用茯苓泄水邪，参、草补中气，姜、附温寒回阳也。

干姜附子汤证

下后复汗阳脱根，昼日烦躁夜安宁，

不呕不渴无表热，脉沉干姜附子行。

干姜附子汤解：昼日阳气在外，夜则阳气在内，阳气脱根之人故昼躁而夜安，不呕不渴，纯是寒证，无表热而脉又沉，纯是里证，故用干姜以回中土之阳，用附子以回肾中之阳也。以上表病坏入少阴。

乌梅丸证

病有积寒复发汗，肾肝虚冷必吐蛔，

上热下寒阳微脱，乌梅丸理贵深求。

乌梅丸解：太阳表证坏入厥阴止此一证。此表病误治入厥阴之坏病也，旧有积寒是平日阳气已虚，复误发其汗则肝肾皆寒，蛔因寒不安，上寻热处则吐出也。吐蛔之证，下寒上热而中虚，详厥阴篇本方。

太阳下篇坏病结胸痞证

大陷胸汤证

有热下早成结胸，脉沉胸硬痛如攻，

脉浮烦躁陷胸死，沉用陷胸浮理中。

大陷胸汤解：阳明腑热本应下也，但表证未罢、腑热未实宜解表清热，方是正理，乃遽下之，表里混乱经热腑热混结部分，必协热下利，今下后不协热下利，经气与腑气陷而复升，中气骤伤，升而不降，遂结于胸位。结胸者经腑协热与痰涎水气结聚不散也。胸有实邪，故关上脉沉，胸中硬痛，按之如石，方用大黄、芒硝下其结热，甘遂下其痰水也，结去而病愈者，结去则中气旋转，经气升降复旧也。若脉浮而不沉，虽见结胸外证而里气不实，中气离根下之则中气亡而人死，如结胸证悉具迁延日久，忽生烦躁，中气将亡，不下亦死，下之必死，须用温补中气之法，中气复旺，旋转有力升降气活，结胸自消，如中复而仍不消，再下可也。但陷胸下法，只下胸间痰水结热，不下肠胃，慎之。

长沙无理中之条，理法如此申明备用。

大陷胸丸

结胸亦有似柔痉，项强后折腑则痛，

病连项兮须缓攻，变汤为丸一宿动。

大陷胸丸解：痉者表病汗多热盛，太阳经行身之后，汗伤津液，经气枯缩，故项强而往后折，腑则痛也。结胸而连项强不比完全在胸，可以一下而愈，须用丸药缓下，大黄、芒硝下其热，杏仁破其滞气，葶苈下其水饮，按法服之，须隔一宿，大便乃下，一钱匕者即一钱也，亦可方寸匕之意，言药未多少约有一寸方之量也。

小陷胸汤证

按之始痛名小结，不沉另是浮滑脉，

病势即轻药亦轻，无水莫攻但清热。

小陷胸汤解：大结胸不按亦痛，关脉沉紧，小结胸按之始痛，关脉浮滑，小结胸有热无水故也。黄连泄热，半夏降逆除痰，瓜蒌清涤浊垢也。

脏结证

胁下素痞与脐接，痛引阴筋阴寒得，

人静舌滑阳热无，死症莫攻名脏结。

脏结证解：无方可治。脏结者外证亦如结胸，胁下素有痞块与脐相接，痛引宗筋，其阴寒凝聚中气失根，人静不烦，舌苔白滑，无阳热之证，此纯阴无阳之死证也。饮食如故，时时下利，寸脉浮关脉细小沉紧也。

结胸变证

误下利止胸必结，不止不结利协热，

不结头汗颈下无，小便不利发则黄。

结胸变证解：利协热者，下利而协有热也，若不结胸但头上汗出，余处无汗，小便不利，湿热停瘀，身必发黄也，结胸脉法：太阳病下之其脉促而不结胸者，经气未陷必从外解也；寸脉浮者，胸上有邪气必结胸也；脉紧者表热被迫必苦咽痛也；脉弦者，木气不舒必两胁拘急也；脉细数者，虚阳无根必上逆而头痛也；脉沉紧者，胃气郁迫必作呕也；脉沉滑者，木热郁陷必协下利也；脉浮滑者热郁于经木陷于下必便血也。

桂枝人参汤证

未成阳明下胸结，未成太阴下痞塞，

又痞又利桂枝参，双解表里痞证决。

桂枝人参汤解：阳明当下尚有表证，下早则成结胸，太阴不当下，尚有表证，误下则成痞。证如胸下痞而又下利是中气败亡胃逆不降脾陷不升，方用参、术、姜、草温补中气以复升降以消痞而止利，加桂枝以解表邪也。

大黄黄连泻心汤证

痞濡恶寒表未清，热瘀膈上败中因，

桂枝先表泻心后，连黄取味最宜轻。

大黄黄连泻心汤解：表证误下心下痞而濡兼恶寒，痞濡者，上焦诸经之热瘀于膈上也，恶寒者表证未罢也，此皆因中气下败之故，温里解表可以并进，攻里解表不可并行，宜先用桂枝汤以解表后用大黄、黄连以清里，二味用法取味最轻，因中气已伤，土败胃逆，只宜泻心间之热，不可泻动肠胃也。

附子泻心汤证

痞濡变硬浮变沉，上热未去下寒生，

恶寒下寒汗上热，三黄加附亦泻心。

附子泻心汤解：大黄黄连泻心汤证心下痞而濡，脉则关上浮，今之痞乃不濡而硬，脉不浮而沉，是上热而又下寒，下寒故恶寒，上热故汗出，宜三黄以清上热，附子以温下寒，三黄轻清，附子浓煎，此仲景清热保中之法也。

十枣汤证

痞硬呕利引胁痛，气短头疼水格重，

漐漐汗出作有时，不恶寒兮十枣送。

十枣汤解：若心下痞硬又干呕又下利又胁痛又气短又头疼，此胸间有水阻格使然，宜攻水也。若漐漐汗出，并不恶寒，此表证已罢，可以十枣汤攻水，水去则中气通，上下和诸病自愈也。芫花、大戟、甘遂攻水之力最大，极伤津液，大枣保津液也。发作有时者，水气阻格，阴阳升降如有一定之时也，甘遂性猛，平人以西瓜子大一块吞下立即泻吐，宜慎用。

生姜泻心汤证

汗解痞硬干呕臭，下利雷鸣胁水候，

中则虚寒上浊热，生姜泻心奇效奏。

生姜泻心汤解：表证汗解之后，胆经不降而胸间痞硬干呕，胃热不降而食臭土败木贼，气滞不通而下利腹中雷鸣，此皆中气被伤，胁间积水与心下瘀热阻碍升降使然，方用参、草、干姜、大枣温补气以复升降，芩、连以清上热，半夏、生姜降逆而泄水也。

甘草泻心汤证

误下下利数十行，完谷痞呕烦雷鸣，

中气虚寒胃有热，甘草泻心法最明。

甘草泻心汤解：表证误下，肝脾下陷，遂下利不止，完谷不化，胆胃上逆，遂心下痞硬而干呕，甲木逆则火飘而心烦，乙木陷则水郁而腹中雷鸣，此中气虚寒升降不通而胆胃有瘀热也。草、枣、干姜温补中气以升降上下，芩、连、半夏清热降逆以升陷也。生姜泻心汤、甘草泻心汤皆下利而雷鸣，皆于温补中气之中而加芩、连、半夏，是下利雷鸣虽系肝木郁陷亦胆胃之热使然，热性主散，主泄，泄而不通，故冲击而雷鸣，热性散漫，散则不收，故水走肠间而泄利，肝脾之陷亦由胆胃之逆，可见中气如轴经气如轮之义。乙木陷则水郁而雷鸣，与热性主泄泄而不通故冲击而雷鸣一事非两事也。

赤石脂禹余粮汤证

误下下利心痞硬，泻心理中利反甚，

此利下滑非中焦，涩肠利水治方顺。

赤石脂禹余粮汤解：服泻心汤利不止，服理中汤利亦不止而反甚，此非中焦不和，乃下焦滑也，赤石脂、禹余粮涩下焦而利水故也。

五苓散证

本因误下得心痞，泻心不解渴烦起，

小便不利用五苓，湿去中复痞自已。

五苓散解：此病重在"小便不利"四字也，渴烦者，水湿格住君相之火也，小便不利故知为湿也，湿去中复，不惟痞消，利必亦止也。

旋覆花代赭石汤证

汗吐下后表已解，心下痞硬噫气在，

土败胃逆浊填胸，补中降浊此汤宰。

旋覆花代赭石汤解：参、草、姜、枣补中扶土，旋覆花降痰开郁，代赭石、半夏降逆气也，旋覆花、代赭石、半夏降力极大，如补中之药少，恐过降反伤中气而成下陷。

瓜蒂散证

证如桂枝头项不，寸脉微浮胸痞筑，

气卫咽喉有寒痰，瓜蒂吐之亡血勿。

瓜蒂散解：如外证如桂枝汤，头项却不强痛，而寸浮胸痞，咽喉气冲诸症，此胸有寒痰阻滞也。宜赤小豆泄湿气，瓜蒂吐其寒痰，如吐血之家，血惯上逆勿与此散也。此证何以知为胸有寒痰，凡有宿食亦有证如桂枝汤而头项不强痛者，而宿食必嗳酸，此不嗳酸，故知为寒痰，大抵胸中有物，滞塞即有如此现象。

痞证经脉动惕表里俱虚

痞硬胁痛气卫喉，眩冒动惕阳明柔，
面青难治黄易治，中气津液各面求。

痞证经脉动惕表里俱虚解：长沙无方理法如此。吐下后又发汗，津液伤损太多，以致痞硬胁痛气冲咽喉眩冒，动惕者，肉跳也。此中气故虚经脉已枯燥极矣，此亦于补中降逆之中兼柔润。阳明经气不然，经脉枯燥则成痿矣。面青者木枯也，土败木又枯，润木之药多败土者，补土之药多燥木者，故难医也。面色微黄而不青，手足温而不厥者，土气未败木气未枯，故易治也，养中气润津液而必柔润。阳明者，以胃经为化食输精之总汇，故痿证独取阳明也。

太阳中下篇总结

表曰荣卫里脏腑，坏病表里不清楚，
坏入阳明与三阴，坏而又坏结痞数。

太阳中下篇总结解：伤寒病证虽多，方药虽繁，不过表病之荣郁卫郁而已，里病之脏证腑证而已，荣郁泄荣卫郁泄卫，表病即解，脏证用温补，腑证用寒下，里病即愈，如此而已，惟医家不知按法施治，遂成坏病，坏病者，表里混乱也，太阳中篇各方皆坏病入阳明、入太阴、入少阴、入厥阴之方。太阳下篇各方则坏而又坏遂成结胸痞证矣，而皆列于太阳者，因皆在表时误治之故，表证者荣卫之事，而荣卫即寄于太阳之经也，先分荣卫脏腑之本病，自易知道坏病也。

阳明经上篇实证

大承气汤证

伤寒三日胀大实，自汗潮热日晡值，
谵语满痛小便长，大承气汤在六日；
欲知燥屎先小承，如不矢气屎未成，

能食不痛尿转少，皆无燥屎证分明；

小便不利卧不得，既喘且冒有微热，

内有燥屎因津亡，大承轻用须凭脉。

发汗满痛热汗多，目不了了睛不和，

急下三证休轻用，须参脉证乃不过；

大承气汤解：三日者传经之期已过阳明之日也，脉大者阳明腑病阳盛气壮也。实者胃家阳气实也，自汗者四肢秉气于脾胃，胃热蒸发故手足自然汗出也。潮热者热发有定时如海水之定时而潮也。日晡者日落之时申酉之间阳明燥金当旺之时也，值者，日晡为潮热所值之时也。谵语者胃热实盛心经心包之火不降燔灼而神惑也，满痛者内有燥屎腹痛按之更痛。小便长者阳盛则疏泄津液伤屎必燥也，六日者屎燥可用承气汤，时必俟六七日不大便，否则屎未必燥，不可下也。

先小承者欲用大承气汤下燥屎，先服小承气汤试探，屎已燥者必放臭屁，否则屎未燥也。能食者胃间无燥屎也。不痛者胃无燥屎也，尿转少者，前数日尿长而多津枯，屎燥昨日，今日尿已转少，津生屎润，自将大便不可下也。

小便不利者，津液为胃热燥屎所伤，燥之极无小便也。卧不得者，燥屎阻格，经脉不舒也。喘且胃有微热者，胃热屎燥阳气上逼，故喘而昏冒，里热重则外热轻也。均宜大承气汤下其燥屎但不可骤然重用，须凭脉象以定虚实，如其脉实乃可用之，大承气汤证完全胃腑实证，大黄下积攻热，厚朴、枳实破滞通坚，芒硝寒滑肠胃下燥粪也。

发汗满痛者，汗之后，腹即满而痛，是胃先已热，汗亡津液屎燥甚也。此胃实伤及太阴，宜急下之，热汗多者，热又盛，自汗又多，津液亡失，汗为心液，此胃实而伤及少阴，宜急下。

目不了了，睛不和者，肝开窍于目，胃家实热，伤及厥阴宜急下之，此急下三证，不必俟六七日不大便也。

小承气汤证

潮热谵语满不痛，尿数屎硬小承用，

滑疾微和矢气宜，若不矢气勿再服。

小承气汤解：潮热谵语而脉滑疾，内热也。肠满不通而不痛，热盛无燥屎也。尿数屎硬热伤津液也。微和者，滑疾之脉较实大之脉病轻，又无燥屎，只宜小承气汤微和里气使胃热得泄便愈，若服后得大便一次，不可再服，若服后不矢气是里热不实，不可服也。小承气汤无芒硝之寒滑，减轻厚朴、枳实之攻破，大黄而与厚朴同用，厚朴辛热之性与大黄寒下之性混合，清热和胃甚相宜也，此胃腑实证之轻者。

调胃承气汤证

太阳三日汗之后，蒸蒸热烦调胃候，

若是自利脉调和。此亦内实亦可受。

调胃承气汤解：太阳病三日已过阳明之期，发汗解表，表虽解，而蒸蒸发热心中烦躁，此胃中热盛，宜以调胃承气汤调和之，若热而自利属虚者，脉必大小不调，今自利脉又调，此亦有实热，亦可受调胃承气，大黄、芒硝虽是寒下而有炙甘草温补中气。无枳、朴之破气，故不下而调也，此三承气汤之证，皆阳明腑病坏证之无表证者。

蜜煎导方猪胆汁方证

自汗又汗津液竭，尿或过利屎干结，

此为津伤不可攻，自欲便时蜜胆得。

蜜导煎猪胆汁方解：此治津液过伤人虚便结之法。

麻仁丸证

脉浮而涩小便数，胃强津枯属脾约，

润攻兼用麻仁丸，缓缓用之屎自和。

麻仁丸方解：脉涩者无津液也，浮者缓之意，胃气之强也。脾约者津枯则脾气约结，故粪粒坚小也。麻仁、杏仁润燥滑肠，芍药、大黄润木泄热，枳、朴行滞开结也，蜜导煎猪胆汁方治燥在直肠者，此方治脾胃干枯者。

抵当汤证

阳明热浮人喜忘，下有瘀血阻清阳，

屎虽干硬便反易，其色必黑主抵当。

抵当汤解：阳明病发热至七八日，外无表证之恶寒，内无里证之满痛，此里热也。脉却见浮，虽浮无表证可下里热，假令已下脉数不解消谷善饥，至六七日不大便，此非胃热必有瘀血，盖热在胃间必不能食，而脉数不解是有里热，热即不在中焦气分，必在下焦血分也，故知为有瘀血，如阳明病，其人善忘，亦有瘀血，心主知来，肾主脏往，下有热血神智不清，故喜善忘也。下焦有热屎应干硬，但热在血海不在大肠，故屎虽硬而便反易。黑色者，水气为热所夺也。宜抵当汤下其血也。若服此汤脉不解反利不止，必协热而便脓血也。若妇人阳明病下血而谵语，此为热血入室，但头汗出者，刺期门，血热者肝热必盛，泄之则愈也。

桂枝汤、麻黄汤证

脉浮汗多微恶寒，二阳解表桂枝权，

浮而无汗喘胸满，解表麻黄下莫先。

桂枝汤、麻黄汤解："迟"字乃"缓"字之变文。二阳者太阳与阳明合病也。脉迟恶寒，此太阳表证迟者，缓脉也。汗多则阳明腑热已动矣，仍用桂枝汤解表，如脉浮而无汗发喘胸满，仍用麻黄汤解表，不可先下也，此阳明病之来路既有阳明，脉必兼大。

桂枝加葛根汤证

二阳项背强几几，桂枝加葛法又殊，

汗出恶风双解好，阳明经热入腑初。

桂枝加葛根汤解：项背强几几者，阳明热动，太阳经被阳明胃热所侵，不柔和也。汗出恶风而项背强宜桂枝汤以解太阳，加葛根以清阳明也，此阳明腑病之初气，葛根并非表药，乃清胃热之药，葛根再进一步则石膏也，石膏再进一步则大黄、芒硝也，然仍来自麻、桂两方，世谓伤寒传阳经不传阴经者，因见阴经一病便姜、附，阳经则有葛根、石膏、硝、黄之次序，遂疑阴经之病为直中阳经之病，为传经，不知荣卫脏腑两条大路之故也，一错都错，古今一辙。

葛根汤、葛根加半夏汤证

二阳合病有葛根，自利表缠热胃经，

不利呕多加半夏，阳明初气定法真。

葛根汤、葛根加半夏汤解：葛根汤即桂枝汤加麻黄、葛根也。表证无汗故桂枝汤内加麻黄，项背几几，故加葛根，但无汗而几几，胃热较重，故重用葛根而以葛根名方也。二阳合病荣卫邪气缠住阳明经热必自利，经热郁滞故利也。表病用麻、桂解表，胃热自利用葛根清胃热以止利也，或不利而呕者，则解表清热之中加半夏以降胃逆也。

阳明少阳合病

阳明少阳合自利，土脉不负顺之意，

滑而兼数有宿食，下食亦是大承气。

阳明少阳合病解：阳明病则身热自汗，少阳病则口苦耳聋胁痛目眩，阳明少阳合病，胆火上逆土气热郁则热泻自利，少阳脉细阳明脉大，木克土而脉仍大为土不负土，不负者顺而易愈，若脉大而滑数是宿食阻碍经气，故经气浮荡，而滑数宜大承气下宿食也，宿食必嗳酸恶食，舌上必有一部分黄厚而干之苔，或在左或在右或在舌根苔黄而不干且润，此胃间湿气为相火逆熏，乃虚证也。有宿食而虚者，脉则短而涩也。

三阳合病

三阳合病脉大浮，关上尤大阳郁留，

但欲眠睡目合汗，表里兼清方可瘳，

长沙未立方，总不外凉荣兼清胆胃也。

三阳合病腹满重，口蹇面垢谵遗共，若是自汗脉不虚，白虎清金方可用。

三阳合病解：阳明腑病而兼太阳之表邪与少阳之经热，阳明脉大太阳脉浮，少阳脉上关上，甲木病则克戊土，关脉为土位，故关上尤大，太少之阳邪郁留于阳明，故但欲眠睡，睡则阳生，阳生则热盛，故目合则热蒸而汗出，此病万不可下，须表里双解。

三阳合病而腹满身重口蹇，此三证解太阴湿盛而阳明燥衰之候，虽有面垢谵语之热象，必非实热。遗尿者，下焦之气不摄，亦小便不利，肝脾气陷也。此阳明阳退入太阴，阴证之病不可用阳明治法，惟仍自汗而脉洪滑则仍是阳明之阳燥，仍宜白虎汤清阳明之燥热也。

阳明经下篇

吴茱萸汤、四逆汤证

阳明哕呕尿不利，不食肢汗胃阳去，

名为阳明实太阴，茱萸四逆温补义。

吴茱萸汤、四逆汤解：呕哕者，胃气虚也，尿不利者，胃土不燥而脾土湿也。不食者，并无燥屎却不思食，胃阳败也。肢汗者胃阳盛则热蒸而手足出汗，今不热蒸而亦出汗，胃阳虚而四肢散也，此为阳明气退太阴气进之证，名虽阳明实系太阴，宜吴茱萸汤，茱萸、生姜温胃降逆，人参、大枣温补中气也。四逆汤姜、甘温中，附子温水以复脾胃之阳也，若服汤转剧者，此间胃有痞热，中下仍是虚寒也。

既是阴证而列阳明者，初本有身热脉大之阳明证，胃阳不实，阳一现即退也。

此证胃中虚冷，大便必溏，误为阳明必杀人也。

茵陈蒿汤证

发热头汗尿又秘，渴饮懊恼发黄必，

无汗尿秘亦发黄，热瘀土内茵陈宜。

茵陈蒿汤解：头汗者，头上出汗颈下无汗，发热而见头汗是阳气只宣泄于头项，下无汗，则阳郁为热，小便若利则热从尿出，不为湿瘀不发黄也。若小便又不利则热瘀湿内，必发黄也。汤而饮水，心中懊恼与食难用饱，饱则眩烦与不出汗，小便又不利却发热者，此亦湿热无所出路必发黄也。木主五色，木气不能疏泄则郁而色现土色黄，木热郁于土则现黄色也。方用茵陈蒿清利土湿，栀子、大黄清热除瘀也，黄证乃太阴湿旺土气虚弱之病，既有瘀热，不可不用此方，如不用此方，热伤脾阴必肿也。务必审明脉象，中病则止，因脾虚而用栀子、大黄败土寒中甚危险也。

阳明少阳合病小柴胡汤证

潮热便溏或不便，胁痛而呕舌白现，

此病不可治阳明，小柴胡汤为正辨。

阳明少阳合病小柴胡汤解：潮热阳明病也，便溏胃间有胆经之邪，胆胃气滞也，不便亦胆胃气滞也，胁痛而呕胃经被胆经横塞盘郁也，舌白胃气不降津液凝瘀也，有阳明湿热舌现干黄苔，今阳明病虚，故舌现白滑苔也，此木邪克土之病，不必治阳明，单以小柴胡汤解少阳可也。凡少阳病中气必虚，参、草、枣、姜补其中气，柴、芩解胆经横热，半夏降胃逆也。

麻黄汤证

身面患黄虽小便，嗜卧脉浮不得汗，

去太阴湿麻黄汤，兼少阳证不可散。

麻黄汤解：身面悉黄而小便难者，土湿也，嗜卧者，胆木克胃土也，不得汗者，湿无去路也，若脉不浮当用利小便之法，今脉既浮非太阳表邪乃湿盛于表也，用麻黄汤泄表发汗以祛太阴之湿，如有少阳他证，便不可发汗，宜解少阳兼利小便也。

欲衄盗汗面赤

衄盗赤皆热在经，同是脉浮表贵清，

经热里虚莫误治，误作实治祸即生；

阳实谵语虚郑声，虚实证脉自易分，

阳明篇内列虚证，仲景真传已显明。

欲衄盗汗面赤解：阳明病口燥但欲漱水，不饮咽，经热里虚肺气不敛必衄。脉浮发热口干鼻燥能食者亦经热里虚，胃经不降必衄，太阳之衄乃表热外泄，里气不虚，阳明之衄经热里虚也。

盗汗者，寐则阳生，土虚胃逆里湿外燥，阳生不敛故泄于外而为汗也。阳明而有此证，脉必浮紧，浮为外热紧为里寒也。面赤者腑阳实则热蒸汗泄，故面不赤，腑阳素虚，中虚胃逆经热上浮则面赤，腑阳实则面垢而不赤，垢者热结于中，赤者热浮于外也。里虚脉浮宜清表兼温补中土也，如发汗或用凉药则坏矣。

郑声解：郑声者重语不自知，阳败气微之证。与谵语之胡说气盛不同，阳明篇本是胃家实之证，而下篇之证皆阳明阳退而入太阴之虚证，可见土气易败也。仲景之法以中气为主，中气在二土之间，阳明土实尚防其虚，况他经乎。伤寒六经六气，太阳病则寒作，阳明病则燥作，少阳病则热作，太阴病则湿作，少阴病则寒作，厥阴病则下寒上热而风作，太阴病湿不病燥，阳明病燥不病湿，太阴证列入阳明示人以阳易退也，非示人以阳明反能病湿，如认阳明亦病湿，是不知六经之气，便失仲景之法也。

阳明上下篇总结

中土热实表证入，有表发表兼清郁，

表净三承轻重施，下篇虚寒太阴司。

阳明上下篇总结解：伤寒之病只分表里，表属荣卫里属脏腑，三阴脏证皆统于脾，三阳腑证皆统于胃，胃病则中土阳实而热，故用承气汤泄热攻实也。表病不解阳盛之人里热内动则由表而入阳明之腑，若入腑而兼表证总宜先解表邪，不可先下，亦不可表下并施，不比三阴脏证，下利而兼表邪以四逆汤之温补，先救里后以桂枝汤救表也。因表邪总宜外发，里气陷则不能外发，腑阳下后，表邪内陷则经气里束，遂成结胸也。故宜有发表兼清胃热之郁，如桂枝加葛根汤，葛根汤之法是也。表净之后，如有腑热，视热结之轻重，宜用三承气汤也。至于阳明下篇，则皆阳明之阳虚而成太阴之证矣，伤寒百病惟阳明一经是实证，而尚有初实终虚，如下篇之证，医者用药不知保中土可乎？医家多谓伤寒多热证，不知人身之气，三阴三阳，阴阳本是平的，表病不解，平日阴盛之人多入三阴，平日阳盛之人多入三阳，不得谓伤寒多热证也。伤寒真热证惟承气汤证而已，承气汤证不过全部《伤寒论》中之十分之一二耳，其他外则现热内则虚寒者正多也。阳明篇虚寒且多，况他经乎？

少阳上篇本病

小柴胡汤证——少阳经兼入脏

寒热不食满烦呕，渴痛痞硬尿少有，
心悸微热咳数条，按条加减小柴守；
身热恶寒头项强，胁满肢温渴异常，
项强乃是木气枯，和解莫汗小柴良。

小柴胡汤解：寒热者，胆经居脏腑之界，经郁则脏阴动而作寒，腑阳动而作热，互相胜负，故寒热往来也，不食者，胆木逆克胃土也。满者，胆经逆故胁满也。烦者，少阳为相火之气，足少阳胆经不降则相火逆而心烦也。呕者，胆经逆则胃经逆。呕则甲木之气泄而暂安，又逆而欲泄故呕而又呕也。渴者相火逆则伤津液也。痛者腹痛甲木上逆，乙木失根，木气郁也。痞者胆经自头走足循胸胁而下，胆经逆则胸胁痞胀也。小便不利者，木郁则疏泄不行而湿生也。心下悸者，甲木不降则乙木不升，心火失根而悸动也。有微热者，相火外泄也。咳者甲木上逆相火浮升，水中无火，肾经寒气随冲脉而上冲也。小柴胡汤柴、芩降甲木而清相火，半夏、生姜降胃逆，参、草、大枣补中气而和升降并补土气而扶脏中之阳也。加减者，凡烦呕等条皆宜遵守小柴胡加减法也。（加减法详小柴胡汤下。）

身热恶寒颈项强者，太阳病也。但少阳木枯筋急，亦有项强之证胁满，故知为少阳寒热乃少阳半表半里之气也。亦宜小柴胡汤，若误为太阳而发汗则坏矣。手足温而渴阳明之病，少阳相火外泄亦手足温而渴也。

小建中汤证

阳涩阴弦腹中痛，木枯法宜建中用，
不痊仍用小柴胡，此因脉涩加慎重。

小建中汤解：阳脉在关上，阴脉在关下，上焦相火不降，灼伤胃液，荣卫枯滞，故关上脉涩，相火不降下焦水寒，故关下脉弦，乙木下寒甲木上热，甲乙脱离则中败木郁而腹痛，胆经自上而下、自右而左，肝经自下而上、自左而右，循行腹部全体，故木郁克土则胸腹痛也。小建中汤芍药、饴糖降甲木相火而滋胃液，桂枝达乙木以降甲木，炙草补中，生姜、大枣养中通经而和荣卫也。如不痊则中气甚虚，木热较重，不宜小建中之桂枝、饴糖，仍宜小柴胡补中而清解少阳之热，一方有参无芍药，一方有芍药无参，虚实轻重之妙法也。脉涩则木枯较重，故慎重而先用小建中也，芍药能败脾胃。

大柴胡汤证——少阳经兼入腑

发热汗出病不退，心中痞硬呕利最，
热汗乃由内热蒸，和解攻热大柴贵；
数日头汗微恶寒，肢冷心满饮食难，
便硬脉细为阳结，小柴不了大柴愈。

大柴胡汤解：外证发热汗出必解，今出汗发热并见，此内热之蒸发非外证也，吐利痞硬阴脏之证，但阴脏之证不发热出汗，今既呕且利，心下痞硬却与发热汗出并见，此甲木相火上逆克贼戊土，胆胃之经里束不舒，升降不顺，故上则痞硬而呕，下则协热而利，内则热蒸而汗出也。呕与吐不同，吐者有物无声，发于胃呕者，有声而大，并无食物。发于两胁吐为胃气之败呕，为胆气之逆。大柴胡汤柴胡、黄芩、芍药清降少阳甲木之逆热，半夏、生姜降胃气，枳实、大黄下腑气之热也，不下其热，热益盛汗益多，汗益多热益盛，故不可不下也，阴脏之利，不协热吐而不呕，此呕乃甲木之逆，有非呕不快之意。阴汗不热，此则热蒸，阴证脉弱而微，此则脉洪而盛，阴证阳证神气亦大不同也。

少阳居半表半里之间，脏腑之界，小柴胡之柴、芩与大柴胡之柴、芩、芍药皆解少阳经气之药，小柴胡之人参、炙草则少阳入脏之药，大柴胡之枳实、大黄则少阳入腑之药，脏阴动则宜温补，腑阳动则宜清泄也，此表病寒热入脏入腑之理相近，表病乃由表入里，此则由经入里也。

数日者，少阳病之日期在得病数日后也，头汗者阳明之阳盛也，微恶寒肢冷者阳结于内格阴于外也。心满饮食难者，戊土被甲木克贼也。便硬者阳明之热，脉细者少阳之木邪也。阳结者少阳与阳明热气内结也，少阳之脉细而有力，与少阴之细而微者大异，少阴之恶寒肢冷头上无汗，此则恶寒肢冷头上有热汗也。此虽阳结宜下，宜先以小柴胡汤解少阳而补里气，少阳解则胆胃降而心满消，津液生而大便自润，阴阳和而寒冷自除，其结自通，如小柴胡能解而遽用大柴胡必伤里气而成坏病也。如小柴胡不愈再用大柴胡则大便下而解矣，凡可下之证，先补胃气无妨，若忌下当补之证，先反攻下则中下阳脱，恐难挽救矣。仲圣立法之严，处处皆是保护中气之意。

调胃承气汤证

太阳过经十余日，温温欲吐胸痛实，
便溏腹满而郁烦，先自吐下调胃持。

调胃承气汤解：胸痞欲吐与腹满便溏乃太阴虚寒之证也，忌用大黄、芒硝。但欲吐而有温温之意，腹满而有郁郁之烦，又加胸痛而不痞，此阳明腑之实热而少阳之经证已罢也。何以知少阳经证已罢，太阳证数日不解则传少阳，今自太阳证时计之已过经十余日，故知少阳已罢，又何以知此系阳明腑热，因今日之先曾自已吐下也，自已吐下者，少阳阳明之邪热也，既是阳明胃腑已有实热以故日久不解，当以调胃承气调胃去热，如此日之先并非自已吐自已利而用他药，吐利者，此非实证则不可用大黄、芒硝也，此证乃大柴胡之余波也。

黄芩汤、黄芩加半夏生姜汤证

太少合病自下利，和解经热黄芩剂，

呕加半夏与生姜，保中清热防承气。

黄芩汤、黄芩加半夏生姜汤解：太少合病者，太阳之表证未解，兼见少阳之经证也。自下利者，相火热泻胆经郁结不舒也，胆经横塞，胃气不顺，水谷不分，经热妄行，故自然下利也。此虽由太少合病而来，太阳之表证轻少阳之经热重，方用黄芩、芍药解胆经而清少阳之热，炙草、大枣补中以和胆胃，少阳之病，中气无有不虚者，若呕者加半夏、生姜以降胃逆也。此病呕利伤津阳明燥作，亦能入阳明之腑而成承气之证也。此证用清火降逆之药而利止者，经气通调降则升也。

柴胡桂枝汤证

伤寒七日热微寒，心结微呕肢疼烦，

表证犹存两解之，柴胡桂枝并用贤。

柴胡桂枝汤解：七日者六七日也，伤寒至六七日尚有发热恶寒与肢节痛之太阳表证，又有心下痞结微欲作呕而烦之少阳经证，宜小柴胡解少阳桂枝汤解太阳也。

麻黄汤证

十日嗜卧脉浮细，胸满腹痛小柴愈，

但浮解表仍麻黄，少阳忌汗莫大意！

麻黄汤解：嗜卧、脉浮细、胸满胁痛皆少阳之证，嗜卧者胆经之热，十日者十日以外也，宜小柴胡汤，若但脉浮不细而无少阳诸症仍宜麻黄汤解表，不必拘十日以外也。细属少阳故不可用麻黄发汗，因少阳乃木枯之证，汗伤津液故也。

热入血室

热入血室妇人病，胁满谵语如疟应，

昼了暮谵经水因，小柴抵当用须慎。

热入血室证解：热入血室为妇人之病，胁下满谵语寒热发作，应时如疟，此经水适来或经水适断而受外感邪热，随经水代谢之气即入血室，血热故神昏而作谵语，阳气日出于阴夜入于阴，则血中热气增加，故昼了了夜则谵语也。宜小柴胡汤解其少阳以清血中之热，少阳热解血自下而病愈；如仍不下，然后用抵当汤攻下其血，此证所以用小柴胡者，以血藏于肝胆与肝同气，故属少阳胆经之病。

传经

传经莫与脏腑混，六日六经荣卫论，

脉静身凉食不烦，方是不入脏腑证。

传经解：《伤寒论》曰：伤寒三日少阳脉小者欲已也。言三日已过阳明，如入阳明必见阳明之大脉，今三日而少阳之脉小，小者气静也，此脉静则不由少阳之经入腑，为欲已也。

又曰：伤寒三日三阳为尽，三阴当受邪，其人反能食不呕，此为三阴不受邪也，言伤寒六经三阴三阳之后，应传阴经如入太阴经之脏，其人必不能食而吐，今不然，是不入阴脏也。

又曰：伤寒六七日，无大热，其人烦躁者，此为阳去入阴也，言六七日为六经荣卫表气已过，经尽应解之期，其人无大热而烦躁，此为入阴脏之候也，以上各条皆入里之事也，一日一经之"经"字乃六经之经兼表里而言，无论何日应传何经，只要仍是荣卫表证皆荣卫之事，传脏传腑乃入里之事，说道脏腑须是"入"字不可，仍说"传"字必脉静身凉能食不烦方式不入里之证也，传经之字万不可混，传则不入，入则不传也。

前人谓伤寒病只传三阳不传三阴，三阴脏证为直中，可谓不求甚解。

太阳入里者，由荣卫入脏腑也，少阳入里者，由少阳之经入阳明之腑入三阴之脏也。

祥注：此"传经"需与太阳篇之"传经"相对应学习。

少阳下篇坏病

少阳经下篇坏病解：坏病太阳、少阳二经有之，太阳由表入里，少阳由经入里。里气阳实则腑病，阳虚则脏病，不坏也，惟本不入里，误治之后，太阳表气与里气紊乱，少阳经气与脏气与腑气紊乱，则坏矣。

小建中汤、炙甘草汤证——以下少阳经证坏入阳明腑

脉细头痛误发汗，土木干枯烦悸现，

结代而悸炙草汤，滋补土木法最善。

小建中汤、炙甘草汤解：脉弦细而发热头痛乃少阳证也，不可发汗，乃误发其汗则土木二经津液干枯，木郁风生，心下悸动，相火失根，胃逆生烦，宜小建中汤，芍、桂润木达郁息风止悸，饴、草、姜、枣补土生液，重用芍药于甘枣之中，胆胃俱降，相火下藏，则液生烦止也，若脉结代而悸烦则津液干枯尤甚，中气受伤尤重，应不用建中汤苦寒之芍药，而用炙甘草汤草、参、姜、枣温补中气，地、胶、麦、麻润木生津，桂枝、生姜调和血脉于润药之中，加生姜、桂枝化凝滞为和达血复则脉复，结代自愈，烦悸自消，此汤亦名复脉汤，以下皆少阳入阳明坏病，津伤故也。

柴胡加龙骨牡蛎汤证

耳聋目赤烦满胸，惊谵身重尿不通，

此因吐下伤木液，柴胡龙牡镇温攻。

柴胡加龙骨牡蛎汤解：少阳病误吐误下，伤其木液，胆胃二经逆结不降则耳聋目赤心烦脑满，心惊神扰，木气枯结，不能疏泄则湿停身重而小便不利，此病胆胃二经逆结较重，方用人参、姜、枣温补中气，铅丹、龙骨、牡蛎镇敛神魂，桂枝、茯苓疏泄湿气，柴胡、半夏降胆胃之逆，大黄攻胃家之结滞也，此病复杂至极矣，胆胃既逆，肝脾又陷，中气既虚，邪结又实，难治也。

小柴胡汤、大柴胡汤证

柴胡误下仍柴胡，发热蒸蒸战汗出，

呕烦心下郁郁急，大柴双清病可除。

小柴胡汤、大柴胡汤解：柴胡证误下之后，柴胡证仍在者，仍与小柴胡汤，必发热蒸蒸战而汗出而病解，此少阳阳郁一解不为下伤故也，若误下后，呕而烦，心下郁郁而烦急，此少阳经气不解，阳明腑热已作，宜用大柴胡解少阳之经而下阳明之腑热也。

柴胡加芒硝汤证

再经不解胁满呕，日晡潮热微利否，

下过小柴解外先，再加芒硝经腑走。

柴胡加芒硝汤解：伤寒一日传一经，六日经传尽，十三日则再经矣，而胁满兼呕，此少阳经证犹在，日晡潮热，此阳明腑热犹在，此为大柴胡应有之证也，服大柴胡汤必证解而不微利，今证不解而微利必是未用大柴胡而用他项丸药轻剂下而未尽，宜先以小柴胡解经，经解之后再于小柴胡汤内加芒硝以清阳明腑热，已服丸药下过，故不用大黄之攻下而用芒硝之滑下也。

柴胡桂枝干姜汤证——以下二歌少阳经证入太阴脏

数日已汗又下之，满结尿癃渴烦时，往来寒热但头汗，柴胡桂姜温解施。

柴胡桂枝干姜汤解：伤寒数日已发汗，又下之，中气大伤，胆胃热逆而胸胁结，肝脾寒陷而小便不利，胆火刑金而渴，相火不降而烦，阴阳互争而寒热往来，相火上熏肺金被刑而头上汗出，渴烦而不呕者，胆经之气过伤无力上冲也。方用柴、芩降胆经清相火，桂枝、瓜蒌温升肝经清降肺金，干姜温脾脏之湿寒，炙草温补中气以培升降之源，牡蛎除胸胁之满结也，以下两项皆少阳入太阴之坏病。

误下身黄

不食肠满面身黄，小便不通头项强，
小柴下重饮后呕，小柴不中另商量。

误下身黄解：太阳证六七日，脉迟浮弱恶风寒而手足温，手足温是少阳证，医二三下之不能食胁满痛，此中气伤而胆胃逆也。面身俱黄，小便不通，此中气伤而肝脾郁陷也。头项强，胆胃之浊气逆也，此中气伤甚，上逆下陷。服小柴胡汤必因黄芩之寒中而下重也，饮水复呕，此土湿中寒亦不宜小柴胡汤，此宜另商温而兼清之剂也。

结胸

太少并病如结胸，切莫汗下刺即松，
头汗无热为水结，攻水仍宜大陷胸。

结胸解：太少并病者有太阳之脉证，又有少阳之脉证也。如结胸者头项强痛或时眩冒，心下痞而硬，有如结胸，此不可发汗攻下，宜刺肺俞穴以泄太阳，刺肝俞穴以泄少阳也。若有热结在里之证，复寒热往来者，宜大柴胡汤双解经腑之邪，若已误下成结胸，但头上微汗并无大热，此为水结，宜大陷胸汤攻水也，太阳结胸必有胆经之逆，兼有停水，少阳结胸亦然。

痞证

复与柴胡汗则解，心满硬痛结胸在，
满而不痛痞之征，半夏泻心温清采。

痞证解：柴胡证呕而发热，医误下之，柴胡证仍在者，复与小柴胡汤，必蒸蒸汗解，若心满硬痛，此为结胸，照结胸法治之，若满而不痛则非结胸而为痞，应用半夏泻心汤参、草、干姜、大枣温补中气以复升降，黄连、黄芩以清上热，半夏以降逆也。重用半夏者以原有呕证，下后胃气愈逆也。

少阳篇总结

少阳经脏解补息，经而兼腑解下宜，
坏病中伤与木枯，脏腑牵连结痞急。

少阳篇总结解：伤寒之病荣卫主表，脏腑主里，三阳腑病统于胃，三阴脏病统于脾，在脏温补之，在腑清下之，在荣卫汗解之，惟病在少阳则不在太阳之表，不在三阴之脏不在阳明之腑，而在少阳之经，少阳之经居脏腑之界阴阳之交，以甲木而化相火，小柴胡汤和解本经而兼补者，兼防入脏也。大柴胡和解本经而兼下者兼防入腑也。如本经而兼太阳表证仍兼解表之方则病不解于太阳，必解于少阳矣。如其不解，阴胜而入三阴之脏，阳胜而入三阳之腑，入脏而用四逆，入腑而用承气，不成坏病惟病在少阳而误汗误下，中伤木枯，脏腑连经遂成坏病，太阳证居表而通里，少阳证属经而连脏腑，三阳三阴本是平列，其不平处惟此点，只要将太阳证属诸荣卫，将少阳证，则由太阳而入脏腑是两条路，由少阳而入脏腑亦是两条路也。阳明病只在本腑，三阴病只在本脏，不似少阳之病在本经兼连脏腑也，如此则三阳三阴平列之理明，伤寒之理法清矣。阳明三阴之里病，由太阳传入，少阳之经病亦由太阳传入，阳明三阴由太阳传入，系入本腑本脏，少阳由太阳传入乃入经而又连三阴之脏连阳明之腑，平列中又极不平，知荣卫为三阳腑三阴脏之公共表气，知三阳腑皆统于胃，三阴脏皆统于脾，知少阳病只属本经而又能由本经以入脏腑，自知平中何以不平，不平中何以平也，是要系统学理先明白者，乃可与谈到此也。

太阴全篇

四逆汤证

太阴为病寒湿虚，利吐腹满自痛俱，

脉沉身痛利不渴，炙草干姜附子医。

四逆汤解：太阴病脏病也，寒者肾水之中少阳气也。湿者脾土虚而现本气也。虚者中气虚也。利吐腹胀者，肾寒脾湿，中虚则下焦陷而作利，上焦逆而作吐，中焦不运而作胀也。自痛者，木郁克土也。木气以升降调达为顺，水寒土湿则木气失根，升降不通，故郁而克土而腹自痛也。脉沉者表病气郁于表故脉浮，里病则气郁于里故脉沉也。身痛者阴气主闭，阳气主通，阴寒盛而阳微也。利而不渴者，三阳自利津伤则渴，太阴自利，中下皆寒故不渴也。方用附子温水寒以复肾中之阳以回土气之根，干姜温运中气，除湿补火，炙草大补中土也。太阴与阳明对于荣卫皆属里，脉皆应沉，但阳明之沉必兼见中部，因阳明乃腑阳土旺之气也，阳明之沉，沉而实大；太阴之沉，沉而虚濡也。太阴为湿，土脉缓而濡大，虽沉而中部亦见，此"沉"字不可太泥，不过浮部则不见耳。

附子乃寒水之药，附子补阳，其性沉重，故温水寒。太阴湿土之病乃用附子，可见土生于火之理。

桂枝汤证

发热脉浮为有表，不见里证桂枝了，

表证如兼里气寒，温里为先四逆好。

桂枝汤解：太阴病宜见腹满吐利诸里证，乃不见诸症而发热脉浮，此脏证未成，仍是表证，仍宜桂枝汤发汗以解表，不见太阴证而曰太阴，必已微见腹满，但既脉浮而发热自应解表也。如表证而兼下利腹胀是里寒已作，宜先以四逆汤急温里后，以桂枝汤解表也。如发热头痛身疼而脉反沉，证虽太阴而里寒已作，亦宜四逆汤温里也。里寒已去，脉已不沉而发热头痛仍在，然后以桂枝汤解表也。有里证先温里后攻表者，因解表必赖中气内充，有里证则中气内陷也。

黄连汤证

病在太阴胃有邪，腹痛欲呕胸有热，

温中清热黄连汤，此是土虚被木贼。

黄连汤解：太阴病中下虚寒，巳土下陷，乙木贼之，则腹痛。但太阴病只有吐无呕，今乃欲呕是胃间有胆经上逆之热，宜黄连、半夏以清降胆胃之热逆，桂枝以和木气，干姜温巳土，人参、草、枣补中气也，吐者有物无声，呕者有声无物，吐之后，不再吐呕则接连不已，由胁冲胸而上，有非呕不快之意，此中气虚而胆逆也，太阴之病热非太阴本气之病，太阴本气之病，四逆汤证也。

桂枝芍药汤、桂枝加大黄汤证

表病反下满实痛，病入太阴木邪重，

解表攻木救太阴，胃弱芍黄减轻用。

桂枝芍药汤、桂枝大黄汤解：表病反下之而腹满实痛者，病入太阴而木郁风燥也，应用桂枝汤解表加芍药润风木而除痛，如满痛而大且实，是木邪结于太阴之中，非用大黄泻去结邪不可，应用桂枝加芍药汤少加大黄解表润木而泻结也。此证须认明实痛是木邪之结，太阴之理乃不混，太阴只温补无寒下也。若胃气素弱之人有须用芍药、大黄之时，宜减轻之，胃弱不受寒泻也。若不用炙草、姜、枣则芍药、大黄必立将中气寒败而至于死，因阴寒已动，不可再用寒泻故也。

暴烦下利证

脉浮而缓手足温，尿难必黄系太阴。

尿利不黄太阴实，暴烦下利自安宁。

暴烦下利证解：脉浮而缓，手足温热小便又不利是湿热郁蒸太阴，内则虚寒外则实热之病也，必定发黄。若小便利是湿气不瘀，虽有热气必不发黄，如七八日暴烦而下利，此利乃脾家腐秽当去，虽下之十数行，必然自止。因脾家有实滞，滞去则气通，故自止也。如无实滞而利则太阴虚寒之利，宜四逆汤温之矣。

茵陈蒿汤、栀子柏皮汤证

尿秘腹满黄如橘，湿热在里茵陈除，

黄而发热表热多，栀子柏皮方莫忽。

茵陈蒿汤、栀子柏皮汤：太阴腹微满而小便不利，身黄如橘，此湿气瘀住热气，宜茵陈除湿，栀子大黄泄里热也。如黄而发热，外热多者里热必少，宜炙甘草保其中气，栀子、柏皮清解外热也。太阴之黄乃土湿郁住木邪，盖小便不利故木郁热生，湿热无路可出，木热遂传入脾家，故热非太阴自家之病，如湿热不清，热瘀日重，热伤太阴之脏则病难治矣。

麻黄连翘赤小豆汤证

湿热在里身发黄，不得汗尿湿非常，

麻黄连翘赤小豆，汗尿清热补中良。

麻黄连翘赤小豆汤解：凡治黄病须先寻湿气出路，小便与汗皆湿气之出路也。湿去则热无所瘀，热亦自去，如小便不利又不出汗则病矣。麻黄、杏仁泄卫气以出汗，连翘、小豆泄湿热而利小便，炙草、姜、枣补中气而保脾经，生梓白皮清热疏木气，此方汗尿兼通，全赖中气之力，故重用中气之药，去栀子之寒中，用梓白皮之清调也。此证发汗利水、清热补中以去黄之法也。茵陈蒿汤乃热结在里，清热攻结之法也。

寒湿发黄

不因尿秘热瘀里，汗后忽然黄病起，

此属湿寒忌下攻，温寒祛湿理中取。

寒湿发黄解：黄病总因小便不利，热瘀湿内而起，此则小便本利，因表病发汗之后，忽然发黄，此系向来里气湿寒，发汗之后阳泄湿动，有寒无热之证，不可仍用寒下，宜于理中四逆方中取其法也。

太阴篇总结

阳明阳败病太阴，水木合邪向土侵，

实痛热黄非阴土，少厥死证在是经。

太阴篇总结解：伤寒之病中气虚而阴阳偏胜也。阳胜则阴败阳明腑证是也。阳败则阴胜三阴脏证是也。三阳之腑统归阳明，三阴之脏统归太阴，以三阳腑病治法皆以寒下胃实为主，三阴脏病现证皆以肢厥下利为归故也。故平日阳明阳旺之人表病入里则阳明病，如平日阳明败之人表病入里则太阴病，太阴之病土气虚也，而水寒木郁土病乃危，盖水寒则土气无根，木郁则克贼土气故也。所以仲圣以四逆汤立太阴之法，而少阴、厥阴之义亦含在四逆之内也。至实痛热黄非阴土本气应有之病，皆木气之邪也，少阴、厥阴之病不食下利，利不止而手足厥则死，四肢秉气于脾胃，脾家无阳故不食，下利手足厥冷死者，死于脾阳绝而中气亡也。故伤寒理路在里者全归脾胃，在表者全归荣卫，脾病寒胃病热，卫病寒荣病热，《伤寒论》之法无非将偏胜之阴阳调归于平而已。阴阳偏胜者，中气之虚，调归于平者，中气之复也。太阴病证本篇不多，阳明下篇虚证皆太阴也。以阳明病阳实为阳明，阳虚则太阴也。少阴、厥阴两篇凡少厥之证皆兼太阴，以土旺则少厥不病，土绝则少厥乃死也。学伤寒，能将里病之主脑认定在阳明胃腑太阴脾脏上，将表病之主脑认定在荣卫上，则一百一十三方只是四方耳，一百一十三方自然都听运用，不然则一百一十三方竟成一百一十三个主脑，将一方亦不能运用，其实乃一方并不了然故也。用力少而成功多，惟知系统学理者能之。

少阴全篇

附子汤证

少阴寒卧痛沉微，火灭土败木风随，
附子苓术参芍药，火土当先木是陪。

附子汤解：少阴病手足寒，蜷卧但欲寐，骨节痛，脉沉而微细，此寒水灭火，火灭则土败水寒，土败则木枯而风生。方用附子温寒水而补火，白术、茯苓泄水补土，人参回阳气兼用芍药清风木也，六经六气，少阴君火其气为热，五行之理，病则见其本气，少阴本应病热，惟癸水与丁火同在少阴，病则癸水现其本性，水性为寒，寒水灭火，故少阴病寒也。平人癸水不灭丁火者，中气旋转，癸升丁降而水火交也。土生于火，火灭故土败，土败则中气亡，故人死也。少阴病火灭土败，木无生机，郁而克土，此时土气有木来克，无火来生，故少阴土败人死较太阴速也。四末秉气于中土，土中阳实则手足热蒸而出汗，土中阳灭则手足寒冷也。阳降入阴则寐，水寒无阳故蜷卧但欲寐而不寐也。肾主骨，水寒土湿木郁风生则骨节痛也。肝主血，脉者血之波，肝木寒陷而风生，生气沦亡，故脉沉而微细也。凡少阴厥阴之死，皆火土双败之故，与太阳腑阳明腑少阳腑之下证皆胃家实之故，为对待的关系，故曰三阳皆统于胃，三阴皆统于脾也。

四逆汤证

心中温温吐不吐，肢寒弦迟热延阻，

胃无实邪干呕生，内寒急温四逆主。

四逆汤解：少阳病，心中温温欲吐又不能吐，此必有痰涎阻住火气不得下降，热痰凝聚胸中阻塞清阳四达之路，故四肢寒冷而脉迟且弦，弦者痰凝土湿木气郁也。此宜吐去其痰也。若胸中并无温温欲吐之意，乃干呕，此胸无热痰之实邪，乃中下寒极，胃气逆败，不可吐也。宜干姜、炙草温补中焦，附子温补下焦也。少阴脉沉即宜急温。

真武汤证

腹疼肢重尿不利，自下利者有水气，

扶土泄水真武汤，亦与急温同一例。

真武汤解：腹痛者木郁克土也。肢体沉重，小便不利。自利者水寒土湿风木克土也。方用附子温水补火，术、苓泄水补土，芍药、生姜润木达郁，凡少阴病则寒水灭火皆宜用附子多温里阴，利而腹痛宜于附子中加芍药，一面温水寒以培木气之根，一面润风木以保附子温回之阳，如用附子不用芍药而利不止者，即系附子增风木之燥，故木气不密而泄动不收也。

通脉四逆汤证

下利里寒而外热，又见肢厥脉欲绝，

不恶寒而赤痛呕，利止无脉服通脉。

通脉四逆汤解：下利里寒外热中气虚寒，里阴盛格阳于外也。肢冷脉微欲绝，里气欲脱也，如其外不见热而复恶寒是阳已脱根主死，今不恶寒反见外热为阳气主生，宜重用炙草、干姜温补中气，用附子以回肾中之阳也，如面赤者，加葱九茎以达阳郁。腹中痛者，去葱加芍药二两以调风木。呕者去芍药加生姜二两以降浊逆，咽痛者，去芍药加桔梗一两，以开结滞，利止脉不出者，去桔梗加人参二两，以充阳气也。方名通脉而重用姜、草，中气复则血脉复也。

白通汤、白通加猪胆汁汤证

下利脉微白通宜，仍利无脉又厥逆，

热药下咽干呕烦，加猪胆汁乃为吉。

白通汤、白通汤加猪胆汁汤解：少阴下利，中下寒而阳陷，故脉微如无，宜用白通汤，姜、附温寒回阳，葱白升达阳气，如服白通汤利不止脉不出又厥逆而反干呕心烦，是中下寒格上焦火逆，姜、附热药不得下行，反增上焦逆热，宜白通汤加猪胆汁入人尿以清上焦之火，以引姜、附之热性下行，中下得，阳气得升则利止脉出矣。但服汤后，脉宜徐徐而出，不宜暴然而出，暴然而出是阳已脱根，必死。

吴茱萸汤证

少阴吐利肢又厥，烦躁欲死胃肠绝，

参枣茱萸回胃阳，寒水侮土四逆别。

吴茱萸汤解：此汤温而降，此汤温而升。吐利肢厥烦躁欲死，此中气虚，土气败而胃阳欲绝，宜参、枣补中气，吴茱萸、生姜回胃阳，脾以升为顺，故用附子，胃以降为顺，故用吴茱萸、生姜，此汤与寒水侮土而用四逆汤有别也。

麻黄附子细辛汤证

少阴始得无里证，脉沉发热头痛甚，

麻黄发表附辛温，麻黄甘草同一论。

麻黄附子细辛汤、附子甘草汤[①]解：如脉沉而微细不可发汗。少阴始得背恶寒蜷卧脉沉，此里证也。如无里证，何以知为少阴，既有此里证，何又谓为无里证，此必因有发热头痛之表证而脉又沉却无下利之里证，故如此云尔。此方系少阴里证而兼太阳表证之方。发热头痛故用麻黄以解太阳，脉沉故用附子以温少阴，细辛以下寒水之上冲，炙甘草补中气也。三阴不可发汗，因兼表证，故用麻黄于附子之中以舒表气，并不发汗也。

桃花汤证

腹痛尿秘利不止，又便脓血湿寒事，

既是湿寒桃花汤，若稍生热经穴刺。

桃花汤解：腹痛小便不利，下利不止又便脓血，乃水寒土湿木气

---

① 附子甘草汤：彭子益原书稿内未见此处方剂歌诀，但有方解，尊彭子益先生书稿原貌，特按原书整理，下同。

郁陷，宜用干姜温寒土湿，赤石脂以固脱陷，粳米以补津液也。湿寒既去中气回复，木气升达，是以病愈，若便脓血而有热，可刺少阴经之穴以泄之也。

身热便血证

少阴一身手足热，八九日间必便血，

木火双陷非少阴，肾仍是寒膀胱热。

身热便血证解：少阴病八九日间，一身手足尽热，热在膀胱必定便血，膀胱虽热肾水仍是寒也。盖少阴水火同气，少阴病寒，水灭火则病纯寒，四逆汤证是，水火分离则病下寒上热、内寒外热，上热者咽痛之甘草汤、猪肤汤，是外热者则本证是也，膀胱属壬水，肾属癸水，癸水温而壬水清则治矣，癸水寒而壬水热则病，壬清癸温者，中气旺而上焦之火降入癸水也。癸寒壬热者中气败而下焦之火陷于壬水也。肝主藏血，癸水不寒则乙木上升，血不下陷，故二便无血，肾寒木陷则二便下血，木气陷于大肠则大便下血，木气陷于膀胱则小便下血也。木火皆陷，故少阴病而一身手足尽热者，必膀胱热而便血也，膀胱之热乃木火之气，非膀胱之气，如系膀胱本气病热，膀胱为腑，腑气属阳，乃太阳之抵当汤证，少阴无此证也。

四逆散证

少阴四逆咳或悸，腹痛泄利尿不利，

下重四逆散主之，复土疏木另一义。

四逆散解：少阴病或手足厥逆或咳或悸或腹痛或泄利或小便不利或下重，皆水寒而木郁，木郁而克土，土气被克，升降不顺则见诸症，方用炙甘草保其土气，枳壳、柴胡、芍药泄其木气，木舒然后土复，此与太阴证之用芍药、大黄泄木结以舒土气之义同，于少阴证用附子、干姜温补火土之法中另是一义也，少阴本义乃水寒也。此证脉沉必弦细而硬，如四逆汤证而用姜、附必不硬而微弱也。

猪苓汤证

少阴下利咳呕烦，渴而欲饮不得眠，

土湿木涩阳不归，阿胶二苓滑泽贤。

猪苓汤解：土湿下陷则利止，土湿上逆则咳而呕烦而渴，土湿中虚阳气不得下降则不得眠，此土气湿滋木气枯涩不能疏泄湿气，故阳不下降而烦渴不眠也。方用二苓、泽泻泄土湿，阿胶润木气以调疏泄，滑石清水道以利小便也。少阴病水寒灭火，因土湿，土湿因木郁，此方则土木兼治，不可温水，因渴不可吃附子、干姜也。

甘草汤、桔梗汤、半夏汤证

少阴咽痛津液伤，心火不降逆为殃，

培中降逆下卫法，甘草桔夏共三汤。

甘草汤、桔梗汤、半夏汤解：少阴病，水火分离，水离火则下陷而病寒，火离水则上逆而病热，火不下降伤及津液则咽中痛，甘草汤培中气以降火气，咽中逆塞加桔梗以开塞或加半夏以降逆，桂枝以下冲也。火气上逆者，中气必虚，故三方皆用甘草，甘草补中，中气旋转则火降而痛消也，如以咽痛为火，不知中气之虚，一用凉药，中虚而用凉药，中气愈败，人遂死矣。近时治咽痛都犯此病。

苦酒汤、猪肤汤证

少阴咽痛咽生疮，声音不出苦酒汤，

下利咽痛胸烦满，涩滑润燥猪肤方。

苦酒汤、猪肤汤解：心火上逆必伤肺金，肺气逆结则浊瘀咽中而生疮声哑。方用半夏降浊逆，鸡子白清肺润燥，苦酒酸收肺气以发声音，如下利咽痛心烦胸满者，下利乃肝脾之湿陷，咽痛心烦胸满乃胆胃之燥逆，方用白粉以收湿气而涩滑陷，白蜜、猪肤润燥以降逆也。用润燥药不用清火药，仲圣之法也。

火劫谵语发汗动血证

利饮谵语被火劫，无表强汗则动血，

血从口鼻目中出，是为下厥与上竭。

火劫谵语发汗动血解：少阴病下寒则利，寒水上冲则咳，虚寒之病不应谵语，谵语者以火取汗劫其心液，阳随汗泄，神明扰乱也。此证津液被火劫去必小便难也。少阴里病而兼表证于附子中用麻黄，只轻泄卫闭之气并不大发其汗，以里阳虚少，不可再向外发以竭其津液以败亡其中气也。今并无表证而强发汗则发动其血矣，此血乃从口中、鼻中、目中而出，此为下无阳气而厥逆，上无阳气而津血尽竭，中气行将败尽，为难治也。

亡阳死证

沉细但卧睡不熟，不烦自吐汗自出，

忽然自利烦躁生，四肢不厥亦死徒；

恶寒身倦利又厥，不烦而躁又无脉，

虽不下利亦难生，此是微阳已消减；

下利虽止而头眩，时时自冒阳根断，

六七日后忽息高，俱是死证不可犯。

亡阳死证解：少阴病阳微而火土俱败，故脉沉细但欲寐而有寐不着，阳气外泄，故自吐自汗，然不至于烦躁，是阳气外泄而阳根未断，未至死也。若忽然自利而又烦躁，中气亡而阳根断矣，必死。少阴病吐利烦躁而手足厥者死，此则四肢虽不厥，冷亦死。

恶寒身蜷卧下利手足厥，阳气微也。然不躁有脉，中气未亡，阳根未断，不至于死，若心不烦而躁又无脉，虽不下利亦死。况兼下利必死。烦者热也，不烦而躁是毫无热而微阳欲断，眩目者，阳根下断而上飞也，利者阳气下陷，如利止而冒是不脱于下而脱于上，中气亡也，亦死。息高者，一呼一吸为一息，呼吸不在中而移于上，有呼无吸，中气亡也，亦死。

阳回不死证

吐利不厥反发热，脉不至灸少阴穴，

恶寒而倦时自烦，利止寒倦温可得。

阳回不死证解：少阳病阳亡则死，阳复则生，若吐利而手足不厥反发热，此阳回也。若脉不至者，灸少阴穴而脉至亦阳回也。若恶寒蜷卧有时自烦欲去衣被，亦阳回也。下利自止虽恶寒蜷卧而手足转温，亦阳回也。少阴病脉沉紧，至七八日，自下利而手足反温，脉紧转缓而心烦，利将自止，亦阳回也，阳回则中气有根，故不死也。

土盛水负黄连阿胶汤证

少阴负扶阳者顺，燥土克水阳明论，

阿胶黄连润阴液，莫谓少阴有土胜。

土胜水负黄连阿胶汤解：《伤寒论》曰：少阴负趺阳者顺也，少阴水气，趺阳土气，寒水胜则火灭土败为逆，燥土胜则火足阳旺为顺，故少阴死证皆火灭土败而阳亡，但土阳过胜则克伤少阴，阴液亦能消亡，土阳过胜伤及少阴乃阳明之过，非少阴之过也。黄连阿胶证曰：少阴病得之二三日以上，心中烦不得卧，黄连阿胶汤主之，此与少阴病但欲寐乃对的关系，但欲寐者心静蜷卧而睡不着，此则心烦而卧不下也。蜷卧但欲寐为阴寒旺而阳微，心烦不得卧为火旺土燥而阴液伤，连、芩、芍药清君相之火，阿胶、鸡子黄润燥而保阴液也，此病乃阳明伤少阴，非少阴本气之病，少阴只有癸水克火之寒证与丁火上逆之咽痛证也，少阴水火同宫，一则寒旺于下，一则热逆于上故也。黄连阿胶证云云，正以证少阴负趺阳之太过，重在趺阳也。不然岂能有一气之病，忽此忽彼之理。

大承气汤急下三证

口燥咽干痛青水，腹胀不便阳明累，

少阴寒水病则寒，归入阳明得原委。

大承气汤急下三证解：口燥咽干者少阴之经循喉咙挟舌本，阳明燥土克水宜急下也。痛者心下痛也，青水者，肝色青，阳明燥土克及厥阴，故热利青水，厥阴之经布胁循喉咙而环唇，燥土克及厥阴，故下痛而口干，宜急下也。腹胀不大便者，阳明燥盛则腹胀而便结，太阴湿盛则腹胀而下利，今腹胀便结乃阳明燥土克及太阴，宜急下也。少阴提纲曰：脉沉细但欲寐，岂有微细之脉而可下者，所以此三证仍属阳明也。

少阴篇总结

少阴主气君火当，克火侮土水为殃，

阴脏况皆真寒病，有热之处另相商。

少阴篇总结解：少阴主气君火当之病当应热，但与水气同宫，病则寒水气现，克火而侮土，此自然之理，况乎腑阳脏阴，腑气病则阳热，脏气病则阴寒，何至有脏阴病真寒而出乎可下之证乎？真寒阳复亦不过如便血之热，不至用承气汤也，仲景于少阴篇以附子各证为重，此理亦显然明白矣。

厥阴全篇

乌梅丸证

厥阴脉细热厥还，消冲热疼饥蛔烦，

水火土木都作病，温清收敛乌梅丸。

乌梅丸解：脉细者，厥阴风木之生气微也。木主疏泄，其脉为弦，由弦而细则疏泄之至也。厥热还者，厥阴乃阴极阳生之脏，病则或见母气之寒，或见子气之热，还往还也。平人之厥阴不病厥热者，中气旺而水火交也，厥阴一病，风木克土，中气早败，水火分离，于是厥而复热，热而复厥，厥热往还，热多则中土复而人生，厥多则寒气灭火，火土俱败而人死也。消者，消渴也，风木疏泄，津液消耗而欲饮，饮而仍渴也。冲者，风木之气因水寒脱根而上冲也。热疼者，木本生火，风气上冲则心中热疼也，饥者，风气消耗津液也，土气早败则饥而不欲食也。蛔者，木气坏则虫生，虫喜温而恶寒，厥阴之病中下皆寒，虫避寒而上，故吐蛔也。此病水寒火热土败木枯，方用乌梅生津液而敛疏泄，附子、蜀椒温水寒，黄连、黄柏清火热，干姜、人参温补中土，桂枝、当归温养木气而达肝阳，细辛温降冲气也。阳明病燥、太阴病湿、少阴病寒、厥阴病风，风者木气也，木气主动，水温土运升降互根，春风和畅则木气之动为生气，水寒土败升降无根摧崩残折则木气之动为风气，风者，百病之长，五脏之贼，乌梅丸厥阴诸证，风气之性情所发现也。

当归四逆汤证

厥阴肢寒脉细绝，浮革肠鸣归四逆，

其人平日有内寒，当归四逆加姜萸。

当归四逆汤、当归四逆加生姜吴茱萸汤解：厥阴病四肢寒，脉细欲绝，此肝脾阳虚血脉枯涩也，若下利而脉浮革肠鸣，革者外实中空，利亡肝脾之阳，故中空也，中气虚则脉浮里气寒则脉革也，木气不舒又有水气阻格则肠鸣也，皆宜当归、桂枝、大枣温补肝脾之阳矣，草补中气以升肝经，细辛、通草逐寒水，芍药润风气，如平日原有内寒则加生姜、茱萸以温内寒也。

四逆汤证

肢冷腹痛为冷结，汗出热在内拘急，

腹痛转气趋少腹，下利恶寒皆四逆。

四逆汤、通脉四逆汤解：焦冷结也，汗出热在者，汗出热解，今汗出而热仍在，此非热也。乃阳格于外也。内拘急者，肝经无阳腹内不舒也，腹痛转气趋少腹者，肝、脾、肾三经寒陷不升必下利也。下利恶寒者亦肝、脾、肾三经寒陷也，皆宜四逆汤温补火土也，至胃气虚而呕，而脉弱兼肾气虚而小便复利，里阴盛而手足发厥，阳外格而身有微热，亦宜四逆汤温补火土也。如下利清谷里寒外热，汗出热不退而手足又厥，此中气寒极阳气将脱，宜通脉四逆，大温中寒而回阳气也。

干姜人参连芩汤证

自利有经吐下伤，寒格原属四逆当，

食入仍吐寒格热，热用芩连寒参姜。

干姜人参芩连汤解：本系内寒自利，又被医吐下而吐利益甚，此中气大伤，当服温药也，若其人食入即吐，则上有逆热，温药不能顺下，宜连、芩清其上热，干姜、人参温补中气，凡温清并用之法，关系生死甚切。

茯苓甘草汤、吴茱萸汤证

厥而心悸先治水，茯苓甘草法为美，

干呕项痛吐沫涎，温中降逆吴茱裨。

茯苓甘草汤、吴茱萸汤解：厥而心悸者，心下有水阻格木气下降之路也。宜先以茯苓泄水、甘草补中，然后用温药以治厥，不然水渍入胃必作利也，若胃气上逆浊涎不降而干呕，头痛吐涎沫宜吴茱萸、生姜温胃降逆，参、甘补中气也，干呕本胆木克胃土之证，肝胆同气，故此证亦见于厥阴也。

瓜蒂散证

饥不能食脉乍紧，胸中烦满手足冷，

胸中有邪当吐之，瓜蒂散方用宜审。

瓜蒂散解：饥不能食者风木克土也，脉乍紧者，胸中有停涎积水，脉气为涎水所闭也，胸中烦满者，胆经被涎水格阻不能顺降而上郁也，手足冷者，土气为胸间停痰积水所闭，不能达到四肢也，何以知胸中有涎水当吐之邪？必其人自觉胸中有物而脉又乍紧也，胸中既有痰涎之邪，当以瓜蒂散吐之，吐去痰涎则气通而病愈，用此方须审慎，如素来吐血之人，不可用也。

麻黄升麻汤证

下后寸沉尺不至，咽痛吐脓又泄利，
胆肺肝脾不降升，表里风燥伤中气。

麻黄升麻汤解：伤寒六七日，下伤中气，肝脾下陷则寸脉沉而尺脉不至又下利也，胆肺上逆，浊热刑金则咽痛吐脓血也，此证风木与燥金皆病，但燥金之病实，风木之累风伤津液，故金燥也，表则皮毛闭而不通，里则津液干而不润，寒热燥湿缠里不清，中气伤极甚，为难治，方用姜、甘、苓、术温中寒而燥湿，知母、石膏、天冬、葳蕤清肺气之燥，黄芩、芍药清风木之热，桂枝、当归温风木之寒，升麻清理咽喉，麻黄通皮毛以和里气，胆肺清降，肝脾温升，故治也。寸脉沉亦津液干枯而皮毛闭之故，不仅下陷之故。

厥热胜负

先厥后热必自愈，先热后厥病增剧，
热少厥多阳将亡，厥少热多便血倒；
先厥后热热有余，反汗出者必喉痹，
不痹必定便脓血，总是固热皆为吉；
热除欲食病将澈，若厥呕烦满胸胁，
虽厥已见胆热生，肝胆同气必便血；
虽然厥逆脉见促，阳为阴格不下合，
可将阴穴重灸之，助阳胜阴气即和；
诸四逆厥下之死，厥深热深热宜止，
反发其汗风火动，口伤烂赤阴伤已。

厥热胜负解：厥阴为阴极之脏，亦为阳生之脏，一年十二节气，大寒立春雨水惊蛰属厥阴风木，春分清明谷雨立夏属少阴君火，小满芒种夏至小暑属少阳相火，大暑立秋处暑白露属太阴湿土，秋分寒露霜降立冬属阳明燥金，小雪大雪冬至小寒属太阳寒水，故厥阴之时为阴极生阳之时，人身厥阴之气亦与造化同气也，如厥而不热阳退阴进阳亡即死，厥者阴气，热者阳气，平人不厥不热者，中气旺而水火交也，厥阴一病，风木克土热胜则火回阳复土苏而人生，厥胜则火灭阴进土败而人死，热乃生机厥为死兆，先厥后热阳复故自愈也，先热后厥，阴进故病增剧也，热少厥多阳将亡也，厥少热多阳复过甚，肝主藏血，血为热伤，不能归经，故便血也。

热有余则上蒸而出汗，津液灼伤必喉中痹痛也，如不喉痹，必热伤血分而便血也，总是热多阳复为出死入生之吉兆也。

阳复热胜太过则胃中有热必不欲食，如热去厥来，厥又见多则阴盛火亡，亦不能食，今热既除而厥亦微是阴阳和平，胃热渐除必欲食而病将撤也，若热除又见复厥却呕而心烦，胸胁又满，此胆经之热也，肝寒则死，胆热则生，肝胆同气，既见胆热，肝经亦将受热而便血，虽热后复厥，厥亦将退也。促者热也阳也，厥者寒也阴也，虽见厥逆但脉既促，此阳气为阴气所格，不能下与阴合，可重灸阴穴助阳胜阴，阴即和而促，厥者止也。

诸四逆厥为无阳也，下之则死，但厥阴之气，水火并争，厥深者热亦深，当厥深将罢、热深将复之先，亦宜寒下以止其热，免其热甚伤阴，方为合法，如不寒下其热反发其汗则津液更伤，风动火炎必口伤烂赤也，厥阴木气，厥热并作，其义微矣。

阳绝死证

发热利甚厥燥残，反喘无脉灸不还，
汗出不止与脉实，厥阴阳绝活命难。

阳绝死证解：《伤寒论》曰：伤寒发热下利自甚厥不止者死，里寒外热土败阳亡也。伤寒六七日，脉微，手足厥冷，烦躁，灸厥阴，厥不还者，死，六七日者，太阳传厥阴之日，脉微云云，阳亡不复也。伤寒发热，下利厥逆，躁不得卧者，死，里寒外热又躁者，阳已离根，中气败尽也。下利，手足厥冷，无脉者，灸之，不温，若脉不还，反微喘者，死，阳亡而中气消尽也。下利后脉绝，手足厥冷，晬时脉还，手足温者生，脉不还者死，晬时周时也，土败阳绝故死也。利而汗出不止者死，阳脱也。伤寒，下利日十余行，脉反实者，死，绝阴无阳脉如石沉故死也。

阳回不死证

沉弦浮滑转弱数，面赤郁冒汗微出，

弱数而渴热微微，利皆欲止是阳复。

阳回不死证解：下利脉沉弦者，肝木郁陷利必下重，若脉大而浮革，阳气浮越里气愈寒，利亦未止，若况沉弦浮革之脉转为弱数，弦革皆木寒之邪，弱数则木邪退脾阳复也。下利脉沉而迟，其人面少有赤色，身有微热必微汗出而病解，出汗之先必阳郁而昏冒，郁冒之时必先微微发厥，此为阳复也。下利有微热而渴，脉弱而数者，此为阳复也，此诸见证利皆欲止，皆阳复也。厥阴之脉细，细为木无生气之象，弱则近于土气之缓，脉缓而兼数，火土之气复，是以不死也。

阳复白头翁汤、小承气汤、栀子豉汤证

热利下重白头翁，下利谵语燥屎攻，

利后烦濡栀豉汤，皆非厥阴本病中。

阳复白头翁汤、小承气汤、栀子豉汤解：阳复下利而渴，利有热必下重，白头翁汤清其木热也。阳复下利而作谵语必木枯热作，肠胃中有燥屎，小承气汤下其燥屎也。阳复利后心烦胸下满濡，此胸有瘀热，栀子豉汤清其瘀热也，厥阴之气升则生阳陷则阳亡，一年之气春生、夏长、秋收、冬藏，春木上升故主生也，木本生火陷而复升是以阳复则热胜而有用凉药诸证，如厥阴本气病则阴寒，即有兼热之气，薏苡温寒而兼清热，绝无纯用凉药之理，惟阳复火旺，亦能伤阴则用凉药也。

少阴之阳复，少阴有丁火之气也，厥阴之阳复，厥阴有相火之气也，有火则土复，所以不死也，降极必升，升则阳复，亦自然之气使然也。

厥阴篇总结

厥阴一病木克土，热为子气寒为母，

阴极之脏亦阳生，热吉厥凶中气主。

厥阴篇总结解：少阴病则水克火，火灭则土败而人死，厥阴病则木克土，土败则人死，故少厥二经死证皆有下利，皆厥逆而烦躁皆脾阳败而中气亡也，厥阴病热者，木本生火也。厥阴病寒者，水气本寒也，但必水气先病寒，厥阴乃病耳，以水中火气乃木气之根，中气败

而水火分离，水中无火，水乃寒也。水寒木枯厥阴故病，五行之性，火病则上炎，水病则下寒，金病则逆燥，土病则濡湿，火炎之凉药降而已，水寒之药温升而已，燥金之药清燥而已，湿土之药燥湿而已，惟木病则燥湿，寒热夹杂不清，因木气之性得其顺则生火扶土，左升右降为生命之功魁，失其正则挟水克土，泄阳败中为死命之祸首，所以厥阴之病最为难医，因木性之不易宁静也，其不宁静者，以木气本动也，三冬雪大，交春之后，必少暴风，三冬雪少则春季风狂，因雪大则冬气封藏，阳根深固水气温暖，木气宁和，是以交春有生物之和风而无摧物之暴风，故厥阴乌梅丸之药，附子、蜀椒乃补其根本之温气，乌梅乃助其封藏之气，当归、桂枝乃助其升达之气，而不用芍药之寒中，乃用黄连、黄柏者必心中热痛消冲善饥，皆系木热之证，故用连、柏以清降之，人参、干姜温补中气以交水火复升降也，降则乙木已生之火由甲木下降以藏于水中，升则水中已藏之火即能温木以生丁火，温则上升，故厥阴阳复则不死也。阴极者降极之气也，降极则寒极，寒极而不温则万物死矣。造化生物之气乃一大圆，降极之气自然上升，升则生阳，亦厥阴天然之善气也。热为阳而厥为阴，故热则吉厥为凶，但降极而升乃中气之力，中气者太极也，中气如轴经气如轮，所谓太极生两仪，两仪生四象是也，四象者水火金木也，两仪者脾胃也，太极者中气也。

六篇总结

营卫脏腑寒热耳，表里分清是真理，

先将六经病划清，提开温病眉目醒。

六篇总结解：太阳篇中分表病里病者，太阳本腑之病也，表病者荣卫病也，荣卫者三阴三阳公共结合以行于脏腑之外之气也，故脏腑主里荣卫主表也。阳明篇里病也，腑病也，少阳篇少阳经病也，经病而通三阳之腑三阴之脏也，太阴、少阴、厥阴篇皆里病也，脏病也，脏病则寒，腑病则热，荣病则热，卫病则寒，一部《伤寒论》一百一十三方无非表病在荣卫则发汗而已，里病在脏则温寒而已，里病在腑则清热而已，少阳经病则和解之而已。理不繁法至简也，一百一十三方无非病有轻重，气有牵连，随其轻重牵连以施治而已，但将六经提纲数语记熟，表里分清，执简驭繁，伤寒不难也。若夫坏病实较本病为多，虽多亦不多也，不过各经本病牵连而已，先明本病，自明坏病也。

若夫温病之理与伤寒大异，升和将温病混入伤寒，温病之理不明伤寒之法亦晦，故伤寒六经分篇万不可将伤寒提开另立一篇也。温病之理详温病汗泄篇中。

类伤寒篇

温病

叔和热病混伤寒，寒温都乱后学难，

表里皆虚皆荣热，生津平泄保中愈。

温病解：伤寒之病中气偶虚，荣卫不调偶感风寒或荣郁而疏泄则发热，或卫郁而闭敛则恶寒，此表病也。里气不动则汗出而解，如不汗解，里气偏阳而阳动则由表入里而阳明腑病，里气偏阴而寒动则由表入里而三阴脏病，阳明病则有热无寒，三阴病则有寒无热，温病不然，中气素虚，荣卫不调偶感风寒则卫气先伤，荣气郁发，卫伤则闭敛而恶寒，荣郁则疏泄而发热，恶寒既罢但热无寒，一到但热无寒如不及时汗解，里气即动。里气一动，无论脏腑皆是虚热，腑阳脏阴气化之正，脏腑皆热则阴阳混合，中气败亡，所以难治，所以易死，伤寒之理路，阴阳平列，温病之理路阴阳不平列，叔和将温病混入伤寒，伤寒之理路乱，温病之理路亦乱，此后学所以难学也。伤寒病有虚有实，表病可至六七日尚不入里，温病则皆是虚证，表病不解，一到但热无寒，里气即动，如冬不藏精之人，肾中之阳早已动而化热，伏热与荣热俱作，木火全盛而金水全消，便难治也。荣气疏泄则敛之，卫气闭敛则开之，此伤寒治表之法也。腑阳盛则寒下之，脏阴盛则温补之，此伤寒治里之法也，温病则仲圣未曾明定方法，但病系荣气偏于疏泄则《伤寒论》中生津液、平疏泄、保中气诸法中，变通用之可也。厥阴篇之乌梅、阳明篇之石膏，其要药也。柯韵伯曰：肝胆为温病之源，阳明为成温之薮，二句尽之矣，所以银翘散治温病十有九坏也。详温病汗泄篇。

霍乱理中汤证

吐利寒热头腹疼，不渴理中渴五苓，

热汗绞痛呕不利，泻心轻用黄连芩。

霍乱理中汤、五苓散、大黄黄连泻心汤解：吐利者，中气虚寒，旋转气滞，胃气上逆，脾气下陷也。寒热者，中气虚滞，荣卫不和也，头腹疼者，土气湿滞也。腹痛者，土湿木郁也。以上诸证如不发渴则纯是中气虚寒，宜用理中丸，炙甘草、干姜、人参、白术温补中土之气以理旋转升降之滞也。如出汗者宜倍参以补气，渴五苓者，如以上诸证而发渴，此有水湿阻格，故中气不能旋转宜五苓散，二苓、术、泽泻、桂枝泄水除湿达郁润中，以通旋转升降之路也。热汗者，上膈有热蒸而出汗也，绞痛者，气滞故腹痛如绞也。呕而不利者，气下陷而往上逆，热汗病呕而不利者皆胸中有热结住，故中气不能旋转也，宜用大黄、黄连轻取其味以泻心下之热结也。

通脉四逆加猪胆汁汤、四逆加人参汤证

吐利汗厥小便利，补土回阳四逆剂，

吐利已止汗厥微，通脉四逆加猪进。

霍乱通脉四逆解猪胆汁汤、四逆加人参汤解：吐利汗出、发热恶寒、四肢拘急、手足厥冷、小便复利，四逆汤主之。双补火土以复中气也。吐利已止，汗出而厥，四肢拘急不解，脉微欲绝，通脉四逆加猪胆汁汤主之，中气太虚，故吐利，虽止中气仍然不复，脉仍微仍汗出仍拘急仍厥也，通脉四逆重温中气也，汗出者阳升上热，温药难下，故加猪胆汁以清上热也。如吐利止而恶寒脉微四逆加人参汤主之，以吐利则中气伤，今吐利既止中气仍不复，故恶寒而脉微宜四逆汤加人参，于双补火土之中大补其气以复中气也。

霍乱桂枝汤证

吐利止而身痛仍，里气已和表邪存，

和表宜用桂枝汤，耗气伤中方杀人！

霍乱桂枝汤解：中气虚滞，食寒饮冷，偶感风寒，因而表证阻滞则病霍乱，今吐利已止而身仍痛是中气已复而里已和，表气未和，宜用桂枝汤以和表也。凡霍乱之痛总是中虚，如服发散消导、耗气伤中之药，必杀人也。世医多用藿香正气散，此方于滞多虚少者，甚宜。倘虚多滞少者，不可服也。

暍病 即中暑

寒热汗出肢体痛，脉微齿燥身复重，

渴燥人参白虎汤，否则理中加参用；

暑月外感有伤寒，保液保中辛散痉，

冰糖葱姜芝麻豆，发汗之中法最完；

麻黄汤耗气伤津，冬时严寒须慎用，

暑天不宜也，此方可代麻黄汤。

暍病解：暍病即中暑也。中暑无论热证、寒证总是气虚，寒热者，病因外感荣卫郁也。汗出者暑热蒸发气耗于外也，肢体痛者，表郁土湿也。脉微者气虚也。脉微兼弦细芤迟言，齿燥者前板齿燥也，阳明经行于口，阳明经热故口干前板齿燥也。身重者，脾主肉，肾主骨，暑伤脾肾之阴，故身重也，此病小便已洒洒然毛耸者，暑热蒸发肺气逆升，小便之后，水降气升，肺主皮毛，故洒洒然而毛耸也。手足逆冷，小有劳身即热者，阳气微，故手足冷，阳根外泄，故小有劳身即热也，此病如兼燥渴宜人参白虎汤清金补气，金清则肺气下降，气足则中气旋转，自然诸症皆愈，如其不渴板齿不燥是无燥热，宜用理中汤加参补气，中暑之证常有证脉皆虚，不受温补者，则宜本人参白虎之法为变通也，亦有水饮化痰，阻塞胸中，吐而后愈者，则瓜蒂散之法也。

温病初得之时先恶寒随即发热，发热之后便不恶寒，暑病初得之时亦先恶寒，随即发热，但汗出身热仍复恶寒，如身热不汗出仍复恶寒，此便是伤寒麻黄汤证矣。温暑皆忌发汗，伤寒皆宜发汗，但春夏之时，时令偏于疏泄，宜以辛散之中，保其津液保其中气又能兼清经热为妥，宜用葱白、生姜发散，冰糖保中，芝麻、绿豆生津清热之中，又能滋养胃气，则汗出而胃不燥也，此方乃社会常用之方，代麻黄汤甚妥，如单热不寒，乌梅白糖汤亦取汗妙方也，乌梅方详温病篇。

湿病

湿属太阴湿土气，太阳痛烦脉沉细，

尿涩屎滑热发黄，舌脂头汗欲覆被。

湿病解：湿属太阴湿土气者，湿乃人身脾土之气，脾属太阴，其气为湿也。太阳痛烦者，湿气不行气血阻滞荣卫不通，则有太阳发热恶寒、头痛身痛、骨节痛之证，而且心烦也，脉沉细者，太阴阴胜则脉沉，气血为湿所阻，湿伤津液则脉细也。尿涩滑者，湿盛则凝滞，气多疏泄，气少则小便不利，水湿不行于小便则大便滑溏也。此为寒证。热发黄者木气遏郁于湿气之中，木本生火，湿热瘀缠，故身热而发黄也。舌脂者，舌生白苔腻如猪油，因上焦阳弱不能化行湿气，故舌腻如脂，白为金色，火虚不制金，故现白色也。白色为寒，上焦有不化之寒必丹田有散漫之热，热气蒸发于下，故湿腻于上也。此为热证，头汗欲覆被者，阳郁于湿，升降不通，阳气升泄于上故头上有汗，阳气不能降还于下，故恶寒欲覆被向火也。丹田之火不散漫则火在水中未升生火，上焦不寒而下焦不热。

湿病桂枝附子汤、桂枝加白术汤证

呕而不渴脉浮虚，桂枝附子汤主之，

尿利尿硬忌疏泄，去桂加术祛湿宜。

湿病桂枝附子汤、桂枝去桂加白术汤解：身体痛烦不能自转侧而脉浮虚，浮者风也。此为风湿相搏，如不呕不渴者是无少阳之逆阳明之燥，宜以桂枝汤和中解表以祛风，去芍药之寒中加附子温里以祛湿也，如小便利大便干者，是湿气未从小便泄去，津液反被疏泄所伤，宜去桂枝之疏泄免其再利小便反伤津液，宜加白术补津液而祛湿也。

湿病甘草附子汤证

骨节烦痛近更剧，尿涩汗出又短气，

恶风微肿甘附汤，都是湿家本病义。

湿病甘草附子汤解：骨节烦痛近之更剧者，风湿也。小便不利者肝阳微弱不能疏泄也，汗出短气者湿盛中虚阳格于外则阳泄而出汗，中虚胃逆则阳浮而短气也。恶风者湿与风搏，阳泄汗出，故恶风也，微肿者湿气瘀于经络也，宜甘草补中、白术燥土、桂枝行水、附子温水寒补火气以生土而助肝阳也。湿家之义总因中虚脾败，肾肝皆寒，如中气不虚则旋转升降无所停滞，火下藏而水温土运，木上升而疏泄令行，湿从何起及其成病，湿瘀中滞旋转顷衰，升降不灵，于是火不降而水寒，木不升而火败，既不能生土而土不运，又不能疏泄而水不行，仲圣于湿家必用附子者，温水中之火以培中土运行之本而养木气疏泄之根也。用炙甘草者培中气以复升降也，用白术者祛湿气宜保津液也。用桂枝者助疏泄也。如其湿而夹热，附子自不宜用，仲圣于《伤寒》"太阴篇"立茵陈蒿等汤为清热以祛湿也，治湿病止知用泽苓祛湿，不用中气药不用肾肝药，津液益伤中气益败，病无愈期矣。

痉病

太阳发热脉沉细，背张口噤头自痉，

失汗失血复外感，柔刚桂麻葛根证。

痉病解：证如伤寒太阳证而身热面赤目赤足下却寒，脉却沉细，颈项急背向后张，口噤不能言，头时自摇，此痉病也。此由外感过于发汗或产后血亡又复外感，津液耗伤，阳明筋脉枯急所致，如汗出不恶寒者名曰柔痉，如无汗恶寒者名曰刚痉。柔痉宜桂枝汤解表加葛根以润阳明筋脉，刚痉宜麻黄汤解表加葛根以润阳明筋脉也。太阳证者荣卫郁也。身热面目赤者热盛于经也。足下寒者阳明胃经自头走足，胃经枯燥气不下行，经气燥盛格阴于外也。脉沉细者胃液被劫，热伏于内也。头项强急者太阳阳明之经自头下项，热伤筋脉故强而急也。背向后张者，太阳行身之后，阳明行身之前，太阳经气郁盛阳明经气枯直，故背向后张也。口噤者阳明经行于口，经气枯，故噤而不能言也，头时摇者，摇动属风，热燥伤血肝风动也。

瘥后复劳

喜唾胃寒理中操，虚羸逆吐竹药膏，

腰下水气牡泽散，更见发热小柴消；

脉浮汗解况实攻，瘀热壅闷枳栀通，

日暮微烦须损谷，瘥后莫劳静养中。

瘥后劳复解：伤寒大病愈后因劳复病是谓劳复，如喜唾胃寒者宜理中丸缓缓温补中气也。如虚羸少气、心烦欲吐者宜竹叶石膏汤，参、草、粳米、半夏补中降逆，麦冬、竹叶、石膏润燥清热也。如腰以下有水气者，宜牡蛎泽泻散，牡蛎、瓜蒌清金祛湿，蜀漆、海藻、泽泻、葶苈、商陆决水消瘀也。如见发热者宜小柴胡汤，柴、芩清解胆经之逆，半夏、参、草、姜、枣降逆而补中气也。如发热而脉浮者，宜养中发汗以解之，如发热而脉沉实者宜用攻下以解之也。如胸中壅堵而生烦闷者，此胸有瘀热宜枳实栀子汤，枳实、栀子下气清热，香、豉调中气以除浊瘀，如有宿食而嗳酸加大黄以下宿食也。如每到日暮便觉微烦者，此脾虚不能运化谷食，日暮阳入于阴，谷停热生，宜减食以消旧谷也。总之大病瘥后中气未能复元，稍劳即病，总宜静养以待中气复元，不可劳动及多食也。

阴阳易

身重少气少腹急，阴中筋挛拘胫膝，

热卫头重眼生花，烧裈散妙病机宜。

阴阳易解：伤寒新瘥男女交感，病邪传染，是为阴阳易，易者交易也。大病新瘥，肾气必寒，寒气传入，阴湿凝滞则身重少气，而少腹拘急，水寒木郁则阴中筋挛，膝胫拘急。肝肾下寒则胆肺上热，热气上冲则头重眼花，宜烧裈散以感通其阴阳之气也。

类篇总结

类篇亦是太阳证，不与伤寒同一论，

温病剥出伤寒外，伤寒不混都不混。

类篇总结解：温病霍乱中暍湿病痓病等病皆太阳证，但不与伤寒同一论法，伤寒由荣卫病起，里气不动，总在荣卫，一日一经，七日经尽，仍由荣卫，一汗而解，必里气阳胜然后入腑，里气阴胜然后入脏，表里寒热，理路分明。温病亦由荣卫病起，但荣卫一病，里气即动，不分脏腑，但热不寒，虚家极多，实证极少，暍病则表里同时而作，表气里气皆虚皆热，热在气分不在血分，故证脉皆虚热。有实者霍乱，则中焦先滞，一感即作，虽有寒热之别，然热只在上而不在中。湿病虽有外感之殊，总属里气湿盛所致。痓病则与伤寒表证相同，第加阳明经燥，筋脉枯槁一层而已，惟仲景伤寒论原文章次，后人读之，难得了解，于是多归咎于叔和编订之误，盖伤寒不过表里寒热四字，理路本极明白，而按伤寒论读去，此理路反寻不出，此缘叔和不知理路，将热病伤寒混合故也，必须将温病划出伤寒之外，先将伤寒理清，则伤寒理路明白，温病霍乱等病都明白矣，然非将系统学理研究清楚，亦无法明白伤寒理路也。

王养林书后

去年夏，中央国医馆馆长焦易堂先生设特别研究班。陈立夫先生荐彭师子益充该班系统学教授。学员八十人，皆医专毕业与行医多年之士。有充大学教授者，有业西医者。毕业之日，一致欢喜曰：今乃得见我中国古医学的本身真相，早已合乎现代医学矣。养林闻之，叹为先得我心。敢掬诚敬告于我辈科学青年，如学中医，读《圆运动的古中医学》，可省在医校学医十分之九的脑力，即能得到中医学整个的根本解决。读生命宇宙篇，即能得到中医学整个的根本信念。中医书籍，无有将古中医学原则的本身真相树立起来，使学者读之，了解中医学的所以然者。有之，自吾师圆运动的古中医学一书始。

江苏省政府主席陈果夫先生设医政学院。考选各县有科学思想之中医六十人，到院训练，特约吾师演讲，听众相率请益，岂偶然欤。

中医是生命与宇宙合一之学。明了生命宇宙，乃能明了阴阳五行。却非在现今科学潮流澎湃时代，无法证明阴阳五行。中国文化本位，自力更生，读此篇得见焉。中医的《内经》有云："善言天者必验于人，善言古者必合与今，善言气者必彰于物。"此篇有之。今之言物者不知有气，言人者不知有天，言今者不知有古，读此篇必知所返矣。

铁道部技正孙子明先生于吾师抵南京之日，邀集现任要职曾留学欧美之张德流诸先生六十余人。先后在南京第一公园、五洲公园听吾师讲演生命宇宙。孙先生继言于众曰："现今世界科学方法所不能解决之事物，惟生命宇宙耳。彭叟由大气运动中得着解决，将我中国古代的形上文化，与现代世界的科学文化，合而为一。源源本本，信而有征。爱因斯坦发明相对论，已令举世震惊，今彭叟发明生命宇宙，伟大过之。为天地立心，为生民立命，为往圣继绝学，非彭叟不足以当之。"云。

中华民国二十六年元旦
太原川至医专学校毕业门人
山西屯留王养林谨跋于南京清凉山扫叶楼

汪英时书后

　　彭子益先生所著《圆运动的古中医学》，新旧中医学者皆喜读之。谓其能建设中医学原则系统，能增加中医治疗功效，使学中医者容易成功。因叩先生此书所以能至于此之由，先生曰："中医学乃人身一小宇宙之学。"而关于生物生命宇宙中心，究在何处，中西学说，无道及者。《伤寒论》为中医方剂祖本，首一方桂枝汤治中风发热，桂枝汤中的芍药，系收敛作用。既因中风而发热，反用芍药以收敛之。是何理由，历来注释，无能解者。宇宙之中心不知，宇宙的上下四维，便无法认识。《伤寒论》首一方不解原理，学医入门，便被阻拦。宇宙中心，中医学原则中心也。《伤寒论》，中医学原则之分则也。原则不知，何有分则。中医书籍，囫囵支离，后人从何学起，废书长叹而已。民国六年，知山西霍县事，农桑局种核桃，久不出土。掘而视之，见发根之芽与发干之芽，并不直上直下，乃相抱如环，作圆运动之态。盖天气下降，地气上升，升降搓挪而成此圆运动也。于是得知宇宙中心之所在。一日到圣佛村办公，见儿童摘食未熟小杏，欲止之。一老人曰：时行病发大热，用此小杏十数枚，捣烂加盐少许，煎汤热服，即汗出热退也。于是得知《伤寒论》桂枝汤用芍药之原理。且并得知自来用银翘散治温病，用升麻葛根汤治麻疹错误的原因。乃于公余之暇，将整个囫囵支离之中医学。揭出原则，定出系统，重新编订，此本书之由来也，云云。夫核桃发芽，煮食小杏，亦寻常耳。一与有心人接触之下，数千年之中医学理，遂得大明于世，殆有天意存乎其间欤。爰述先生之言，以告读先生书者，知此书之起源焉。

中华民国三十年端午乡后学吴门
汪英时谨跋于国立桂林师范学院
附中宿舍

王详瑞赞

古中医学，河图起源。圆的运动，万物皆然。

五种物质，各有能力。运动失圆，因成病矣。

原则系统，本来如此。书说不明，中医之耻。

吾师彭叟，得天独厚。圆运动学，浅明深透。

初学入门，举步升堂。科学多种，对证周详。

古中医学，乃大自然。中医真相，至今始传。

中华民国三十六年清明广西博白王祥瑞瑾赞

附

彭子益先生年谱

彭子益先生祖籍云南大理鹤庆，其父在贵州为官。

1871 年　出生于贵州，其幼承庭训，承袭家传，故彭子益先生学医行医经历从贵州始（《彭子益医学丛谈》上山西洗心社赵次陇先生书一节）。

1908 年　戊申年在湖南常德用熟地一味煎服治疗温病（《彭子益医学丛谈》429 页）。

1908—1911 年（？）　先生曾经在北京民政部医院工作，而该医院成立于 1908 年（《彭子益医学丛谈》552 页）。

1913—1931 年　先生从 1913 年任山西五台县知事至 1931 年新绛县知事，近 20 年在山西地方任职，期间编撰《医学丛谈》《系统学》等，这一段时间是彭子益先生医学理论的成熟期，在署理汾西介休霍县六年间诊治疾病甚多，在此期间创立乌梅白糖汤。《医学丛谈》第 391 页，彭子益自述其乙卯年来山西，乙卯年即是 1915 年。

1934 年之后　先生在新绛县知事任期结束之后，返回北平，在平津一带从事医学讲学和实践，具体参见《圆运动的古中医学》序言："此书自民国十年起历充太原、北平、成都、重庆医学教本，'南京中央国医馆'特别研究班、昆明市中医学特别研究班教本。"另外在《圆运动的古中医学》中"乌梅白糖汤治愈温病发热十五案"一节，有北平病案。在"理中丸证治推论的意义"一节，有治疗天津人医案，"无线电学证明"一节有关于天津租界的论述，成书于 1940 年的《系统的古中医学》一书中的"金匮药性脉法医案女科外科读法篇"一节，有记载"曾在天津见一医学毕业某君，自己医治家人疾病，一年之内，将自己八口之家，医死六口，着急成疯，可为鉴也"。

1936 年　先生到南京，1936 年中央国医馆馆长焦易堂先生设特别研究班，陈立夫先生荐彭师子益充该班系统学教授。在此期间彭子益先生在《文医半月刊》和《国医砥柱》等期刊发表《中医系统学》系列文章。并任施今墨主办的《文医半月刊》的医学顾问。

1938 年前后 先生在云南民政厅长丁又秋的支持下回到云南，举办了昆明市中医学特别研究班。

1940 年前后 先生到达四川成都，《系统的古中医学》在此期间完成。

1940 年后 先生负笈游历重庆，自荐于吴棹仙创办之重庆巴县国医学校任教。

1942 年 先生女婿病，电促先生回桂林，随后先生在桂林、博白、合浦等处讲学。

1947 年 《圆运动的古中医学》出版。

1949 年 越南海防市市长仰慕先生大名，盛情邀请先生前去治病，未几先生病逝于异国他乡。

山西足迹考订

1915 年 任汾西县知事。来自《政府公报》1916 年 7 月。

1916 年 任介休县知事。来自《政府公报》1917 年 5 月。

1917—1922 年 任霍县知事。来自《霍县文史资料》第四辑 160 页（图 1），1988 年出版，中国人民政治协商会议山西省霍县委员会文史资料研究委员会编。《医学丛谈》成书于 1921 年，《医学杂志》中医务纪要门："中医改进研究会附设医学传习所第一期、第二期同学录序（附表）"一文中，有彭子益编讲《医学丛谈》，而该篇文章发表于 1920 年，而在《系统学》的序言里彭子益明确说此书成书于民国十年即 1921 年。

霍 县 历 代 行 政 长 官 表

姓 名	籍 贯	职务	任 职 时 间	
			历 史 记 年	公 元
李廷弼	山西浑源	县知事	民国六年	1917年
彭承祖	云南鹤庆县	〃	七　年	1918年
姜　清	陕西渭南县	〃	九　年	1920年
易　焘	广西桂林	〃	十一年	1922年
骆　斐	浙江诸暨县	〃	十三年	1924年
戴树升	浙江绍兴	〃	十六年	1927年
陶靖锡	浙江绍兴	县　长	十八年	1929年
李秉懿	山西浑源	〃	二十年	1931年

图 1　彭子益任霍县知事资料

1922—1925 年　任平陆县县尹。《实验系统学》成书于 1924。彭子益署理平陆县来自《医学杂志》第 14 期。

1925—1927 年　任灵石县县长。彭子益在任灵石县县长期间，成立"绵山医院"，兼任院长。资料来自王融亮主编，山西旅游景区志丛书编委会编.《绵山志》，2007 年出版，第 39 页。陈发长主编《灵石县志》，1992 年，第 718 页。

1927 年　任新绛县知事。彭子益署理新绛县资料来源《医学杂志》1927 年第 37 期（图 2）。

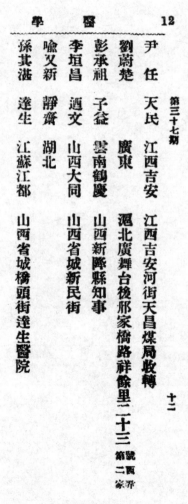

图 2　彭子益任新绛县资料

1927—1934 年　此时开始撰写《系统学》，系统学有两个稿本，其中一个稿本是在山西医学专门学校时期写的，另一个稿本是在川至医专时期写的，医学专门学校成立于 1928 年，川至医专成立于 1932 年，《中医气化系统学》也是在川至医专时期完成的。

后记

　　1923 年，彭子益由山西平陆县调任山西灵石县知事，1925 年在灵石静升镇创办了全国第一个中医院——绵山中医院，并任院长。5 年后李可在离静升镇不到 3 公里的一个叫南王中的村子中诞生，后来任灵石县中医院院长。这是一个冥冥之中的高度巧合，这个巧合延续了将近 1 个世纪，既是偶然又是必然，中医史上颇具影响力的两位大医就这样隔空握手，完成了古中医学术传承的第一棒接力，必将成为中医发展史上一段不朽佳话。

　　为什么彭子益把他的著作历经多次完善而命名为"圆运动的古中医学"？这是大多数人不甚明了的问题。每一本著作，它的题目就是这本著作的灵魂所在。彭子益在早期的著作《中医气化系统学》中指出，天地之间空气的升浮沉降，周而复始为圆运动名称的来源，地球之上的所有生物，包括细胞的产生皆是圆运动的产物，因此中医圆运动的理论是基于中国古文化而形成的一个完整而严谨的中医理论体系。由此可以得出《圆运动的古中医学》是一个和合的概念，它提示的是"古中医学"来源于"圆运动"，而"圆运动"是"古中医学"产生的重要依据，它们的有机结合与互相印证是《圆运动的古中医学》的理论成书基础条件，正确理解它的含义至关重要，它分圆运动和古中医两个部分，我们来分别论述。

一、圆运动的含义

（一）自然运行的圆运动

数亿年来太阳在南北回归线（中国古称内衡与外衡）之间往返运行，形成了地球上的春夏秋冬、寒暑往来，太阳的运行轨迹是一个圆，每年年初连年尾是一个无形的圆运动，成就了年节的更替，日出日落成就了昼夜的交替，昼夜的首尾相连是一个无形的圆运动。月亮从圆到缺，又从缺到圆，也是一个无形的圆运动。这些无形的圆运动带来了地球上季节的更替和温度的冷热变化，造就了地球万物的生长与延续。古人对这些自然运行规律进行了长期的观察和研究总结，并用特殊的方法把它记录下来，产生了河图洛书、二十八星宿、九宫八卦等有关天体自然运行的独特记录符号，提出了阴阳、五行、太极等内涵丰富的独具中华文明特点的理论体系，因此研究地球万物的基础就是要根据太阳的运行法则，依据天地之间这些圆运动的运行规律来发现和总结。中医学的产生就是依据太阳圆运动的运行规律所决定产生的。太阳的运行法则产生了天文历法和气象学，中医则是天文历法和气象学的交叉学科，是研究人体一气周流的气化学科。太阳、月亮的运行人们可以看到，由太阳、月亮运行而产生的温度变化人们可以感受得到，我们的先人在此基础上所创立的中医思维与中医理论，自然而然与所有人都可以产生亲近感，尊崇太阳运行法则是中医的产生灵魂，是中医常青根源所在。因此自然运动之圆是《圆运动的古中医学》的重要依据。

（二）生活之中的圆运动

《易经·系辞下传》：古者庖牺氏之王天下也，仰则观象于天，俯则观法于地，观鸟兽之文与地之宜，近取诸身，远取诸物，于是始作八卦，以通神明之德，以类万物之情。

这段话说明了我们的祖先是通过观察研究自然来认识世界，自然的运行方式与外在的表现形式牢牢地印记在人们的生活与生产方式之中。几千年来，由太阳运行而映像产生的圆的概念深深地烙印在中国人的脑海里。春节要团圆，中秋要团圆，家庭团圆为人生之大喜事，这是人们在适应自然，尊崇自然规律运动的过程，这是圆运动的思维自然流淌在人们血液里的无形之圆。我们生活中的碗是圆的、盘子是圆的……，看到圆圆的太阳、圆圆的月亮，心情就会愉悦万分，这是圆运动印象于人们生活中的有形之圆。对圆的追求是千年来中国人思维上的一个不懈向往，对圆的理解贯穿于中国人生产生活的每一个角落，对圆的应用覆盖了几乎所有的自然学科。圆，是中国人的生命之圆。生活中处处有中医，因此生活运动之圆也是《圆运动的古中医学》的重要依据。

（三）生命运行的圆运动

中医探究天人一体的思维，人生天地之间，天地万象映像与人体，人体生命运行规律必然合于天地运行规律，古人称之为"道"。中国的《易经》与《黄帝内经》两大经典傲然于世，无可超越。《易经》揭示了天地运行的规律，《黄帝内经》不但揭示了人体生命的运行规律，而且将天地运行规律和人体生命的运行规律相联系，这就是人们常说医易同源，应该理解为医易同圆，《易经》探讨天地大圆之规律，《黄帝内经》探索人体小圆之规律，不管大圆小圆，圆心相同，根本相同，互相参证，互有相通。天体运行大圆映像于人体气血运行之小圆，天体运行大圆映像于人体经脉运行之小圆……太阳往来，圆运动；地球自转，圆运动；月亮圆缺，圆运动；人体阴阳气机升降，圆运动；气血运行，圆运动；经脉内外表里，圆运动；生命的消长也是圆运动。圆运动是天地运行的规律，是地球万物生存的依据，是中医理论形成的根源所在，彭子益首提圆运动是对中医源头的探源，他指出"中医根于河图"是对中医理论源头高度总结，是对生命密码的高度认知！因此生命运动之圆是《圆运动的古中医学》对自然运动之圆和生活运动之圆的高度总结。

二、古中医的含义

自恩师李可以古中医的医理实践公诸于世以来，"古中医"一词成了中医界的一个时髦词，大家都以自己能回归古中医、走古中医之路而感到自豪，但是古中医到底代表的是什么？用古代的经方来治病就是古中医吗？古中医代表的就是古代的中医吗？中医越古越好吗？这些疑问如果不搞清楚，就谈不上了解古中医，也谈不上复兴古中医了，更谈不上传承和发扬古中医了！

古中医之"古"不能简单地以时间的远近来区分，它至少包含了下面两层意思。

（一）"古"代表中医形成的时间阶段

中国医学理论体系形成于先秦时代的《黄帝内经》，在此之前，由于文字和语言等问题，没有完整的记录，而《黄帝内经》的成书则是人们在长期对抗疾病的过程中积累完成的。"古"本身同时具有时间和时空相结合的意思，也即意味着古中医是中国先贤参合天地映像于人体，经历长期的实践而高度凝炼的智慧结晶，所以称之为"古中医"。至于"中医"一词的来历，并非出自于《黄帝内经》，在《汉书·艺文志》中记载了"中医"一词的来源与解释，大家可以参考相关资料，此不多述。

（二）"古"代表着中医完整的理论体系

中医从一开始诞生形成的理论体系就是一个与天地运行规律高度吻合的学科，本身就具备着常青性与无限的可重复性。中医产生于几千年前，《黄帝内经》的成书，代表着中医理论体系的论述达到了高峰，至今不可超越，张仲景的《伤寒杂病论》所创立的六经辨证体系和八纲之法，代表着中医诊疗思路和方法达到了一个崭新的高度，因此古中医之"古"是代表一个完整中医理论体系的高度浓缩，它包含了中医的源头、思路、方法和实践四个方面，综合起来称之为古中医，但是这一理论体系在古代而不在现代。

跨越几千年的时空却无法超越古中医的理论体系，古中医之"古"代表着中医理论的完整体系，代表着千年时空中永远不变的中医文化与中医文明。

　　知其所以然，是完善古中医理论体系的基础所在，是振兴中医的基础所在，真正的中医基础必须以古中医理论为源头，以古中医理论为指导。古中医理论没有任何门派与个人观念，是对人与自然和谐统一的高度尊崇与认知，是一个完整的中医理论体系。

　　树高千尺也离不开根，江河再长也告别不了源头，彭子益言中医根于河图，中医的灵魂在阴阳五行之中，这是中医理论产生的源头所在，以源头理论体系为指导依据产生的中医理论为中医之正统大道，不是以药物特性使用为依据来厘定中医学术流派，也不是独重某一脏腑或者某一中医概念来判定中医流派，若如此则正道中医理论体系发展与传承必然发生偏离，理解古中医的含义并积极地去践行古中医理论，是每一个中医人的职责所在。

　　彭子益先生经历了中医发展存亡的时代，恩师李可经历了中医传承兴衰与迷茫的时代，两人都经历不同的挫折与磨难，孟子云：天将降大任于斯人也，必先苦其心志，劳其筋骨。《圆运动的古中医学》的成书是古中医传承与发展的一个重要节点，恩师李可不但对该书高度认可与推崇，并用一生的探索完善了古中医的理论实践体系，为古中医的真实面目再现奠定了一个直观的基础，下面是李可老师亲笔所书，与各位共勉。

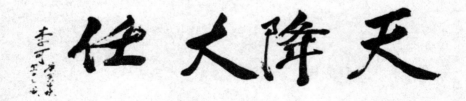

　　借此机会，再回味一下李老的一句话：我没有创什么派，只是回到汉代以前的中医之路，一定要冠个名，就用彭子益的古中医吧！

圆运动的古中医理论，是中医理论的王道之法，是中医传承的正确方向，更是中医复兴的根本基础！

张宗祥

于济源市李可古中医学术思想研究院

2023 年 6 月